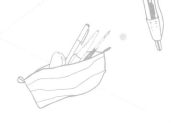

KB160492

12 Principles
for **Raising a**
Child with

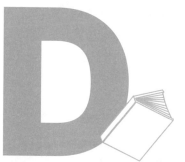
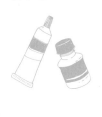

AD
HD

아동을
향상시키는
12가지 원칙

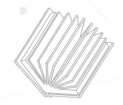
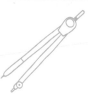
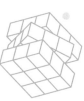

RUSSELL A. BARKLEY, PhD 저자   **김봉석** 역자

ADHD 아동을 향상시키는 12가지 원칙

1판 1쇄 발행	2023년 8월 25일
1판 2쇄 인쇄	2024년 10월 29일
1판 2쇄 발행	2024년 11월 7일

지 은 이	Russell A. Barkley
옮 긴 이	김봉석
발 행 인	장주연
출 판 기 획	임경수
책 임 편 집	박연주
편집디자인	최정미
표지디자인	김재욱
제 작	황인우
발 행 처	군자출판사(주)
	등록 제 4-139호(1991. 6. 24)
	본사 (10881) 파주출판단지 경기도 파주시 회동길 338(서패동 474-1)
	전화 (031) 943-1888 팩스 (031) 955-9545
	홈페이지	www.koonja.co.kr

* 파본은 교환하여 드립니다.
* 검인은 저자와의 합의 하에 생략합니다.

ISBN 979-11-7068-036-9 03510
정가 15,000원

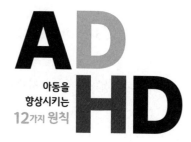

AD
아동을
향상시키는
12가지 원칙
HD

Russell A. Barkley가 선택한 작업

더 많은 정보를 위해 저자의 웹사이트를 방문하세요.
www.russellbarkley.org

ADHD 책임지기, 4판
부모를 위한 완전하고 권위 있는 지침
Russell A. Barkley

성인 ADHD 책임지기
*Russell A. Barkley*와 *Christine M. Benton*

당신의 도전적 자녀, 2판:
더 나은 행동을 위한 8단계
*Russell A. Barkley*와 *Christine M. Benton*

당신의 도전적 십대, 2판:
갈등을 해소하고 당신의 관계를 재정립하는 10단계
Russell A. Barkley, Arthur L. Robin 및 *Christine M. Benton*

내 인생의 빛과 사랑인
나의 손자를 위해서:

Claire, Will, Liam 그리고 *Craig*

목차

저자의 편지

이 책에 실린 모든 사례 삽화의 세부 묘사는 가족의 사생활을 보호하기 위해 철저히 위장하였거나 제가 임상에서 만난 실제 아이들의 합성물입니다.

이 책에서 저는 특정 개인을 언급할 때 남성 대명사와 여성 대명사를 번갈아 사용하였습니다. 이는 우리 언어가 계속 진화함에 따라 독자의 편의를 도모하기 위한 선택이었지, 다른 개인 대명사를 사용하는 독자에 대한 무례함에서 비롯된 것이 아닙니다. 저는 진심으로 우리 모두가 함께한다는 느낌을 받으시길 바랍니다.

서문

이 책을 읽기로 선택하셔서 감사드립니다. 당신이 ADHD를 앓는 아동 혹은 십대를 돌보고 키울 때 이 책이 없어서는 안 될 지침서가 되기를 바랍니다. 제 목표는, 당신이 ADHD를 앓는 아들이나 딸뿐만 아니라 다른 가족구성원들에게 최선을 다하려고 노력함에 있어서 계속 의지할 수 있는 책을 제공하고, 또 이를 위해 제가 부모님과 그들의 자녀들과 함께 거의 50년 넘게 일하면서 매우 가치 있게 발견한 시금석들을 소개하는 것입니다. 당신이 이 책의 12가지 원칙을 적용하면서 자녀 양육에 대한 심각한 어려움이 점점 줄어들고, 부모로서의 능력과 자신감이 훨씬 더 커지고, 가족 분위기가 더 평화로워지며, ADHD 아동 혹은 청소년은 훨씬 더 잘 적응할 것이라 확신합니다.

만일 제 베스트셀러 『ADHD 책임지기』에 익숙하다면 당신은 제가 왜 부모님들을 위해 이 장애에 대한 또 하나의 책을 쓰기로 했는지 궁금해할 것입니다. 그 책의 부제는 '부모를 위한 완전하고 권위 있는 지침서'이고, 이제 4판입니다. 답은 꽤 간단합니다. ADHD를 앓는 아이들의 부모는 시간과 일상적인 도전에 관한 신뢰할 수 있는 해결책에 쫓기고 있습니다. 제가 제공한 임상 서비스를 받은 수백 명의 가족과 800회 이상의 강의에서 받은 피드백을 통해, ADHD에도 불구하고 행복하고 건강한 아이를 키우려는 부모들의 의도에 근거를 둘 수 있는 한 줌의 명확한 지침이 필요하다는 것을 배웠습니다. 그들이 다루고 있는 것에 대한 확실한 이해에 초점을 맞춘 지침은, 그들이 가족 내에서 ADHD 투병에 대한 도전으로 악전고투할 때 입증된 실용적인 해결책을 제공하는 것입니다. 그 해결책을 당신은 이 책에서 발견할 것입니다.

『ADHD 책임지기』에서는 제 연구와, 최신 과학 문헌에 관한 제 주간 고찰을 통해 ADHD의 모든 측면에 관한 심층적인 정보를 제공합니다. 이 새 책은 같은 최신 연구 자료와 임상적 지혜에 기초하고 있지만, 여기에는 다른 차원, 즉 제 개인적, 직업적 진화의 산물이 더 직접적으로 녹아 있습니다. 전 세계의 수천 명의 부모님들과 함께 일했기 때문에 아이의 행복을 위해 헌신하는 사람들에 관한 저의 연민과 공감은 급격하게 깊어졌습니다. 동시에 장애를 가진 아이를 깊이 돌보고, 그 아이를 건강, 행복, 성공으로 이끌기로 결심하는 것이 어떤 것인지 직접적으로 보게 되었습니다. 몇 년전에 저는 자폐스펙트럼장애를 앓는 아동의 할아버지가 되었고, 그 이후로 그가 자폐스펙트럼장애의 도전을 극복하는 것을 돕는 데 적극적으로 참여하는 선물을 받았습니다. 제 손자가 매일 발달과정에서 승리를 거두는 모습을 보는 것은 큰 기쁨이었습니다. 동시에, 당신 자녀에게 최고의 삶을 살 수 있도록 인도하기 위해 격려하는 것과 같은 방식으로, ADHD 아동의 부모를 지원하기 위해 노력하도록 동기부여를 받았습니다.

그래서 저는 이 책이 그저 간결한 실용적 자료가 아닌 위로이자 영감이 되기를 바랍니다. 당신의 5학년 자녀가 저녁 식사 후 갑자기 내일 아침에 입체모형을 만들어 제출해야 한다는 사실을 떠올릴 때, 당신이 원칙 2

로 눈을 돌려 원칙 2를 통해 그가 장애를 가지고 있다는 사실과 그것이 일상의 현실에 어떤 의미가 있는지 상기하며 인내심을 새롭게 다지시길 바랍니다. 같은 반 친구의 생일 잔치 초대장이 등골을 오싹하게 할 때 저는 당신이 원칙 12를 참고하여 혼란을 예상하고 딸이 그 속에서 붕괴되지 않도록 계획하는 데 도움이 되길 바랍니다. ADHD를 앓는 자녀가 쌓아둔 버려지고 무시되거나 반쯤 끝낸 모든 잡일 혹은 그가 아침에 어긴 수많은 가정규칙에 손사래를 칠 때, 원칙 4의 부분을 읽고 특히 아이와 가족을 위해 당신이 원하는 큰 일을 추진하는데 도움이 되지 않는 작은 일에는 신경 쓰지 않아야 한다는 것을 기억하기를 바랍니다.

다음 쪽에서 이러한 유형의 도움과 충고 그리고 그 이상을 발견하게 될 것입니다. 기억하세요, 이것들은 오직 당신만이 계획한 길을 따라 당신을 나아가게 함을 의미하는 지침 원칙입니다. 또한 당신은, 당신의 지도를 그리고 궤도를 유지하는 데 도움을 줄 수 있는 자세한 내용은 『ADHD 책임지기』에서 확인할 수 있습니다.

이 책을 사용하는 법

당신은 제가 언급한 대로 이 책을 사용할 수 있습니다—당신이 ADHD에 의해 흔히 나타나는 특별한 도전과 씨름하는 순간 간절히 필요로 하는 도움이 펼쳐집니다. 또한 당신은 처음부터 끝까지 책을 읽고 난 후 필요에 따라 개별 장으로 돌아갈 수 있습니다(참고로, 이 책 전체에 걸쳐서 '당신' 과 '부모'는 양부모, 조부모 그리고 ADHD를 앓는 아동의 양육에 일차적 으로 책임이 있는 다른 사람도 포함됩니다).

도입 장과 첫 5가지 원칙은 ADHD를 앓는 아동의 양육에 관한 기초 를 제공합니다—성공을 향한 열쇠를 이해하기(원칙 1), 당신의 자녀가 '나 쁘기' 때문에 '나쁘게' 행동하는 것이 아니라 자녀가 발달장애가 있기 때 문이라는 것을 명심하기(원칙 2), 양치기의 사고방식으로 들어가기(원칙 3), 당신의 우선순위를 똑바로 두기(원칙 4) 및 당신의 자녀와 매 순간 자 녀와의 상호작용에 더 기울이기(원칙 5). 그 다음 7가지 원칙은 ADHD 증 상이 당신과 자녀에게 주는 문제에 대한 더욱 실제적인 해법을 제시해줍 니다. 바람직한 행동을 격려하기 위해 말 대신 보상과 터치를 사용하는 법, 시간과 기억에서 당신 자녀의 문제를 보상하는 법, 당신의 자녀가 학 교와 다른 곳에서 성공하도록 조직화하는 것을 도와주는 법, 문제해결이 실재적이고 구체적으로 만드는 법 및 ADHD가 집을 떠나는 것을 어렵게 하는 것을 방지하는 법. 저는 당신이 『ADHD 책임지기』를 읽지 않았다면 도입부터 읽기를 추천합니다. 그 장에서 당신은 ADHD의 발달학적 특성 과 그것이 자녀의 일상적인 기능에 어떠한 영향을 미치는지에 대해 간략 하게 설명을 들을 수 있습니다. 이러한 이해는 이 책의 12가지 원칙을 효과적으로 받아들이는데 대단히 중요합니다. 결론은 12가지 원칙이 함께 효력을 발휘하여 ADHD를 앓는 아동의 양육을 보상한다는 비전에 있어서 귀중할 것입니다.

저는 이 책을 더 좋은 결과물로 만들고 출판할 수 있게 해준 길포드 출판사의 Kitty Moore와 Chris Benton의 조언과 도움에 깊이 감사드립니다. 그리고 38년 넘게 그들과 함께 출판해온 나의 많은 책, 소식지, 척도와 다른 산물에 대한 그들의 지속적인 지원에 관하여 편집장인 나의 친구 Seymour Weingarten와 길포드 출판사 사장인 Bob Matloff에게 감사드립니다. 마지막으로 저는 제가 함께 일해온 40년 이상의 경력 동안 제게 ADHD에 관한 매우 깊은 통찰력과 ADHD를 앓는 아동을 향상시키는데 최선에 관한 조언을 주었던 ADHD를 앓는 아동과 십대의 수천 명의 부모에게 감사드리기를 원합니다.

역자 서문

소아청소년정신의학을 전공하면서 제가 가장 흔히 보게 된 질병은 주의력결핍과잉행동장애입니다. 지금도 제 외래 진료를 찾아오는 아동과 청소년에서 제일 많은 질병입니다. 흔하게 보지만 아직도 여전히 다루기 어려운 질병입니다. 왜냐하면 정신의학에 관한 왜곡과 잘못된 낙인이 아직도 작용하여, 일찍 찾아와서(아동의 문제가 많아지고 고정되기 전에) 올바르게 치료받음으로써 더욱 반듯이 성장할 기회를 놓치는 경우가 많기 때문입니다.

소아청소년정신의학 전임의를 시작하면서 러셀 바클리를 알게 되었습니다. 『어려운 아동(Difficult child)』이라는 책으로 부모 교육에 큰 획을 그은 분으로, 이 책에서도 소개되듯이 질병 치료에서 매우 중요한 부모를 치료의 한 팀원으로 만드는 과정에 관한 것입니다. 이번에 그분의 좋은 책을 ADHD를 앓는 아동과 청소년의 부모에게 소개할 수 있게 되어 매우 기쁩니다. 이 책은 부모님과 자녀 모두에게 큰 힘이 될 것입니다.

정신의학에서는 병의 이름을 '장애 disorder'라고 하고 있습니다. 우리가 미국의 정신질병 분류를 따르면서 질병을 그렇게 부르는 것이 보편적입니다. 저는 이 책에서 장애를 질병 혹은 병으로 번역하였습니다. '장애'가 신체가 제 기능을 못하거나 정신 능력의 결함이 있다는 의미가 아니라 단지 질병을 뜻함을 분명히 하고자 합니다. 질병을 병으로 보지 않고 부모의 잘못된 훈육, 본인의 노력 문제 및 사회의 무관심 등으로 본다면 질병 치료는 잘못된 길로 가는 것입니다. 질병 치료에 부모의 헌신, 본인의 노력과 지역사회의 도움이 매우 절실하지만 질병은 생물학적 원인이 주(主)이고 사회환경적인 요인에 의한 부분은 상당히 작다는 것을 분명히 말씀드릴 수 있습니다. 이 책의 첫 부분에서 러셀 바클리가 밝히듯이 ADHD가 생물학적 문제-신경발달적 문제-로 뇌기능에서 특히 집행기능의 문제임을 인식하시고 그것을 개선하기 위하여 이 책의 방법을 잘 활용하신다면 이 질병으로부터 오는 어려움을 잘 극복하실 것을 기대합니다.

정신의학은 생물-심리-사회적 모델로 질병을 설명하고 치료하고자 합니다. 꾸준한 과학 발달로 생물학적 문제를 많이 파악하게 되었고 그에 따른 약물치료가 잘 확립되었습니다. 더불어 근거 기반의 심리-사회적 치료를 함께 하여 질병을 더욱 잘 이겨낼 수 있습니다. 이 책을 읽는 여러분들도 그 대열에 함께 동참하시기를 기대하겠습니다.

2023년 눈 덮인 불암산을 보면서

김봉석 드림

서론

ADHD의 이해

솔직히 말하자면 장애가 진단 내려진 수십년 동안 ADHD는 악명을 얻었습니다. 실제로 병명은 문제의 일부입니다. 문제가 무엇인지 전달하기 위하여 고안된 라벨로서 '주의력결핍과잉행동장애'는 제한되고 피상적이며 오도된 것입니다. 결과적으로 많은 대중들은 실제로 ADHD가 무엇인지를 이해하지 못합니다. ADHD의 본질을 아는 것은 자녀가 적절한 치료를 받고 자녀를 매일 성공적으로 양육하기 위한 전제조건이기 때문에, 이 부정확한 견해에 노출되는 것은 부모들에게 불행한 일입니다.

ADHD는 단지 주의력 장애가 아닙니다

ADHD는 단순한 주의력 장애가 아닙니다. ADHD는 본질적으로 자기 조절 장애입니다. 조금 더 복잡하게 말하자면, ADHD는 자기 통제와 집행 기능의 신경(뇌)발달 장애입니다. 이 정의의 의미를 이해하면, 이 책에 실린 ADHD 아동을 성공적으로 키우는 데 도움이 되는 12가지 원칙의 힘을 전력으로 느낄 수 있습니다.

『*ADHD 책임지기*』 4판을 읽었다면 당신은 ADHD의 본질에 대하여 잘 알고 있을 것이기에, 기억을 새롭게 하는 목적이 아니라면 이 장을 읽을 필요가 없습니다-또한 수 십년의 연구 동안 ADHD에 관하여 우리가 아는 것으로부터 12가지 원칙이 각각 어떻게 흘러왔는지 이해할 필요가 없습니다. 당신이 이 병에 대해 보다 자세한 설명을 원한다면 저는 『*ADHD 책임지기*』의 인쇄본을 구하는 것을 추천합니다. 또한 부가적으로 과학적 배경에 관하여 관심 있는 사람에게는 Joel Nigg의 『*ADHD 앞서가기*』를 추천합니다.

ADHD에 관한 근본적 사실

아이를 효율적으로 키우기 위해서 ADHD 증상과, 이 증상들이 자녀의 기능에 어떻게 영향을 미치는 지에 관한 확실한 이해가 필요합니다. 먼저 기본적인 부분을 살펴 봅시다.

ADHD는 신경(뇌)발달장애입니다. 이는 장애가 대부분 아동기와 청소년기에 발병하고, 이 기간 동안 주로 이루어지는 뇌 발달에 영향을 미친다는 것을 의미합니다. 한 연구에서 거의 10년 동안 ADHD 아동과 정상 아동의 뇌 영상을 비교한 결과, ADHD 아동의 뇌 발달이 2-3년 정도 지연되어 있다는 것을 발견하였습니다.

원인은 일차적으로 유전입니다. 약 70%의 사례에서 뇌와 관련된 특정한 유전자의 변이가 ADHD 발병과 관련이 있었습니다. 환경적인 원인도 있지만 비중이 상당히 작습니다. 환경적인 요인으로는 임신 중 과도한 알코올 섭취, 납이 함유된 페인트로 인해 아이가 납에 노출된 경우, 머리 외상, 뇌 손상, 감염, 종양, 뇌졸중, 그 외 뇌의 특정 네트워크에 영향을 줄 수 있는 여러 사건들이 있습니다.

ADHD는 2가지의 행동에서 다른 사람보다 더 어려움을 겪는 것으로 정의됩니다: (1) 산만함에 대한 저항과 동시에 목표를 향한 지속 (2) 충동적 행동 억제 뇌 발달의 공통적인 양상 때문에 우리 모두는 주의를 기울이고, 산만함에 저항하고, 목표를 향해 지속하며, 일하는 동안 우리가 의도하는 것을 기억하고, 단순한 충동이나 제일 먼저 떠오르는 생각에 대한 행동을 억제하고, 불안함을 억제하고, 우리의 활동 수준을 적절히 제한할 수 있습니다. 따라서 이러한 능력은 인간의 특성으로 간주될 수 있으며, 우리 각자는 각 특성에 대해 전형부터 비전형까지 스펙트럼(넓은 범위)으로 분포합니다. ADHD를 가진 사람들은 이 스펙트럼에서 비전형의 끝에 해당합니다. 그들은 지속적인 주의와 행동을 가진 전형적인 아이들보다 훨씬 더 많은 문제를 가지고 있고 과활동적이거나 충동을 조절하는 데 어려움을 겪을 가능성이 훨씬 더 높습니다. 대부분의 아동은 정상적인 두뇌 발달 덕분에 나이에 맞는 상황의 요구와 기대를 충족시킬 수 있을 정도로 이러한 일들을 잘 하게 되면서, 이러한 영역에서 우리의 능력 또한 나이가 들수록 향상됩니다. 그러나 ADHD를 가진 아이들은 이러한 발달 양상에서 상당히 지연됩니다. 이러한 특성이 거의 발달하지 않아 ADHD의 증상을 보일 정도로 삶의 다양한 영역에서 비효율적으로 기능하는 부정적인 결과를 경험할 때, 문제는 심리적 장애가 됩니다.

ADHD는 어린이의 5-8%, 15-20명당 1명꼴로 영향을 미치는 보편적인 질환입니다. ADHD는 처음에는 여자 아이보다 남자 아이에게 더 많은 영향을 미치지만, 시간이 지날수록 성별의 차이가 좁혀집니다(어린 시절에는 여성보다 남성이 3배 더 많지만, 청소년기에는 2배, 어른에서는 1.5배 더 많습니다). 이 장애는 모든 민족 집단과 사회 계층에서 나타납니다. 이러한 발견은 ADHD가 주로 생물학적(신경발달)이며 문화와 같은 사회적 혹은 환경적 요인에 의해 발생하지 않는다는 것을 확인시켜줍니다.

이 장애가 생물학적이라는 사실은 자연스럽게 이 책의 많은 원칙들로 이어졌습니다. 원칙 2에서는 ADHD가 실제 질환이라는 것을 기억하도록 독려하고, 그 다음 네 가지 원칙은, 원하지 않았지만 선천적으로 ADHD를 가지고 태어난 아이를 돕는데 초점을 맞추고 있습니다. ADHD의 신경발달 특성은 ADHD의 구체적인 증상을 다룬 이 책 후반부의 실천 원리도 알려줍니다.

ADHD의 증상

만약 아이가 ADHD를 가지고 있다면, 당신은 주의력에 관한 문제와 억제와 과잉행동에 관한 문제에서 비롯된 행동을 매일 많이 보게 될 것입니다. 이러한 문제가 많고 자주 증상이 나타나는 것은 진단에 중요합니다. 이러한 문제 중 일부분만 가지고 있고 가끔만 보이는 아이는, 스펙트럼에서 "전형"의 끝에 더 가깝고, ADHD로 진단을 받지 않을 것입니다. 정확한 진단을 위해서는 6개월 동안 2개 이상의 삶의 영역에서 이러한 문제를 다른 아이들보다 훨씬 더 많이 보여주어야 하며, 학교, 가정 생활, 또래 관계 등 주요 생활 활동에서 기능하는 데 문제를 일으켜야 합니다.

한 아동에서 ADHD가 보여지는 것

Niko의 어머니는 Niko가 겨우 두 살이었을 때 무언가 문제가 있다는 것을 알았습니다. 몇 초 이상 가만히 있는 것에 결코 만족하지 않았고, 한 물건에서 다른 물건으로 날아다녔으며, 움직임이라는 한 가지 일만을 위해 사는 것 같았습니다. Niko는 걷지 않고 달리거나 넘어지거나 뛰거나 몸을 방 여기저기에 던지곤 했습니다. 대부분의 시간 동안 멍청한 것이 아니면 행복한 아이였지만, 나이가 들면서 좌절하거나 뜻대로 되지 않으면 정신적으로 혼란한 시간을 겪기도 하였습니다. 감정적으로 충동적인 Niko는 그가 감정을 노골적으로 드러낼 때 당신이 어떻게 그를 곁을 지켜줘야 하는지 알려줬습니다. 그리고 그는 찾거나 열거나 빗장을 풀거나 밝혀낼 수 있는 모든 것에 관여하느라 지칠 때도 있었습니다.

결과적으로 Niko는 5살이 되기 전에 세 가지의 심각한 부상(캔에 의한 열상, 싱크대 아래 액체로 인한 중독, 뒷마당의 바위에서 뛰어내려서 발생한 머리 부상)을 입었고, 그 이후에도 몇 번 더 부상을 입었습니다.

Niko가 4살이 되었을 때, Niko의 엄마인 Chris는 Niko가 TV를 보는 동안 오랫동안 안겨 있을 수 없다는 것을 발견했습니다. 그리고 식사 시간은 서커스 같았습니다. Niko는 음식을 한 입 먹고, 부엌을 뛰어다니고, 의자에 다시 올라가 간단히 한 입 더 먹고, 의자를 뒤로 흔들어 종종 뒤집은 다음 식탁 아래로 기어가서 애완견을 쓰다듬곤 했습니다. Niko의 어린이집 선생님은 다른 아이들을 가르치는 동안 Niko를 억제하기 위해 거의 항상 한 손으로 Niko를 잡고 있어야 한다고 불평했습니다. 그리고 이야기 시간 동안 1, 2분 이상 가만히 앉아 있는 것은 거의 불가능에 가까웠습니다. 더 복잡한 문제는, Niko가 절대로 입을 다물지 않는다는 것이었습니다. Niko는 모든 것에 대해 말했지만, 아무에게도 듣지 않았고, 이 문제는 집에서도 발생했습니다. Niko의 선생님은 심지어 Chris에게 Niko는 주의를 유지하고, 관련 없는 활동을 억제하고, 지시를 기억하고 준수하는 등의 행동을 하지 못해 학습적으로 준비가 되지 않았으니 다른 아이들과 함께 유치원 과정을 시작하지 말고 어린이집에 남아있으라고 조언했습니다. 이 조언을 들은 후, Chris는 소아청소년과 의사에게 소아 행동 및 발달 전문가에게 Niko를 의뢰해 달라고 요구했습니다. 아동 심리학자가 Niko를 몇 시간 동안 평가한 후, Chris는 무엇이 잘못되고 있는지 알 수 있었습니다-바로 ADHD였습니다.

주의력과 관련된 문제

ADHD가 있는 아이들은 종종:

- 말하는 것을 듣지 않는 것처럼 보입니다.
- 할당된 작업을 완료하지 못 합니다.
- 물건, 특히 과제를 완료하는데 필요한 물건을 잃어버립니다.
- 다른 아이들처럼 집중할 수 없습니다.
- 주의가 산만해지기 쉽습니다.
- 지도 없이 수행하는 데 문제가 있습니다.
- 다시 지시하는 것이 더 많이 필요합니다.
- 하나를 완료하지 않고 다른 일로 전환합니다.
- 무엇을 하라고 지시 받았는지, 무엇을 해야 하는지 기억할 수 없습니다.

억제와 관련된 문제

당연히, ADHD가 있는 아이들은 충동성과 관련된 문제도 보일 수 있습니다. ADHD 아이들은 종종:

- 다른 사람들과 다른 사람들이 하는 일을 방해하거나 방해합니다.
- 말하는 것이나 행동하는 것이 과도하고 두서가 없습니다.
- 행동하기 전에 생각을 하지 않고 충동적으로 행동합니다.
- 기다리는 것과 자기 만족을 미루는 것에 어려움을 겪습니다.
- 부적절한 경우에도 즉각적인 만족이나 보상을 제공하는 것을 선택합니다.

■ 감정을 매우 빠르게, 너무 강하게 표현하고, 이를 조절하려고 노력하지 않아 대개 상황에 부적절합니다(특히 조바심, 좌절, 적대감, 성질, 분노, 공격성과 같은 부정적인 감정에 있어서 더 그렇습니다).

> 아이가 감정 조절에 어려움을 겪는 모습을 보는 것은 가슴이 아플 수 있습니다. 주어진 상황에서 정상적인 감정이더라도 ADHD를 가진 아이들은 종종 다른 아이들보다 더 빠르고 과하게 반응합니다. 결국 다른 또래 아이들은 ADHD를 가진 아이들을 거절하거나 피하게 됩니다.

■ 위험한 동작의 결과를 예측하지 못하고 계속 전속력으로 진행해서 모든 방면에서 훨씬 더 많이 사고가 나고 부상을 입습니다. 다른 아이들보다 최소 3배 더 자주 응급실에 가고, 부상 정도도 더 심합니다.

"과잉"행동과 관련된 문제

억제와 관련된 문제는 과잉행동의 일부입니다. ADHD를 가진 아동은 종종:

■ 모터가 달린 것처럼 다른 사람들보다 훨씬 더 많이 움직이고, 거의 끊임없이 움직입니다.

■ 안절부절 못하고 가만히 있지 못하며, 의자에 가만히 앉아있어야 하는 상황에서 팔다리를 꼼지락거립니다.

■ 물건, 심지어 다른 사람들을 만집니다.

■ 다른 사람들보다 더 강하게, 갑자기 행동하고, 과도한 동작을 보입니다.

■ 다른 사람들보다 말이 더 많고, 또래보다 더 목소리가 크고 소음을 냅니다.

■ 어릴 때는 과도하게 사물 위에 올라타고 방이나 놀이 공간을 뛰어다니며 주의를 끌기 위해 온갖 행동을 합니다.

■ 다른 아이들보다 특정한 것, 특히 부적절한 것에 빠지는 일이 많아서 다른 아이들보다 더 자주, 더 세심하게 지도되어야 합니다.

증상이 얼마나 심각한 지는 상황에 따라 다를 수 있습니다.

앞에서 말했듯이 ADHD로 진단되려면 집이나 학교와 같이 적어도 서로 다른 2개의 삶의 영역에서 자주 증상을 보여야 합니다. 하지만, 모든 상황에서 증상이 심해야 한다는 뜻은 아닙니다. ADHD 증상은 다음과 같은 환경이나 작업에서 더 심해질 수 있습니다.

■ 지루하거나 재미없을 때

■ 결과가 지연되거나 피드백이 너무 가끔 있을 때

■ 다른 사람들과 독립적으로 수행해야 할 때

■ 지도감독이 없을 때

■ 집단에 참여할 때

■ 매우 친숙하고, 일반적으로 덜 흥미로운 상황일 때

■ 낯선 사람이나 덜 친숙한 어른이 아니라 부모와 있을 때

■ 잘못된 행동을 통제하지 않고 너무 많이 말하거나 추론하는 부모나 지도자와 함께 있을 때

■ 기다려야 할 때

■ 오후나 저녁(자기 통제의 피로 때문에)

■ 교실 책상처럼 움직임에 상당한 제한이 있을 때

아마도 이런 상황들이 전형적으로 자기 통제를 요구하는 상황이라는 것을 이미 알아차렸을 것입니다. 그리고 자기 조절이 많이 필요하지 않는

상황에서 자녀들이 종종 더 온순하다는 것을 이미 경험했을 것입니다. 이러한 상황에는 재미있는 활동, 매우 자극적이거나 흥미로운 상황(예: 비디오 게임, 만화, 애니메이션 영화), 움직임이 많은 상황(예: 체육관, 운동), 보상이나 피드백이 많은 상황, 지도감독이 많은 상황, 혼자가 아니라 또래와 함께 하는 상황, 성인과 일대일로 하는 상황, 매우 새로운 상황, 규칙을 가지고 짧게 말하는 지도자가 있는 상황, 그리고 기다릴 일이 별로 없는 상황 등이 있습니다. 이런 유형의 상황들은 당신 자녀의 집행기능에 많은 것을 요구하지 않기 때문입니다.

당신 자녀 뇌의 집행기능

위에서 설명한 ADHD의 증상은 실제로 심리적 발달에서 복잡하고 근본적인 문제의 표면적 특징일 뿐이고, 이러한 증상은 집행기능이라고 불리는 일련의 정신적 능력 또는 뇌 기능에서 발생합니다. 목표와 계획을 성취하기 위해 뇌의 나머지 부분을 조직하는 방식으로 행동하기 때문에 "집행"이라고 부릅니다. 집행기능은 미래를 내다보고 목표를 달성하기 위해 실제로 우리 자신의 행동을 조절할 수 있도록 해줍니다. 놀랍지도 않게, 집행기능과 뇌의 동일한 네트워크가 ADHD와 관련되어 있습니다. 이 네트워크는 우리가 집중하기로 결정하고, 계획을 세우고, 작업에 전념하고, 효율적으로 움직이고, 생각할 수 있게 하며, 무엇이 주의를 기울이고 행동해야 할 만큼 중요한 지 선택할 수 있게 합니다.

　대부분의 신경심리학자들은 이러한 네트워크가 뒤늦은 깨달음과 예측을 사용하여 미래를 예측하고 준비하기 위해 스스로의 행동을 통제할 수 있도록 상호 작용하는 적어도 7개의 집행기능을 발생시킨다고 믿습니다. 이러한 네트워크들은 대부분 뇌의 이마 뒤에 있는 전두엽 부분에서 발생하지만 뇌의 많은 부분으로 확장됩니다. ADHD에서 집행기능 손상의 영향은 그만큼 광범위합니다. 당신은 자녀의 일상 생활 속 많은 영역에서, 행동의 많은 측면에서 이 영향을 목격할 것입니다. 기업의 경영진처럼 뇌 속 집행기능은 미래를 생각하고, 계획을 세우고, 현재와 미래의 생존, 성공 및 웰빙을 위해 가장 좋은 방법을 결정합니다. 그래서 ADHD를 앓고 있는 아이는 학교에서 충동적으로 의자에서 뛰어내림으로써 현재에 해로운 방식으로, 그리고 현재 학교의 일이 먼 미래에 그에게 문제가 될 수 있다는 것을 이해하지 못함으로써 미래에 해로운 방식으로 행동할 수 있습니다. 다음에서 설명하듯, 이러한 집행기능은 개별적으로 작동하는 것이 아니라 함께 작동하므로 개인이 어떻게 생각하고, 느끼고, 행동하는지에 미치는 영향이 더욱 커집니다.

뇌의 전두엽은 목표를 세우고, 목표 달성을 위한 계획을 수립하는 곳입니다. 또한 계획의 진행상황을 모니터링하고 조정하기도 합니다. 집행기능은 아이가 계획을 잘 세우고 추구할 수 있는 독립적이고 자기 결정적인 사람이 되도록 돕습니다. 집행기능이 없다면, 우리는 모두 우리가 원하는 목표를 거의 잡지 못하고 충동 사이에서 헤맬 것입니다.

집행기능 1: 자기인식

자기 통제는 스스로가 무슨 생각을 하고, 말하고, 그리고 무엇을 하는지 아는 것에서 시작됩니다. 다행스럽게도, 우리가 하는 많은 일들은 잘 학습된 행동 양상의 일부로 자동적입니다. 하지만 때때로 우선순위가 바뀌거나 예상치 못한 일이 발생하여 자동 조종 장치를 끄고 스스로 조종해야 합니다. 이 기본적인 집행기능을 통해 우리는 우리의 목표, 혹은 다른 사람들이 우리에게 부여한 목표를 달성하기 위해 얼마나 잘 하고 있는지 스스로의 행동을 모니터링할 수 있습니다.

ADHD를 앓고 있는 어린이와 청소년들은 생각하고, 말하고, 느끼고, 행동하는 것에 덜 신경을 쓰고, 수정이 필요한 상황이 발생하더라도 자동 조종 장치를 이용합니다. 이들은 다른 또래들에 비해 자동 조종장치가 생각처럼 잘 작동하지 않는다는 사실을 잘 모릅니다. 이 때문에 ADHD를 앓고 있는 아이는 적극적이고, 사려 깊고, 계획적이기보다는 본인의 내부와 주변에서 일어나는 사건들에 더 산만하고 더 많이 반응하도록 만듭니다. 자신이 하고 있는 일에 별로 주의를 기울이지 않기 때문에 운전자가 없는 자동차처럼 가드레일을 박으며 무모한 속도로 질주하고, 경고등을 통과하고 생명의 징후를 멈춥니다.

자기 통제와 사려 깊고, 신중한 행동은 스스로의 장기적인 웰빙을 위해 최선이고 다른 사람들의 이해와 충돌할 가능성이 적기 때문에 사회적으로 높이 평가됩니다. 자기인식이 없다면, 아이들은 사려 깊고 신중하게 행동하는데 어려움을 겪을 것입니다. 그렇기 때문에 원칙 6을 따르는 것이 도움이 될 수 있습니다. 자녀가 또래의 다른 아이들처럼 자신이 무엇을 하고 있는지 알지 못하는 이유를 이해한다면, 이 뒤처진 집행기능의 발달을 지원하는 습관을 들일 수 있습니다.

집행기능 2: 억제 혹은 자제

사려 깊고 목표 지향적인 행동을 하려면 역시 아이들이 생각하기 전에 행동하려는 충동을 억제할 필요가 있습니다. 억제와 자제는 환경에서 일어나는 일과 환경에 대한 자녀의 반응 사이에서 매우 중요한 일시 중지를 만듭니다. 일시 중지를 함으로써 아이들은 생각할 시간을 가지게 되고, 미리 행동하는 것이 아니라 능동적으로 행동하게 만듭니다.

충동을 통제하는 데 어려움을 겪는 아이는 생각이 없고, 부주의하고, 심지어 비이성적이거나 적어도 미성숙한 것으로 보일 수 있습니다. 하지만 문제가 충동을 억제하는 능력이 늦어지는 것에 뿌리를 두고 있다는 것을 알게 되면, 필요할 때 당신의 아이가 집중하거나 한가지 일에만 집중하는 것을 멈출 수 있습니다. 원칙 6-8은 일시 중지를 만들어 아이가 더 나은 선택을 할 수 있도록 도움을 주는 법을 안내합니다. 그리고 억제가 발달하지 않은 것은 집을 비울 때 특별히 더 문제가 될 수 있기 때문에, 문제를 예측하고 미리 막기 위해 원칙 12를 따라야 합니다.

당신도 알다시피, ADHD를 가진 아이들은 하나에서 다른 하나로 단순히 왔다갔다하지 않습니다. 때때로 그들은 재미있거나 즉각적으로 만족스러운 무언가에 너무 집중하여 실제로 집중해야 할 것에 손상을 미칩니다. 그래서 ADHD를 가진 아이는 학교에 갈 준비를 하거나 하기로 동의한 집안일을 하는 대신 아침 일어나자마자 시작한 비디오 게임을 계속합니다. 또는 생일 잔치가 열리고 있는 워터 파크를 떠나기를 거부하거나, 숙제를 시작하는 대신 흥미진진한 TV 시리즈를 계속해서 맹렬히 시청합니다. 위에서 언급한 원칙은 이러한 모든 상황에서 도움이 될 수 있습니다. 원칙 6은 당신의 아이에게 언제 행동을 하지 말아야 하는지에 대해 책임감을 갖도록 가르치는데 도움이 될 것입니다.

집행기능 3: 작업 기억

우리는 뇌에 GPS와 같은 장치(네트워크)를 가지고 있어서 우리 과거의 지도를 불러내어 목표나 목적지를 숙고한 다음, 그 목표를 추구할 수 있습니다. 이것은 작업 기억이라고 불리고, GPS와 마찬가지로 그것은 실제로 두 부분으로 구성되어 있습니다. 하나는 이미지를 사용하는 것이고 다른 하나는 당신이 어디로 가고 있는지를 가장 효율적인 방법을 통해 구두로 알려주는 것입니다. 작업 기억의 이 두 가지 요소는 우리가 무엇을 해야 하는지 기억하고 목표를 향해 우리를 인도하도록 돕기 위해 상호 작용합니다. 작업 기억은 우리가 원하는 목적지로 안내하고, 진행상황을 모니터링하며, 도중에 장애물에 부딪힐 경우 대체 경로(문제해결)까지 제시하는 데 사용할 정보(이미지와 지침)를 담고 있습니다.

작업 기억은 정보의 장기 저장과 다릅니다. 작업 기억은 기본적으로 무언가를 하기 위해 기억하는 것입니다. ADHD를 가진 사람들은 정보가 아닌 이 시간, 이 장소에서 해야 할 일을 잊어버리는 것입니다. 당신의 딸이 학교에 갈 옷을 입기 위해 침실로 들어가는 것을 상상해봅시다. 침대 위에 태블릿이 놓여 있는 것을 보고, 친구에게 학교 밖에서 어디서 만날지 문자를 보낼 예정이었다는 것이 떠올라 옷 입는 것을 잊어버리고 문자를 보냅니다. 20분 후, 버스를 타러 나갈 시간이지만 여전히 잠옷을 입고 있습니다. 스마트폰이나 태블릿과 같은 자극이나 방해 요소는 해야 할 일에 관한 기억보다 훨씬 더 강력합니다. ADHD를 가진 아이들은 생각보다 주변의 환경에 의해 지배되는 것 같습니다.

ADHD를 가진 아이들은 다른 사람들처럼 지시나 규칙, 약속을 따르지 않는 방식으로 이런 건망증을 나타냅니다. 물론 일부분은 무엇을 해야 하는지 지시를 받았을 때 듣지 않음으로써 주의를 기울이지 않았기 때문이지만, 많은 경우에 작업 기억 문제입니다: ADHD를 가진 아이들은 행동 규칙, 지시 또는 약속을 염두에 둘 수 없습니다. 규칙이나 지시와 같은 정신적 표현은 ADHD를 가진 사람들의 행동을 안내할 만큼 강력하지 않습니다. 그렇기 때문에 부모와 다른 사람들이 도울 수 있는 것은 이러한 규칙과 다른 지침을 구체적이고 가시적으로 만드는 것입니다(원칙 9 참조). 또한 무엇을 해야 하는지 혹은 하지 말아야 하는지 다른 아이들에 비해 더 많이 상기시켜줘야 하며, 이 주의를 줄 때에는 구두 명령보다 부드러운 터치와 가시적인 보상이 포함되어야 합니다(원칙 7 참조).

유년기와 청소년기에 배우고 성인기에 기능을 하는 것은 작업 기억을 이용하여 여러 개의 관련된 정보를 연결할 수 있는 능력에 의존합니다. 따라서 자연스럽게 이 집행기능의 결함은 학업 성취도와 궁극적으로 직장에서의 성공에 타격을 줄 수 있습니다. 원칙 9는 작업 기억을 높이는 것에 관한 내용이며, 『ADHD 책임지기』 4판에서 학문적 지원에 대한 상세한 최신 정보를 찾을 수 있을 것입니다.

집행기능 4: 시간에 대한 인식과 시간 관리

ADHD를 가진 아이들과 청소년들은 본질적으로 시간을 잘 알지 못합니다. 자신의 행동을 통제하는 데 시간의 흐름을 감지하고 이용하지 못하기 때문에 제 시간에 일을 끝내지 못 합니다. 마감일을 설정하는 데 실패하고, 할 일을 하거나 가야 할 곳에 도달하는데 얼마나 걸릴지 이해하지 못 합니다. 그들은 또한 일반적으로 미래에 대해 잘 모르는 것처럼 보입니다. 그러므로 행동하기 전에 행동의 결과에 대해 생각하지 않습니다. 미래의 결과에 대해 생각하는 것은 작업 기억, 시간의 흐름과 가능한 미래에 대한 느낌이 둘 다 필요합니다—ADHD를 가진 아이들과 청소년들은 행동하는 방법을 결정할 때 많이 사용하지는 않습니다.

ADHD를 가진 아이들에게 중요한 것처럼 보이는 모든 것은 "지금"입니다. 그래서 그들은 보통 직장, 약속, 마감일, 수업, 그리고 회의에 늦습니다. 그들은 종종 다른 사람들과 약속한 시간을 지키지 않고, 학교 과제를 늦게 제출하거나 전혀 제출하지 않습니다. 마감일이 다가왔을 때에도 준비되어 있지 않습니다. 훨씬 더 일찍 했어야 할 일을 마지막 순간까지 기다렸다가 서둘러 일을 해치우려고 할 수도 있고, 이미 너무 늦었다는 것을 깨달으면 아예 손을 대지 않을 수도 있습니다.

아래 그림에서 미래에 대한 감각이 아이가 성장함에 따라 어떻게 확장되는지 볼 수 있습니다. ADHD를 앓고 있는 아이는 성장해도 여전히 시간에 대한 비교적 좁은 창을 가지고 있고 멀리 앞까지 생각할 수 없습니

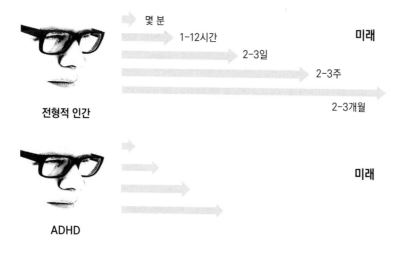

예측의 발달 : 시간에 맞추어 떠오르는 창

몇 분
1–12시간
2–3일
2–3주
2–3개월
미래

전형적 인간

미래

ADHD

다. 다행스럽게도, 당신과 다른 사람들은 당신의 자녀가 더 많이 볼 수 있도록 도울 수 있습니다(원칙 8 참조).

집행기능 5: 감정의 자기 조절

인생은 좌절감과 분노를 유발하는 사건들로 가득 차 있고, 아이에게는 특히 그렇습니다. 이러한 사건들은 우리의 감정을 강하게 자극할 수 있습니다. 이러한 감정적으로 자극되는 사건들이 일어날 때, ADHD를 가진 아이들은 감정적으로 약간 억제하는 것이 아니라 초기 감정에 빠르게 반응할 가능성이 있습니다. 상황을 더 신중하게 생각하지 못하고, 강한 감정을 누그러뜨리지 않으며, 사회적으로 받아들여지는 감정적 반응을 대체해 장기적인 관점에서 스스로에게 좋은 행동을 하려고 하지 않습니다. 대신, ADHD를 가진 아이들과 십대들은 사건이나 주변 다른 사람들에 의해 자극을 받을 때 감정을 솔직히 드러내는 것처럼 보입니다.

위에서 언급한 바와 같이, 그 결과는 목격하기에 가슴 아플 수 있습니다. 당신은 당신의 자녀가 자기중심적이거나 요구사항이 너무 많거나 의도적으로 공격적이지 않다는 사실을 알고 있지만, 다른 사람들은 그렇지 않을 수도 있습니다. 다른 사람들은, ADHD를 가진 아이들이 과거의 긍정적 경험의 이미지를 사용하거나 부적절하게 반응하기 전에 스스로 진정하도록 하는 충동 조절에 대한 작업 기억이 부족하다는 것을 알지 못 합니다. 하지만 이제 당신은 이 책의 지침을 통해 아이가 질병을 가지고 있다는 것을 스스로에게 상기시킬 수 있습니다. 이는 "하지 않는 것"의 문제가 아니라 "할 수 없는 것"의 문제입니다. 원칙 2-4를 참조해 보십시오. 원칙 2-4는, ADHD를 가진 아이를 양육할 때 필요한 어질고 지지적이지만 권위가 있는 사고방식을 확립하고 가정을 온 가족을 위한 안식처로 유지하는 데 중요합니다.

집행기능 6: 자기 동기 부여

일상적인 집안일이나 일 또는 다른 지루한 활동에 직면했을 때 ADHD를 가진 아이들은 더 흥미롭고, 신나고, 보람 있는 일들을 추구하는 대신 일을 해낼 수 있는 자발성이 결여됩니다. ADHD를 가진 많은 아이들은 자극을 추구하며, 일시적으로 자극적이고 재미있는 것들을 찾습니다. ADHD를 가진 청소년들은 다른 청소년 운전자들보다 훨씬 더 많은 속도를 내고 익스트림 스포츠(스피드 스키, 스카이다이빙, 익스트림 스노보드, 자동차 경주, 오토바이 사용 또는 경주 등)와 같은 위험한 활동에 더 자주 참여합니다. 또한 때로는 위험한 활동에 지나치게 집중하거나 선정적인 인터넷 비디오 게임을 하는 것에 중독될 수도 있습니다. 그러나 처음에 흥미로웠던 것들조차도 시간이 지남에 따라 매력을 잃을 수 있으며, 다른 사람들보다 더 빨리 질려 합니다. ADHD를 가진 청소년의 삶은, 당시에는 좋은 아이디어처럼 보이지만 매우 빠르게 매력을 잃은 반쯤 완성된 프로젝트들로 가득 차 있습니다.

시간에 대해 잘 알지 못하는 증상도 동기부여를 방해할 수 있습니다—적어도 장기적인 목표들을 방해할 수 있습니다. ADHD를 가진 아이들은 삶에서 나중에 일어나는 더 크고, 그리고 더 중요한 결과들을 현재의 더 작고, 더 명백한 결과들만큼 인정하지 않을 것입니다. 그래서 미래에 있는 보상을 얻기 위해 그렇게 오래, 힘들게 일하지 않을 것입니다. 오래 힘들게 일하기 위한 추가적인 인센티브가 없다면, 보통 기다리는 것보다 즉각적인 만족감을 선택할 것입니다. 추가적인 지원이 없다면, ADHD를 가진 아이들은 나눔, 협력, 교대, 그리고 다른 사람들의 호의에 보답하거나 다른 사람들에게 한 약속을 이행하는 데 어려움을 겪을 것입니다. 원칙 6과 7은 아이들에게 이러한 지원을 해주는데, 심지어 가족의 특성에 맞는 새로운 지원 전략을 고안하는 데 도움이 될 것입니다.

공유하고, 협력하고, 화답할 수 있는 능력은 자기 억제, 자기인식, 선견지명, 그리고 지연된 만족에 관한 우리의 능력에 달려 있습니다. ADHD를 가진 아이들은 이러한 집행기능이 없기 때문에 나중에 본인도 도움을 받는다는 사실을 생각하지 못하고 다른 사람들을 위해 무언가를 해줄 동기부여가 되어 있지 않습니다. ADHD의 두뇌 집행 시스템의 결함은 ADHD를 가진 아이들이 왜 그들의 가족, 사회 세계, 학교, 그리고 나중에 10대가 되었을 때, 운전, 직장, 그리고 심지어 재정적인 삶에서 다른 아이들보다 더 많은 문제를 가지고 있는지 이해하는 데 도움을 줄 수 있습니다. 원칙 2는 ADHD가 병이라는 사실을 스스로에게 상기시키는 데 도움이 될 것입니다.

집행기능 7: 자기 조직화, 계획, 문제해결

ADHD를 가진 아이들, 특히 10대들은 주변의 사건들에 너무 쉽게 동요가 되고, 더 쉽게 지루해지고, 그들이 계획했거나 해야 할 일에 계속 집중할 수 없기 때문에, 다녀간 자리에 혼란의 흔적을 남깁니다. 책가방에 교과서와 숙제를 넣거나 가방을 문 옆에 두거나, 십대들의 경우 자동차 열쇠를 뒷문 옆의 고리에 놓는 것과 같이, 무의식적으로 그들이 마지막으로 사용했던 곳에 그것들을 떨어뜨립니다. 종종 집안 곳곳에 더러운 접시와 음식 포장지를 놓고 다니거나, 돈이나 핸드폰, 다른 귀중품을 잘못 놓거나, 핸드폰을 충전하는 것을 잊어버립니다. ADHD를 앓고 있는 사람들은 목표를 향한 행동을 지속할 수 없어서 목표를 달성할 수 없고, 책상은 수많은 미완성 프로젝트들로 채워져 있습니다. 이 모든 것이 집과 학교에서 지저분하고, 어수선하고, 정돈되지 않은 삶을 만들지만 원칙 10은 도움이 될 수 있습니다.

자기 조직화의 문제와 관련하여 계획과 문제해결에 어려움이 있습니다. 계획과 문제해결은 현재의 문제 또는 임박한 미래 사건에 대응하는 방법에 관한 여러 아이디어 또는 선택을 생성하는 능력을 포함합니다. 또한 그 목표를 달성하기 위해 결국 선택할 수 있는 단계들을 순서대로 배열하는 최선의 방법을 생각하는 것을 포함합니다. 마음속의 정보를 분해하고 재조합하는 능력에서 나오는 일종의 정신 놀이입니다. 그리고 ADHD를 앓고 있는 발달중의 어린이와 청소년들이 그러하듯이, 마음과 삶이 잘 정리되지 않은 상태이면 하기가 훨씬 어렵습니다.

ADHD를 가진 사람들은 일을 잘 계획하거나 문제를 잘 해결하지 않습니다. 결과적으로 그들은 삶뿐만 아니라 마음도 뒤죽박죽이고 잘 정리되지 않았으며, 정보를 작업 기억에 저장하기 위해 효율적으로 사용할 수 없다고 불평합니다. 그리고 ADHD를 앓고 있는 10대들은 계획을 세우거나, 장애물을 피해 문제를 해결하기 위해 필요한 정보들을 빠르게 다룰 수 없다고 불평합니다. 이러한 결핍은 그들의 사회적, 교육적 활동에 상당한 악영향을 미칠 것이고, 정신적 문제해결이 중요한 분야에서는 더욱 심할 것입니다. 다시 말하지만, 원칙 9는 작업 기억에 도움이 될 수 있고 원칙 10과 11은 효과적으로 계획하고 문제를 해결하려는 자녀의 노력을 지

원할 수 있습니다.

무엇을 해야 하나요?

이러한 집행기능의 결함에 관한 인식은 ADHD가 왜 그렇게 심각한 장애인지 이해하는 데 도움이 될 것입니다. ADHD의 기초가 되는 집행의 손상은 부모와 다른 사람들로부터 독립할 수 있는 능력, 즉 자기 통제, 자기관리, 그리고 자기 결정력을 발달시키는 능력을 손상시킵니다. 이 능력들은 미래를 잘 준비하기 위해 목표를 달성하고, 시간이 지남에 따라 행동을 계획하고, 조직하고, 수행하는 데 중요합니다.

이 책의 나머지 부분은 이러한 집행의 손상을 해결하거나 최소한 수용하는 데 도움이 될 수 있는 원칙을 제시합니다. 각 장에서 해결해야 할 본질적인 문제를 설명한 다음 그 문제를 구체적으로 겨냥한 해결책을 제시합니다. 이러한 원칙들은 단순히 무엇을 해야 하는지 또는 어떻게 해야 하는지를 알려주는 것이 아닌, 이 서론과 같이 자녀가 가능한 한 독립적이고 성공적일 수 있도록 돕기 위해 무엇을 해야 하는지, 그 '이유'를 제공하기 위한 것입니다. ADHD를 가진 아이들과 그들의 부모와 수년간 함께 일하며, 무엇이 문제이고 왜 문제가 존재하는지에 관한 더 깊은 이해를 갖는 것이 단순히 지시 목록을 전달받는 것보다 훨씬 더 큰 통찰력을 자극할 수 있다는 것을 발견했습니다. 해결책 뒤에 숨겨진 이유를 알게 되면 직면한 문제를 해결할 수 있는 새로운 방법을 개발할 수 있습니다. 결국, 당신의 아이는 독특하고, 당신의 삶도 그렇습니다. 제 경험에 따르면, 일어날 수 있는 많은 상황에서 무엇을 해야 하는지에 대해 당신을 안내하는 원칙을 갖는 것은, 왜 그래야 하는지 이유도 알지 못한 채 따라야 하는 조리법을 가지고 있는 것보다 더 좋고, 더 효과적인 부모가 될 것입니다. 이 책이 ADHD라는 힘든 상황에도 불구하고 건강하고, 행복하고, 성공적인 아이를 키우는 데 도움을 주는 책이 될 것이라는 것이 저의 희망이자 신념입니다.

ADHD는 선물인가요?[1]

ADHD를 갖는 것에 긍정적인 면이 있을까요? 일부 작가들은 ADHD를 선물로 표현했습니다. 그들은 ADHD가 병이 없는 사람들이 가질 수 없는 이점(예: 창의성)을 가져다 준다고 봅니다. ADHD의 신경발달적 기원, 증상, ADHD가 야기하는 집행기능 문제에 대해 읽으셨으니, 이 병을 선물로 묘사한 표현이 다소 황당할 것입니다. 저는 ADHD를 일종의 장점으로 묘사하는 것은 실수라고 생각합니다. 우선, 그것은 과학적 발견을 잘못 나타냅니다. ADHD에 관해 게재된 수천 개의 과학 기사 중 어느 것도 ADHD의 특성에 특별한 이점, 재능, 능력을 부여하지 않았습니다. 둘째로 병의 심각성을 최소화하고 잘못된 희망을 키울 수 있습니다. 무엇보다도, "선물"은 치료를 필요로 하지 않기 때문에 아이들이 도움을 필요로 하다는 것을 부정할 수 있습니다.

만약 ADHD가 그렇게 훌륭한 것이라면, 왜 사회는 그것을 가진 사람들을 위해 학교나 대학에서 특별한 환경과 서비스를 제공해야 할까요? 왜 ADHD를 가진 성인들이 사회보장제도의 지급 대상일까요? 왜 ADHD를 가진 아이들이 미국 장애인법 504조에 따라 학교에서의 차별에 대한 특별한 보호를 받아야 할까요? 왜 보험 회사들이 정신 건강 전문가들의 상담과 치료에 대한 비용을 지불해야 할까요? 여기서 문제를 볼 수 있습니다. ADHD는 심각한 병인 동시에 선물이 될 수 없습니다. 사회의 연민과 도움을 받을 자격이 있는 동시에 칭찬할 만한 것이 될 수 없습니다. 당신의 아이는 그 연민과 도움을 받을 자격이 있고, 당신도 그럴 자격이 있습니다.

[1]. 제 책 『당신이 사랑하는 성인이 ADHD라면(APA LifeTools, Washington, DC, 2016)』에서 비슷한 자료를 수정하였습니다.

성공을 향한 열쇠 사용하기

모든 부모는 자녀가 성공적인 어른으로 자라기를 원합니다. 성공을 각자 약간 다르게 정의할 수 있지만, 모두 자녀가 독립적이고 책임감 있고 자립적이고 만족스러운 사람으로 자라기를 바랄 것입니다. 문제는, ADHD가 섞였을 때 어떻게 아이를 우리가 원하는 지점으로 데려오느냐 하는 것입니다. 서론에서 읽었듯이, ADHD가 있으면 성공으로 자랄 가능성이 희박해 보이는 힘든 상황들이 때때로 생깁니다. 충동성, 무관심, 흐트러짐, 감정 조절의 부족, 그리고 집행기능 손상의 다른 영향들은 아이가 순간적으로 좋은 선택을 하기 어렵게 만들 수 있고 좋은 미래를 위한 계획을 세우기 어렵게 만들 수 있습니다. 당신의 자녀가 어떻게 이러한 어려움을 극복할 수 있을까요?

> **문제**: ADHD를 앓고 있는 아이의 예후를 정확하게 예측하는 것은 매우 어렵지만, 몇 가지 중요한 요소가 없다면 성공적인 성인으로 성장하는 것은 훨씬 더 어려울 것입니다.

ADHD 아동에 관한 성인기 추적관찰연구는 어느 정도 더 나은 결과가 다음과 관련이 있음을 시사합니다:

■ 높은 지능

■ 긴 교육 기간

■ ADHD의 경한 증상

■ 다른 정신 장애의 부재

■ 더 나은 사회경제적 환경

■ 양부모 가정

■ 더 좋은 이웃

■ 어린시절 더 많은 친구들

만약 이 목록이 모든 아이들의 성장과정에서 도움이 될 것 같다고 생각하셨다면, 맞습니다. 비록 이 목록이 ADHD를 가진 사람들에게 긍정적인 예후에 대한 약한 예측 변수이고 모든 사람들에게 성공의 열쇠는 아니지만, 약간의 이익은 줄 수 있습니다. 하지만 수십 년 동안 가족들과 함께한 경험을 통해, 자녀를 적극적으로 옹호하고, 자녀가 병을 가지고 있어 추가적인 지원을 필요로 한다는 점을 인지하고, 자녀의 강점에 초점을 맞추는 부모들을 갖는 것이 더 중요하고 근본적으로 큰 이점이라는 것을 알게 되었습니다.

ADHD는 선물이 아닙니다. 어떠한 이점, 축복, 특이한 재능, 또는 우월한 특성을 부여하지 않습니다. 치료하지 않으면 건강 유지, 식이 요법, 수면, 운동, 담배와 알코올의 과도한 사용으로 인해 수명이 12년이나 짧아질 수 있습니다. 관리하지 않으면 유아기 조기 사망 위험이 2배, 성인기에는 4배 이상 증가할 수 있는 심각하고 심지어 생명을 위협하는 장애가 될 수 있습니다. 그러나 ADHD 증상은 높은 지능, 지지적인 가족 또는 사회적 환경, 치료, 그리고 성공을 위한 특별한 자원들과 상호 작용할 수 있습니다.

그리고 ADHD를 앓고 있는 성인들 사이에는 확실한 성공 사례가 있습니다. 불행하게도, 성공 사례들 중 많은 수가 비정상적일 정도로 성공적인 직업적 측면에만 집중하는 경향이 있습니다. 사회적, 재정적, 법적인 문제나 친밀한 관계, 물질적 사용과 같은 그들이 힘들어 할 수 있는 삶의 다른 영역들은 무시합니다. 이 영역에서 성공적으로 성장한 사람들을 자세히 살펴보면, 그들을 지지하고 사랑하는 사람들, 특히 부모님이 주변에 있었기 때문에 오늘날 그들이 잘 지내고 있다는 것을 알 수 있었습니다. 저는, 그들이 사랑하는 사람들의 역할이 ADHD를 가진 아이의 성공에 절대적으로 중요하다고 믿게 되었습니다.

이러한 종류의 지원과 헌신이 얼마나 중요한지를 보여주는 주목할 만한 예는 그의 어머니와 누나가 도와준 올림픽 수영 선수 Michael Phelps 입니다:

- ▪ 에너지를 집중시킴
- ▪ 운동 재능에 초점을 맞추고 발전시킴
- ▪ 운동 재능을 더욱 발전시킬 수 있는 환경을 찾음
- ▪ 학교에서 겪는 어려움으로부터 보호하고, 좀 더 개별화된 학업을 제공함
- ▪ 경제적으로, 감정적으로 지원함
- ▪ 문제를 일으킬 시간이 거의 없었을 정도로 활동에 참여시키고 조직적으로 유지함

Michael의 어머니의 직업이 교감이라는 점과 수십 년 동안 스스로 공부했다는 점은 의심할 여지 없이 Michael에게 큰 도움이 되었습니다. Michael이 학교 생활을 잘하지 못했을 때 어머니는 Michael을 직접 가르쳤을 뿐만 아니라 심각한 집중 문제를 해결하기 위해 학교에서 그에게 특별한 관심을 주었습니다. 그녀는 또한 Michael이 수학을 힘들어할 때 가정교사를 고용했고, 수학에서 단어 문제를 푸는 것을 돕기 위해 스포츠 예제를 사용했으며, 다른 아이들을 계속 귀찮게 할 때 학교에서 별도의 좌석 배치를 해주었습니다. Michael의 어머니는 또한 Michael이 수영 대회에서 잘하지 못했을 때, 그의 감정 특히, 그의 성질을 조절하는 것을 돕는 지시 전략을 개발했습니다. 전반적으로, Michael의 어머니는 ADHD를 가진 자녀가 있는 부모들에게 자녀와 팀을 이루어 자녀가 어려움을 극복할 수 있도록 도와줄 것을 조언했습니다.

Michael은 자신의 가족, 특히 어머니가 그의 성공에 얼마나 중요했는지에 대해 매우 분명하게 말했습니다. Michael은 공개적으로 자신의 성공에 대하여 어머니, 누나들, 그리고 코치에게 감사를 표현했습니다. Michael과 같이 ADHD를 앓은 사람들 주변에서 사랑을 주는 사람들은 분명히 ADHD를 가진 사람들에게 건설적인 영향을 미칠 수 있습니다.

그리고 Michael Phelps는 단지 하나의 예시이며, Michael처럼 성공하지 못 했지만 잘 해내고 있는 수천명의 ADHD를 가진 어린이들과 어른들이 있습니다.

Phillip에 대해 생각해봅시다. Phillip은 만성적으로 집중하지 못하고 학급에서 광대 역할을 하며 선생님들과 수녀들의 강의를 듣는 동안 가만히 앉아 있지 못한다는 이유로 동네 교구 학교의 3학년에서 쫓겨나기 직전에 부모님이 저에게 도움을 청했습니다. 헌신적으로 Phillip이 성공하는 데 도움이 되는 것이 무엇인지를 알아내려는 부모님 덕분에 Phillip은 더 나은 기능을 하게 되었습니다. 다양한 약물을 시도하여 Phillip이 ADHD 에 대한 전통적인 각성약물에서 경험한 부작용을 고려할 때, 자극이 없는 약물이 가장 적합하다고 결정되었습니다. 여기에 보상 프로그램과 연계된 일일 행동 보고서를 추가했고, 은퇴한 특수 교육 교사와 매주 두 번 방과 후 1대 1 과외를 했습니다. 이러한 개입 덕분에 Phillip은 초등학교를 졸업 하고, 고등학교에 입학하고, Auburn 대학에 진학해 생물학을 전공할 수 있었습니다. Phillip은 이제 지역 환경 보호 기관과 함께 물 전문가로서 대 서양 중부 지역을 여행하며 다양한 호수, 개울, 저수지 및 기타 수자원의 환경 품질을 테스트합니다.

Pearl 또한 학교에서 성적이 낮고 선생님의 강의에 집중해야 할 때 다 른 아이들과 끊임없이 이야기하는 경향을 가진 것을 극복하는데 도움이 될 수 있는 모든 노력을 다 하는 부모를 가진 운 좋은 아이였습니다. Pearl 의 부모님은 Pearl을 ADHD 클리닉에 데려왔습니다. Pearl은 ADHD 각 성제 약에 잘 반응했고, 특별한 교육 지원에도 잘 적응했습니다. 평범한 학생에 불과했지만, Pearl은 고등학교를 졸업하고 커뮤니티 칼리지에서 일 련의 이벤트 기획 과정을 수강했으며, 현재는 비즈니스 컨퍼런스를 주관 하는 대형 이벤트 기획 회사의 영업부에서 일하고 있습니다. 다른 사람들 과 교류하는 그녀의 재능, 일에 대한 열정, 여행을 삶의 일부로 하고 싶은 욕망, 만나는 누구와도 대화를 시작할 수 있는 재능이 모두 합쳐져 Pearl 을 이상적인 영업사원이 되도록 하였습니다. 우리가 Pearl이 가진 장점을 볼 수 있도록 도와준 것은 그녀의 부모님이었습니다. 그러나 Pearl은 그녀의 직업적 성공에 대하여, 일부분은 회사가 매우 조직적이지만 사회적이지 않아 사무실에서 서류 작업을 하는 것을 좋아하는 행정 직원을 고용해준 것 덕분이라고 하였습니다.

그리고 Daleena도 있습니다. 대부분의 ADHD 아이들처럼 Daleena는 학교 공부를 잘 하지 못했고, 자신의 뜻대로 되지 않았을 때 상당히 자주 파괴적인 행동을 보였습니다. Daleena의 부모님은 우리의 부모 행동 관리 훈련 과정에 참여했고 그들의 딸을 진정시킬 수 있었습니다. 그들은 약물을 사용하는 대신에 딸을 학습 장애와 주의력장애를 가진 아이들을 전문으로 하는 근처의 작은 사립학교에 등록시키는 것을 선택했습니다. 그녀가 자라면서, Daleena는 케이블 텔레비전에서 범죄 드라마에 매료되었고 범죄 드라마의 문제해결 방식에 빠졌습니다. Daleena의 부모는 Daleena가 지역 병원 병리학 연구소에서 인턴으로 일하는 동안 실험실 기술을 위한 지역 대학 의학 프로그램에 등록하도록 격려했습니다. 그곳에서 Daleena는 실험실 테스트와 경찰 수사를 뒷받침하는 증거를 수집하는 데 필요한 실제 현장 작업을 경험하면서 자신의 재능을 보일 수 있었습니다.

ADHD를 가진 이 사람들이 부모님의 부지런한 관심과 지원 없이 오늘날 그들이 있는 곳에 도달할 수 있었을까요? 글쎄요, 의심스럽습니다. 부모가 자녀에게 최상의 치료와 환경을 찾아주고 자녀와 함께 일하는 전문직 종사자들이 자녀의 장점을 인식하고 활용할 수 있도록 도와줄 때 자녀가 꽃피는 사례를 많이 봤습니다. 저와 함께 일했던 대부분의 ADHD 아동과 청소년들은 약물치료, 교육지원, 대안교육 경로, 아동행동관리에 관한 부모교육, 가족지원, 그리고 독립적이고 자립적인 성인이 되기 위한 재능 함양을 필요로 했습니다. 그들의 이야기가 보여주는 것은 부모들이 인내할 필요가 있고 종종 틀 밖에서 생각할 필요가 있다는 것입니다.

> **해법**: 성공을 위한 4가지 열쇠

ADHD를 앓고 있는 아이들의 삶에서 사랑하는 사람들, 특히 부모의 역할을 면밀히 살펴보는 것은 이 책의 12가지 원칙으로 직접 이어져 있습니다. 또한 성공의 토대가 되는 네 가지 핵심 요소를 파악할 수 있습니다.

🔑 전문적인 평가, 진단 및 치료를 받기
+
🔑 특별한 재능과 적성을 발견하고 촉진하기
+
🔑 재능과 적성을 발전시킬 수 있는 지역사회 지원을 찾기
+
🔑 ADHD가 있는 자녀를 믿고, 받아들이고, 지원하기

열쇠 1: 자녀가 전문적으로 평가, 진단 및 치료를 받았는지 확인하기

ADHD는 효과적으로 치료될 수 있습니다. 그리고 당신의 자녀는 치료를 하면 인생에서 성공할 가능성이 훨씬 더 높습니다. 자녀의 성공을 보장하기 위한 첫 번째 단계는 FDA 승인 의약품이든 ADHD를 관리하기 위한 다른 증거 기반 치료이든, 교실 행동 관리에서 특수 교육, 부모 행동 치료에 이르기까지 적절한 치료가 시작될 수 있도록 철저한 전문적 평가를 받는 것입니다. 일반적으로 최적의 결과는 개별적인 치료보다는 여러 치료법을 조합했을 때 나타납니다. 이 책의 원칙을 실천하는 것 또한 당신의

아이를 위해 성공으로 가는 길을 열어줄 것입니다(진단과 치료, 학교와 가정에서의 행동 관리에 대한 자세한 내용은 『ADHD 책임지기』 제4판을 참조하십시오. 기본적인 행동 관리 방법은 이 책 전반에 걸쳐 등장합니다).

적절한 치료의 이점은 한때 TV 스타이자 예술가인 Ty Pennington을 통해 볼 수 있습니다. Ty는 어린 시절 물건을 파괴하고 다시 조립하는 경향이 있었는데, 이는 인기 있는 텔레비전 쇼인 Extreme makeover로 발전했습니다. "이제 저는 일을 완료할 수 있습니다. 저는 문장을 끝낼 수 있고, 할 일 목록에 있는 프로젝트를 실제로 끝낼 수 있습니다. 일단 제가 Vyvanse와 같이 오래 지속되는 약을 복용하면, 누군가가 저에게 안경을 준 것처럼 갑자기 제가 이전에 볼 수 없었던 것뿐만 아니라 제가 저지른 실수와 그것들을 어떻게 고칠 수 있는지를 볼 수 있었습니다." Ty는 미대에서의 성공에 대해 "제 성적은 D에서 A로 올라갔습니다; 한 프로젝트를 하는 대신에, 저는 실제로 3개를 완성하고 있고, 제가 얼마나 재능이 있는지 보여줄 수 있었습니다."라고 덧붙였습니다.

Ty Pennington은 ADHD를 가진 많은 사람들 중 한 명으로 그들의 장점과 선호도를 이용하는 직업을 찾았습니다. 하지만 실제로 모든 사례들은 어렸을 때 적절한 치료가 없었다면 결코 거기에 도달하지 못했을 것입니다. 10대 때, Marilana는 차고와 마당 판매, 골동품 사업, 부동산 경매에 가는 가족 여행을 좋아했습니다. Marilana는 수십 년 전부터 장난감, 책, 가전제품에 매료되었고, 이익을 위해 재판매할 수 있는 가치가 있는 물건들을 고르는 데 상당한 안목을 가지고 있다는 것을 증명했습니다. 이러한 재능과 높은 지능에도 불구하고, Marilana는 항상 학교에서 어려움을 겪었습니다. 사실 Marilana의 지능지수는 문제의 일부였는데, 지능지수 때문에 학교에서는 Marilana에게 적절한 특수교육과 지원을 제공하는데 주저하였습니다. Marilana가 문제가 있기는 하지만 재능이 있을 뿐이고, ADHD를 가지지는 않았다고 믿었기 때문입니다. 많은 논의 끝에 Marilana의 부모와 저는 Marilana에게 ADHD 치료제를 시도하기로 했지만, 더 중요한 것은 Marilana를 학습 장애와 ADHD를 전문으로 하는 사립학교로 전학시키는 것이었습니다. Marilana는 이 특별한 학교에서 4년 동안 성공적인 시간을 보냈고 인문학을 전공하기 위해 근처의 작은 대학으로 진학했습니다. Marilana는 현재 희귀 도서를 찾아 전 세계를 여행하며, 입수한 책의 잠재적인 고객들을 만날 수 있는 희귀 도서 판매 대리점에서 파트너로 일하고 있습니다. 이 이야기는, 부모의 집요함이 학교 시스템의 의심에도 불구하고 아이가 정말 필요로 하는 도움을 어떻게 주었는지를 보여주는 또 다른 사례입니다.

대부분 학교들은 학생을 위해 최선을 다 합니다. 그러나 ADHD는 일부에서 어려움을 유발할 수 있고, 특히 자원이 제한적일 때 더 심합니다. Levon의 부모는 시골 학교의 관리자들과 선생님들이 Levon의 주의력과 학업의 완성도에 대한 문제들이 신경 발달적 상태라기보다는 느슨한 훈육 때문인 것 같다고 결정했을 때 어떻게 해야 할지 몰랐습니다. Levon을 데리고 와서 진단을 받았을 때, 우리는 약물 치료를 시도해보기로 했습니다. 약물 치료는 상당히 성공적이었지만, Levon은 학교의 지원으로부터도 혜택을 받을 수 있었을 것입니다. 학교가 학습이나 행동에 문제가 있는 학생들보다 확실하게 지적 혹은 신체적 질병이 있는 학생들에게만 특수 치료 자원을 사용하는 것을 선호했기 때문에 Levon에게 특수치료가 제공되지 않았다는 것이 명백해졌습니다. Levon이 이 학교 시스템을 통과하

는 것이 어려울 것이라는 사실은 분명했지만, 저는 우리의 제한된 목표가,
비록 그것이 평범한 성적을 의미하더라도 어떻게든 아이를 학교를 통과시
키는 것이라는 사실을 부모들이 받아들이도록 격려했습니다. 부모님의 헌
신적인 지원과 약물 치료로 얻은 힘으로, Levon은 성공적으로 성장했고
오늘날 그는 그가 사랑하는 일에 성공적으로 고용되었습니다.

어린 시절, Levon은 야외 탐험을 좋아했고, 그 지역의 숲, 강, 연못,
그리고 호수 주변을 산책할 기회가 많았습니다. 야외에서 자유롭게 배회
할 때 가장 행복했던 Levon는 기술대학에서 측량 과정을 수강했습니다.
Levon은 수학을 잘 했을 뿐만 아니라 이 직업과 동반되는 지역 지형의 탐
험과 지도 제작을 즐겼습니다. 겨우 평균 C로 고등학교를 졸업했지만, 이
제 작은 측량 회사의 파트너이자 독립적인 성인입니다. 다시 말하지만, 이
는 Levon의 부모님이 그들이 둘러싸고 있는 ADHD와 같은 질병에 대한
보수적이고 구식인 견해에 대해 끊임없는 싸움을 벌인 덕분입니다.

열쇠 2: 자녀의 재능과 적성 식별하기

앞의 이야기들이 증명하듯이, ADHD를 가진 많은 사람들의 성공의 열쇠
중 하나는 그 아이가 강한 관심을 가지고 있는 적성이나 재능을 식별하는
것입니다. 집행 기술의 부족은 종종 더 명확한 진로를 방해하기 때문에,
일반적으로 비전통적이거나 파격적인 추구입니다. 그러므로 부모들은 그
들의 독특한 아이에 대한 지식에 있어서 기민해져야할 필요가 있습니다.

Michael Phelps의 예에서 볼 수 있듯이, 육상 경기는 유일한 것과는
거리가 멀지만 특히 좋은 예입니다. Phelps는 그의 운동 재능 중 일부를
물려받은 것으로 보이지만 ADHD를 가진 사람들은 다른 교육 전공의 경

우보다 체육이나 스포츠에서 더 효과적으로 기능할 가능성이 있습니다. 이것은 심리학에서 "틈새 시장"으로 알려져 있고 우리는 모두 그렇게 합니다. 시간이 지남에 따라, 우리는 우리의 강점, 약점, 그리고 관심사를 고려할 때 우리가 성공하고 실패할 가능성이 있는 곳을 배웁니다. 재능도 없고, 성공의 역사도 없고, 아마도 실패에 대한 경험도 없는 다른 추구를 피하면서, 우리가 잘 하는 것처럼 보이거나 탁월한 추구를 계속해서 선택합니다.

운동이 포함된 활동은 또한 ADHD를 가진 아이들에게 두 배로 유익한데, 왜냐하면 규칙적인 운동은 운동 후 증상을 줄이고 관리하는 것에 도움이 되고, 비만에 대한 더 높은 위험과 싸울 수 있기 때문입니다. 이것이 우리가 ADHD를 가진 성공적인 운동선수들이 많은 목록을 가진 이유일 수 있습니다.

틈새시장

당신은 ADHD를 가진 당신의 아이가 어디에서 빛을 발하는지에 대해 이미 어느 정도 알고 있을 것입니다. 다음은 성공을 위한 틈새를 파악하기 위해 고려해야 할 질문 목록입니다.

- 당신 아이의 장점은 무엇입니까?
- 당신 아이의 타고난 관심사는 무엇인가요?
- 학문적 재능은 차치하고, 당신의 아이는 무엇을 잘합니까?
  - 음악
  - 시각 예술
  - 공연 예술

- 사진 또는 영상
- 기술
- 정비
- 요리
- 야외 레크리에이션 활동
- 스포츠
- 거래
- 판매 또는 설득
- 기업가정신 혹은 자영업

ADHD를 가진 성공적인 운동 선수들

골프선수 Bubba Watson 과 Payne Stewart
체조선수 Louis Smith 와 Simone Biles
유도선수 Ashley McKenzie
미식풋볼선수이자 해설자 Terry Bradshaw
미식풋볼선수 Andre Brown 과 Virgil Green
농구선수 Shane Victorino, Andres Torres 와 Pete Rose
육상선수 Justin Gatlin
아이스하키선수 Cammi Granato
조정선수 Adam Kreek
농구선수 Michael Jordan 과 Chris Kaman
올림픽십종경기 Bruce Jenner (현 Caitlyn Jenner)
자전거선수 Greg LeMond
프로레슬러 Matt Morgan

부모들은 종종 자녀에게서 진정한 힘으로 이어질 수 있는 몰랐던 재능을 발견하고 놀랍니다. 그러므로 성공적인 직업을 위해 사용될 수 없다고 생각할 수도 있는 자녀의 특이한 적성에 대해 열린 마음을 가져야 합니다. 하지만 이것이 당신의 아이를 엘리트 운동선수, 거장 연주자, 또는 사업가로 바꿀 무언가를 의미할 필요는 없다는 것을 명심하세요. 이것은 당신의 아이가 에너지를 집중시킬 수 있는 작은 관심이나 강점일 수 있습니다. 자녀의 관심사나 재능이 무엇인지 알아보고 성공의 다음 열쇠를 사용하여 자녀가 꽃을 피울 수 있도록 도와줍시다.

예를 들어, 수년간의 임상 현장에서 다음과 같은 사례를 경험했습니다.

- 다른 아이들의 무선 조종 자동차의 전기 모터를 고친 소년이 기술 학교에 가서 전기기사가 되어 작은 기계 수리 사업을 열었습니다.

- 처음에는 디지털 카메라로 시작해서 스마트폰으로 사진을 찍는 것을 좋아했던 소녀. 학교에서는 비록 진급하기 어려운 성적을 받았지만 세부 사항, 각도, 사진의 의미를 보는 눈을 가져서 지역 사진 경연에서는 상을 여러 번 받았습니다. 비록 또래들보다는 1년 늦었지만 결국 학교를 졸업했고, 미국과 유럽에서 결혼 사진과 영상을 찍는 사업을 하고 있습니다.

- 침실 전등 스위치를 다시 연결하여 자신의 전등뿐만 아니라 TV, 오디오도 켜게 한 소년, 공대에 진학해서 지역 전력 회사에 좋은 일자리를 얻었습니다.

- 일상적으로 자신의 집을 둘러싼 야외를 탐험하며 다양한 곤충과 그들의 둥지를 찾던 10대는 환경과학 학위를 받았고 지금은 지역 해충박멸 회사에서 파트너로 일하고 있습니다.

- 매우 사실적인 낙서를 그리던 소녀는 선생님으로부터 예술을 공부하

도록 권유받았고 지금은 남부도시의 예술 지구에서 그녀만의 스튜디오를 가지고 있습니다.

■ ADHD와 난독증을 모두 가진 소년은 고등학교를 중퇴하고, 황새치 낚시 배에서 조수가 되었고, 여가 시간에 물고기, 보트, 그리고 보트에서 일하는 사람들의 수채화 스케치를 그렸습니다. 이 그림들은 낚시 잡지 편집자의 눈을 사로잡아 잡지 표지에 실렸고, 소년은 해변 마을에서 성공적인 자연 예술가로서의 경력을 시작했습니다.

■ 어린아이였을 때도 목소리가 너무 아름답게 성숙했던 소녀를 위해 소녀의 부모님은 보컬 수업에 투자했습니다. 소녀는 어렸을 때부터 지역 레스토랑에서 노래를 불렀고 작은 예술대학에서 보컬을 전공했습니다. 현재는 LA의 녹음실에서 백업 가수로 일하고 있습니다.

■ 어렸을 때 다양한 스포츠에 집착하고 뛰어났지만 학교에 거의 관심이 없던 소녀는 작은 중서부 지역에서 체육교육을 전공했고, 지금은 고등학교에서 체육을 가르치고 있습니다.

■ 10대 때 숙제보다 요리를 더 좋아했던 소녀는 요리 연습을 계속했고, 현재 요리에 관련된 성공적인 웹사이트와 블로그를 가지고 있습니다. 소녀는 자신만의 매우 독창적인 요리법을 포스팅하고, 이를 모아서 책으로 펴내기도 했습니다.

■ 나이를 믿을 수 없을 정도로 컸던 소년은 럭비를 한번 해보도록 권유받았고, 럭비와 사랑에 빠졌습니다. 지금은 영국에서 원정 경기를 다니는 남자 럭비팀을 코치하고 있습니다.

ADHD를 가진 아이들가 전통적이지 않은 적성과 관심사를 가졌을 때, 부모가 그들의 재능을 향상시키고 보람 있는 직업으로 확장하는 것을 도왔다는 그런 이야기는 끝이 없습니다. 당신의 아이를 기르는데 당신이 도움이 될 수 있는 적성이나 흥미를 가지고 있습니까? 아마도 당신의 아이는 다음 상자에 나열된 사람들의 성공에 영감을 받을 것입니다.

ADHD를 가진 유명인

ADHD를 극복하는 데 성공한 모든 아이들이 스타지만, 당신의 자녀는 아래에 나오는 유명인들을 보며 영감을 얻을 것입니다:
요리사 Jamie Oliver; 무용수 Karina Smirnoff (Dancing with the Stars); 배우 Will Smith; 코미디언/배우/예술가 Jim Carrey; 사교계 명사/상속녀/TV 리얼리티쇼 Paris Hilton; 배우 Christopher Knight (The Brady Bunch); TV 와 라디오 해설자 Glenn Beck; 코미디언/ TV 진행자 Howie Mandel; 정치평론가 James Carville; TV 스타 Michelle Rodriguez (Lost); 배우/감독/작가 Ryan Gosling; 배우 Woody Harrelson; 여배우 Mariette Hartley; 가수/연주자 Britney Spears; 가수/제작자 will.i.am; 그리고 가수 Solange Knowles (또한 Beyonce의 어린 동생).

열쇠 3: 재능을 발전시킬 수 있는 지역 자원 찾기

당신의 자녀가 특정 관심 분야에 대한 진정한 재능을 가지고 있든 아니면 어떤 활동에 대한 단순한 열정을 가지고 있든, 성공은 종종 부모의 지원을 넘어 다른 무언가에 달려 있습니다. 연습, 전문가의 지도, 그리고 더 많은 연습을 통해 촉진되지 않는다면, 단지 무언가를 잘하거나 관심을 갖는 것만으로는 충분하지 않습니다. 다행히 자녀가 성공할 수 있는 기회를 더 많이 얻고 자녀의 고유한 재능과 적성을 더 향상시키기 위해 존재하는 다양한 문을 확인한 후 열 수 있는 방법이 많습니다. 자녀의 타고난 재능을 개발하는 데 도움이 될 수 있는 자원을 찾기 위해 지역사회 또는 더 먼 곳을 둘러보기 시작해봅시다.

- 동호회: 스카우트와 취미에 초점을 맞춘 동호회는 대부분의 지역사회에서 찾아볼 수 있습니다.

- 멘토: 자녀의 학교에 있는 지도 상담원에게 물어보거나 자녀가 흥미있는 분야에 능숙한 사람에게 접근해 봅시다.

- 코치: 당신의 아이가 운동에 흥미가 있다면 학교, 체육관, 소규모 리그 등에서 코치를 접할 수 있습니다.

- 과외: 학교에서 개인 지도를 제공하고 사적인 과외를 연결해주며, 대부분의 지역사회는 과외를 제공하는 유료 및 자원봉사 단체를 운영하고 있습니다.

- 강좌를 제공하는 가게: 뜨개질부터 스노클링까지 모든 것을 이용할 수 있을 것입니다.

- 운동 시설: YMCA, 청소년동호회, 그리고 공원 시설을 생각해봅시다.

- 예술 위원회: 대부분의 지역사회에 하나 정도 있습니다.

- 직업 기술 고등학교와 직업 대학

- 지역 기업에서 견습 프로그램

그리고 성공적인 학교 생활을 위해 이용할 수 있는 추가적인 도움을 받는 것을 주저하지 말아야 합니다. ADHD를 가진 많은 어린이들에게 이 분야의 재능은 그리 뛰어나지 않기 때문에 이 분야를 경시하지만, 일부는 뛰어날 수 있습니다(앞서 설명한 Levon을 생각해보면, 그가 기술 학교의 측량에 참여했을 때, 이전에 학교에서 수학 수업을 들었던 것보다 더 수학을 잘하고 관심을 많이 가지고 있는 것이 밝혀졌습니다). 만약 그렇다면, 성공으로 가는 다른 비전통적인 경로들만큼 많은 강화가 필요합니다.

열쇠 4: 자녀에게 안전망, 무조건적인 지지자, 지지체계가 되어주기

행동보다 말이 더 쉬운가요? 당신이 아이를 위해 당연히 하려는 역할인데 주제 넘은 선언처럼 느껴지나요? 아마도 당신은 열쇠 4를 읽으며 이런 두 반응을 보이고 있었을 것입니다. 우리 모두는 우리의 아이들을 위해 절대 적으로 최선을 다하기를 원하고, 자녀가 ADHD를 가질 때 이는 더 힘들 것입니다. 하지만 저는 여기서 이 점을 강조합니다. 왜냐하면 때때로 친구들, 친척들, 교육자들, 심지어 전문가들이 우리에게 이러한 부모의 본능을 거스르고 ADHD를 가진 10대들이나 젊은 성인들의 행동에 대해 "거친 사랑" 접근에 참여하라고 충고하기 때문입니다. 그 접근법은 그들을 집에서 쫓아내거나 어떻게든 그들을 "깨어나서 커피 냄새를 맡게" 하고 전형적인 또래들처럼 행동하게 만드는 것입니다. 하지만 이것은 ADHD와 같은 신경 발달 장애를 가진 십대들을 다루는 데 있어서 패배 전략입니다. 그들에게 강경하게 대한다 해서 자기 조절의 어려움을 야기하는 근본적인 신경학적 한계가 바뀌지는 않습니다. 그리고 당신은 단지 전형적인 또래들이 하는 것처럼 행동하지 않는다는 이유로 장애를 가진 사람들을 버리는 것이 잘못되었다는 것을 마음속으로 이미 알고 있습니다. 이 책의 전체 목적은 12가지 원칙을 사용하여 여러분의 양육을 지도함으로써 여러분이 날마다 이 역할을 수행하도록 돕는 것이므로 안심해도 좋습니다.

저는 이것이 얼마나 중요한지 알고 있습니다. 왜냐하면 제가 알고 있는 거의 모든 경우에서 ADHD를 가진 아이들의 건강한 적응과 성공의 열쇠는 성인이 될 때까지 적어도 한 명의 부모님이나 절대 포기하지 않는 다른 사랑하는 사람이 있었다는 사실이기 때문입니다. 그 사람은 항상 그들의 곁에 있었고 다른 사람들이 그 아이가 되기를 바라는 것이 아니라 그 아이를 있는 그대로 받아들이는 측면에서 그들을 믿는 것을 결코 멈추지 않았습니다. 때때로 ADHD를 가진 아이들은 관습, 복종, 권위, 정의 또는 예의가 아닌 그들의 편에 설 누군가가 필요합니다. 이 사람은 위의 예에서 설명한 성공을 위한 비전통적이고 비상식적인 길에도 개방적이어야 합니다. 의심할 여지 없이 당신은 이미 그 사람입니다. 이 책은 당신이 그 역할을 유지하는 것을 돕기 위한 것입니다.

제 경험에 따르면, 부모나 다른 친척 또는 보호자는 단순히 재정적인 시스템이 아니라 아이를 지원하는 시스템을 제공했습니다. 더 중요한 것은 부모가 애정, 수용, 존경, 격려, 그리고 사랑과 지지의 표현을 적립하는 정서적 지원 시스템이었습니다. 이혼 변호사의 말을 인용해서 결혼을 성공 혹은 실패로 이끄는 한 가지를 말하자면, 사랑은 동사입니다! 사랑을 가지고 다른 사람들로부터 얻기 위해서는 그것을 자주 해야 합니다. 매일의 친절이 더해져서 친밀하고 강한 관계를 만듭니다. 매일매일 아이의 정서 통장에 입금하면 건설적인 비판 등의 출금을 해야 할 때 관계를 유지하는 데 도움이 되는 '적금'이 넉넉해집니다. 그리고 그 신용들은 당신의 아이가 당신의 충고를 들을 가능성을 더 높여줍니다.

ADHD가 질병임을 기억하기!

성공을 향한 열쇠에 집중하기(원칙 1)만큼 중요한 원칙은 자녀가 실제로 질병을 앓고 있음을 스스로 상기시키는 것입니다. 그렇게 하면 동정, 수용 및 용서로 긍정적인 실질적이고 정서적인 지원을 강화할 수 있습니다. 또한 가족 갈등을 줄이고 자녀의 최대 잠재력을 실현할 수 있는 방식으로 기대치를 조정할 수 있습니다.

> **문제**: 당신의 자녀가 다른 아이들처럼 평범하거나 평범해보이기 때문에 아이에게 질환이 있다는 사실을 잊기 쉽습니다.

ADHD와 관련된 수십 년간의 임상 실습 및 연구에서 장애가 있는 사람들을 돕는 데 가장 큰 장애물 중 하나는, 부모와 교사를 포함한 다른 사람들이 ADHD를 실제 상태로 보지 않는다는 사실입니다. 그들은 ADHD를 이런 식으로 행동하려는 아이의 의지적 선택이나 잘못된 양육의 결과인 행동 문제로 봅니다. 어느 쪽이든 그들은 아이들의 행동이 아마도 주의를 끌거나 책임에서 벗어나기 위해 사용되는 학습되고 자발적인 행동으로 간주합니다. 그러므로 그들은 동정을 정당화하지 않으며, 실제로는 처벌을 받을 수도 있습니다. 그들은 다운 증후군이나 뇌성마비와 같은 "진짜" 장애나 지적 장애, 정신병, 자폐증과 같은 심각한 정신 장애들에게 하는 것처럼 편의 시설, 보호, 권리, 특수 교육 서비스 또는 기타 조치를 제공할 이유는 없다고 생각합니다. 가혹한 도덕적 판단 및 제재는 적절할 수 있지만, 동정과 도움을 받고자 하는 욕구는 그렇지 않다고 생각합니다.

우리는 대중이 ADHD에 대해 왜 그러한 견해를 갖는지 이유를 알 수 있습니다. 앞서 이야기했던 것처럼, 이름 자체가 상태를 사소하게 만듭니다. 또한 이 질환은 행동의 변화로 표현되는데, 이것이 오랫동안 잘못된 양육이나 교육 또는 지역 사회의 나쁜 영향에 기인되었다고 생각합니다. 마지막으로, ADHD는 아이가 신체적 장애나 질병(장애)이 있다는 사실을 누구에게나 알려줄 명백한 신체적 징후가 없습니다. ADHD를 앓고 있는 어린이는 같은 나이의 다른 사람처럼 신체적으로 정상으로 보입니다. 그러한 아이들이 전형적인 또래들만큼 많은 것들을 할 수 있다는 사실은 전형적인 외모와 결부되어 사람들로 하여금 신체적으로나 신경학적으로 아무 문제가 없다고 생각하도록 만듭니다.

> **해법**: 질병(장애)의 관점을 유지하세요.

1970년대 아동 임상 신경 심리학 분야에서 경력을 시작하고 발달 장애와 신경 장애를 가진 아이들을 연구하고 있을 때 전반적인 삶, 특히 장애에 관한 태도에 대해 고양된 시각을 장려하는 Leo Buscaglia 박사의 고무적인 작업을 접하였습니다. 그의 저서인 『장애인과 그들의 부모들(The Disabled and their Parents)』은 장애 자녀를 양육하는 부모에게 현명한 조언을 제공하였습니다. 그리고 그 책이 출판된 이후 45년 동안 저에게 남아 있는 교훈 중 하나는 장애인을 이해하고 지원하는 보다 유용하고 인간적인 방법을 장려하는 마음가짐의 중요성이었습니다. 그의 메시지는 그들의 상태를 인정하면서도, 그들을 존엄하게 대하고, 장애 아동뿐만 아니라 부모에게도 동정을 갖고, 그들의 장애를 그 사람의 고유한 전체의 일부로 받아들이라는 것이었습니다. 저는 그 이후로 이 원리를 부모들에게 가르쳐 왔습니다.

우리는 인생에서 우리에게 일어나는 모든 일을 통제할 수는 없지만, 그것에 대한 우리의 태도는 확실하게 통제할 수 있습니다. 그리고 우리가 알다시피 태도는 역경을 대처하는 데 있어서 가장 중요한 것입니다. 이는 불교 심리학의 가장 통찰력 있는 교훈 중 하나입니다. 삶은 고통을 동반하지만, 우리가 고통에 어떻게 반응하는가에 따라 더 많은 문제가 발생할 수 있습니다. 사건에 대한 우리의 태도나 해석은 우리가 느끼고 반응하는 방식을 결정할 것이며, 여기에는 종종 실제로 우리에게 일어난 것과는 다른 것을 원하거나 갈망하거나 주장하는 것이 포함됩니다. 우리의 현실을 받아들이면 종종 추가적인 고통으로부터 벗어날 수 있습니다. 인지행동치료도 동일한 요점을 제시합니다. '우리가 원하고 가져야 한다고 생각하는 것'과 '실제로 존재하는 것' 사이의 차이는 우리의 괴로움, 우울증, 슬픔, 분노 또는 불안의 원인입니다. 실제 사건 자체가 아니라 사건에 대한 우리의 해석이 그러한 불행의 근원입니다.

ADHD 아동이 다른 전형적인 청소년처럼 행동할 수 있다는 사실은 장애의 실제 특성과 상당히 상충됩니다. 이러한 특성은 양육 중에 당신을 혼란스럽게 할 수 있으며, 당신의 자녀가 또래의 다른 아이들처럼 행동할 수 없다는 것을 잊게 만들 수 있습니다. 당신은 당신의 자녀가 재난 현장을 뒤로 하고 방에서 걸어 나오는 모습을 보면서, 이러한 특수한 상황에서 그가 얼마나 또래들과 비슷한지를 주목합니다. 그가 다른 아이들처럼 행동하지 않는다는 것에 대해 좌절감을 느끼기 매우 쉽습니다. 비난이나 비판은 이 감정적인 반응의 아주 짧은 단계에 불과합니다.

이것은 매우 자연스러운 반응입니다. 그러한 순간에 우리가 반응하는 것의 일부는 슬픔입니다. 불행히도 우리 인간은 때때로 슬픔을 거부하고 대신 분노와 비난으로 향합니다. 따라서 이러한 순간은 중요한 전환점이 될 수 있습니다. 우리의 마음가짐을 질병(장애)으로 보는 관점으로 바라보면, 비난 대신 동정으로 확장할 수 있습니다. 이 갈림길을 택하는 것은 아이와 우리를 도울 전략적 해결책으로 이어질 가능성이 훨씬 더 높습니다 (그러나 "문제해결"에 너무 집중하지 않는 것이 중요합니다. 그렇지 않으면 우리는 자녀를 재설계하려고 시도하고 결국에는 자녀를 있는 그대로 받아들이지 않게 되기 때문입니다. 원칙 3 참조하세요.).

서론에서 설명했듯이 ADHD는 지원과 조정이 필요한 진정한 신경 발달 장애입니다. ADHD는 단순한 주의력 문제라기보다는 집행기능 발달 장애라는 이름이 더 적절할 집행기능 및 자기 조절의 발달 장애입니다. 매일 아이가 마주치는 문제를 직면하면 시간이 지남에 따라 아이가 점점 더 잘할 수 있도록 도움을 받을 수 있지만, 아이가 정말로 어쩔 수 없다는 것을 훨씬 더 쉽게 알 수 있습니다.

그러나 ADHD를 앓고 있는 아이가 필요하거나 원하는 마지막 요소가 동정심이나 연민이라는 점을 명심해야 합니다. ADHD 아동이 원하는 것은 당신의 이해입니다. 즉, 몇 가지 중요한 능력이나 역량에서 당신 및 일반적인 또래들과 다를 수 있다는 사실을 알고 받아들이는 것입니다. 바라건대, 당신의 이해와 수용이 자연스럽게 동정을 키울 것입니다. 그러나 더 중요한 것은, 집이나 학교와 같은 특정 환경과 상황에서 발생하는 장애로 인한 손상을 줄일 수 있는 편의 시설 및 치료에 접근할 수 있도록 당신의 의지를 쌓아나가야 한다는 것입니다.

저에게 있어서, ADHD를 앓고 있는 당신의 아이에 대한 태도 또는 정신적 재구성의 변화는 치료 프로그램을 구축하는 데 있어 가장 중요한 요소입니다. 부모, 교사 및 다른 사람들이 ADHD를 동정, 조정 및 기타 형태의 치료를 보증하는 실제 장애로 받아들이지 않는 한, 그때까지 해당 아동의 상황에 대한 다른 효과적인 변화는 일어나지 않을 것입니다. 이는 ADHD를 이해하는 과정을 시작할 때 일어나야 하는 가장 중요하고 필수적인 변화입니다.

이 책을 선택한 부모로서 당신은 이미 자녀에게 장애가 있다는 것을 이해하고 있습니다. 그것이 당신이 이 책을 읽는 이유입니다. 그러나 자녀와 함께하는 하루 중 가장 힘든 순간에 이를 잊어버리기 쉽습니다. 일반적으로, 이 책을 읽는 것은 다음을 도와줍니다.

- ADHD를 질병으로 이해하기를 강조해서
- 자녀에 대한 당신의 연민의 배터리를 재충전하여
- 아이가 필요할지 모르는 모든 시설 및 치료에 동의하여
- 장애로부터 발생하는 손상을 감소시킴

저는 이것이 꽤 광범위한 지시라는 것을 압니다. 자세한 내용은 앞으로 계속 나올 것입니다.

> **문제**: 자녀의 신경 발달은 ADHD가 없는 어린이보다 뒤떨어집니다.

수십 년 전 ADHD에 관한 임상 작업과 연구를 시작한 지 약 10년이 되었을 때 저는 ADHD가 있는 어린이의 실행 능력과 자제력이 얼마나 지

용어 정의

우리는 여기서 많은 용어를 논의해서 의미하는 바를 명확히 하고자 합니다.

장애: 이 책의 앞에서 언급했듯이 정신장애는 모든 인간이 가지고 있는 정신 수용력 혹은 일련의 정신 능력에서 실패 혹은 기능부전이다. 이것은 생활 활동의 중요한 영역에서 상당한 정도의 비효과적 기능으로 나타날 수 있다. 비효과적 기능이 부정적 결과가 발생하기 시작하는(환경이 되받아치기 시작하는) 점에 닿았을 때 사람은 장애에 의해 손상되었다고 여겨진다.

증상: 장애의 증상은 그 장애의 인지적 행동적 표현이다.

손상: 손상은 비효과적 기능에 앞서서 나타나는 이러한 증상의 결과로써 발생하는 부정적 결과이다

장해: 위해 혹은 부정적 결과를 가져오는 활동의 특정한 영역에서의 기능 손상은 —취업, 교육, 기동성 혹은 자기 돌봄과 같은—장해이다. 여기서 장해는 개인의 제한된 수용력(장애)과 직업과 같은 중요한 생활 환경에서 포함되는 특정한 환경의 요구와의 상호작용으로부터 발생한다는 것을 주목하라. 사람의 장애로부터의 장해는 단지 상황을 변화시킴으로써 감소될 지도 모른다. 환경이 변화한다면(순응이라고 알려진) 주어진 환경에서 장애에 의해서 사람은 덜 손상받거나 손상받지 않을 수도 있다. 예를 들어 건물 입구 정면에 경사로 설치는 이동성이 떨어지는 사람의 신체적 장애를 제거한다. 이것이 그 상황에서 장해를 감소시킨다-그는 이전에 접근할 수 없던 건물에 들어갈 수 있다. 그 상황에서 그는 장애가 있지만 장해는 없다.

연되는지 알아보는 것이 흥미로울 것이라고 생각했습니다. 저는 이미 ADHD를 자기 조절의 발달 장애로 이해하고 있었고, ADHD는 오랫동안 주의력, 억제 및 활동 수준 관리의 발달 지연을 수반한다고 생각하고 있었습니다. 그래서 저의 이전 연구를 포함하여 연령대가 다른 어린이에 대한 다양한 연구를 살펴보고 ADHD가 있는 어린이가 건강한 대조군 어린이와 비교하여 다양한 측정에서 얼마나 부족한지 계산했습니다.

30% 규칙

서론에서 언급했듯이 뇌 영상 결과 ADHD를 앓고 있는 아이는 집행 두뇌 발달에서 평균적으로 다른 사람들보다 몇 년 뒤쳐지는 것으로 나타났습니다. 수년 전 저의 연구와 다른 사람들의 연구를 읽은 결과 집행기능 결손의 범위는 일반 어린이가 이러한 작업을 수행할 수 있는 것의 22-41%, 평균 약 31%인 것으로 나타났습니다. 이것은 ADHD가 있는 아동의 실행 기능과 자기 통제가 평균적으로 얼마나 뒤쳐질 수 있는지에 대한 임상적 아이디어를 얻기 위한 초기 노력에 불과했지만, 그 결과 ADHD를 앓고 있는 아동이 평균적으로 같은 나이의 건강한 일반 아이보다 약 30% 뒤쳐진다는 것을 알 수 있었습니다.

　　ADHD 아동을 이해하고 지원하는 방법에 대해 30% 규칙은 무엇을 의미할까요?

　1. 우리는 ADHD 아동이 7가지 실행 능력과 자제력 면에서 일반 아동과 동일한 수준으로 기능할 것이라고 기대할 수 없습니다. 그들은 단순히 일상적으로 그렇게 할 수 없습니다.

2. *ADHD 아동과 다른 사람들 사이의 많은 갈등은 부모, 교사 및 기타 성인이 ADHD를 앓고 있는 아이들에 대해 가졌던 부적절한 기대에 뿌리를 두고 있습니다. ADHD를 앓고 있는 아이에게 요구되는 것과 아이가 실제로 스스로 할 수 있는 것 사이에 충돌이 일어나고 있습니다. 그러니 "왜 다른 아이들처럼 행동하면 안 돼?"라고 생각하거나 말하기보다 우리는 "다른 아이들이 스스로 할 수 있는 일을 너가 할 수 있도록 내가 무엇을 도와줄까?"라고 생각하거나 말해야 합니다.*

> **해법**: 자녀의 실행 연령에 맞게 기대치를 조정하세요.

간단히 말해서, 행동을 조절하는 자녀의 능력에 대한 기대치를 낮추고 실행 기능 부족에도 불구하고 자녀가 성공할 수 있도록 어떤 편의를 제공할 수 있는지 생각해 봅시다. 그렇게 하면 또래의 다른 사람들이 할 수 있는 일을 자녀가 할 수 없다는 점에 대해 더 많은 동정을 불러 일으킬 뿐만 아니라 이 해결책은 중요한 실용적인 전략으로 이어집니다.

ADHD가 있는 아동의 생활연령을 30%로 줄이면 실행 기능에서 아동의 발달 수준이 어느 정도인지 대략적으로 알 수 있습니다. 저는 이를 '아동의 실행연령'이라 부릅니다. 따라서 실행연령 = 생활연령 × 0.70 (70%)입니다. 엄청난 정확성을 요구하는 로켓 과학은 아닙니다. 자녀가 기능할 수 있는 위치에 대한 대략적인 생각일 뿐입니다. 즉, ADHD가 있는 평균 10세 어린이가 자제력 면에서 7세 어린이처럼 기능할 수 있다는 것입니다. 그리고 그것은 자기인식, 충동 조절, 주의 지속 시간, 작업 기억, 감정 조절, 자기 동기 부여, 시간 관리, 자기 조직화 및 문제해결과 관련하여 일상적인 기능에서 같은 아이에게서 기대할 수 있습니다. 당신의 자녀는 이러한 일을 할 수 있습니다. 다른 아이들이 할 수 있는 수준이 아닐 뿐입니다.

예를 들어, 당신의 자녀가 4학년(10살)이고 4학년 학생에게 일반적인 양의 숙제, 예를 들어 40분의 숙제가 주어졌습니다. 30% 규칙을 고려할 때 이것이 합리적인가요? 아닙니다, 비슷하지도 않습니다. 아이가 다른 사람의 도움 없이 스스로 할 수 있다고 기대하는 숙제의 양과 정도는 우리가 7세 아이에게 기대하는 것과 같아야 합니다(예를 들어 5-10분). 이에 대해 당신은 무엇을 할 수 있을까요? 우선, 교사에게 자녀가 숙제 양을 줄이도록 해야합니다. 그것은 도움이 되지만 이런 종류의 적응이 한동안 계속되면 아이는 학업 지식과 기술에서 다른 아이들보다 뒤처질 수 있습니다. 그녀는 다른 사람들만큼 많은 문제를 풀지 않을 것이고, 따라서 아마도 다른 사람들만큼 이 작업이나 개념에 능숙해지지 않을 것입니다. 그에 대한 대안으로, 과제를 아동의 실행연령인 7세에 더 부합하는 더 작은 할당량으로 나눕니다. 그래서, 그녀에게 5분 분량의 작업을 제공한 다음 1-2분 동안 휴식을 취하게 한 후 다시 5분 동안 작업을 제공하고 다시 짧은 휴식을 취하는 방식으로 모든 작업이 완료될 때까지 계속 합니다. 이러한 모든 작업이 다른 아이들보다 오래 걸릴까요? 그렇습니다. 그러나 ADHD가 있는 아이가 혼자서 스스로 작업을 완료하는 데 걸리는 시간만큼은 아닙니다(아마도 아이는 작업을 완료하지 않을 것입니다). 그리고 적어도 당신이 전형적인 10살짜리 아이처럼 그녀에게 숙제를 하라고 말했을 때보다 훨씬 적은 스트레스, 갈등, 눈물로 그것이 끝날 것입니다.

실행연령에 대한 생각이 기대치를 어떻게 변화시키는지에 대한 또 다른 예시입니다. ADHD를 앓고 있는 당신의 아들은 16세이며 이는 미국에서 아마도 운전 면허증을 취득할 수 있음을 의미합니다. 그가 운전 면허를 따야 할까요? 아닙니다! 독립적인 운전을 위한 것이 아닙니다. 왜 그럴까요? 30% 규칙이 그 이유를 말해줍니다. 당신은 11살 아이의 자제력을 가진 사람에게 차를 선물한 것과 같습니다. 맙소사! 그 일을 할 때 무슨 생각이 들까요?

이 십대는 아마도 면허 신청도 미뤄야 할 것입니다. 만약 그가 신청한다면, 성인의 감독 중에 연습하면서 연습 허가증 수준에 더 오래 머물러야 합니다. 그런 다음 그가 낮에 당신과 함께 운전할 수 있는 능력까지 도달하면, 그 다음에는 밤에 당신과 함께 운전하게 할 수 있습니다. 그런 다음 결국 그는 혼자 운전할 수 있습니다. 잘만 된다면 친구 한 명을 차에 태울 수 있을지도 모릅니다. 그가 처리할 수 있는 만큼만 독립성을 부여한다는 점에 유의해야 합니다. 그가 다음 단계의 독립성을 잘 처리하지 못하면 이전의 감독 수준으로 되돌아가야 합니다.

이 문제와 관련된 것은 산만하면서 충동 조절이 거의 안되는 십대의 문제점입니다. 그 사실을 알면서도 운전 중에 스마트폰을 차 안에 두는 것을 허용해야 할까요? 아닙니다, 사용에 대한 일부 제약 없이는 안됩니다. 당신이 그에게 그것을 단순히 사용하지 말라고 말한다고 되는 것이 아닙니다. 우리는 그의 낮은 실행연령을 감안할 때 혼자 운전하면 그 규칙을 따르지 않을 것임을 알고 있습니다. 운전 중에는 사용을 불가능하게 만들어야 합니다. 어떻게 할까요? 자동차가 움직이는 동안 앱을 사용하지 못하게 하는 앱을 휴대폰에 다운로드합니다. 또는 자동차가 켜져 있을 때 모든 전화 신호를 차단하는 장치를 자동차에(일반적으로 대시보드 어딘가에 있는 스마트 포트에) 설치합니다. 다시 말하지만 여기서 요점은 운전에 대한 구체적인 조언이 아닙니다. 십대 자녀의 실행연령이 생활연령보다 훨씬 낮다는 것을 알고 이에 따라 그에 대한 귀하의 기대치와 편의를 조정함으로써 이해해야 한다는 것입니다.

이 30% 규칙은 ADHD를 앓고 있는 자녀에게 요구할 수 있는 거의 모든 주요 요구 사항, 특히 독립을 위한 새로운 기회(데이트, 운전, 아르바이트, 돈 관리, 대학 진학 등)에 적용할 수 있습니다. 자기 통제 연령보다 30% 어린 아이가 이러한 활동을 잘 처리할 수 있도록 이러한 활동에 어떤 변화를 주어야 할까요? 여기서 기억해야 할 가장 중요한 것은 숫자(30%)나 그 과학적 정확성이 아니라 ADHD가 있는 어린이의 자기 통제 및 집행기능 발달이 상당히 지연된다는 단순하지만 심오한 사실입니다. 이제 그 사실로 무장하고 자녀가 일상 생활 활동에서 더 어린 발달 수준(실행연령)에서 기능하는 것처럼 기대치를 하향 조정하는 데 사용하세요.

> **문제**: 자녀의 장해가 불만스러울 수 있습니다.

저는 이 주장에 대하여 변명할 필요가 없습니다; 당신은 그것을 받아들이고 있습니다. 그래서, 당신의 인내심이 고갈되고 지칠 때, 다음과 같이 생각하기 쉽습니다. "나는 너가 장해를 갖고 있다는 것을 알고 있고 나는 그것이 수반하는 대부분의 일들을 처리할 수 있다. 하지만, 이건 너무하다. 난 네가 이것보다 더 잘할 수 있다는 것을 알아!" 인내심이 바닥나면, 동정이 생기기 어려울 수 있습니다. 그럼 다른 방법을 시도해보세요.

해법: 용서를 연습하세요.

여기에서 여러분이 ADHD를 앓고 있는 자녀를 양육하는 데 사용할 수 있도록 모든 원칙을 함께 적용하는 데 도움을 줄 것인데, 저는 이 책의 결론에서 이것이 어떤 모습일지 보여줄 것입니다. 잘못된 행동에 대한 기준이 높아졌거나 자녀의 증상으로 인한 결과가 평소보다 더 심하게 느껴질 때, 용서가 좋은 습관이 될 수 있다고 여기서 말하는 것으로 충분하기를 바랍니다. 때때로 가장 좋은 반응은 어쨌든 정말로 자녀의 잘못이 아닌 것에 대하여 소중한 자녀를 용서하고 그냥 넘어가는 것입니다. 이 조언은 책의 나머지 부분에 있는 원칙 전체에 새겨져 있습니다.

자녀에게 장애가 있음을 이해하고, 수용하고 동정하며, 30% 규칙 적용의 전술적 이점을 이용하고, 가장 힘든 순간에 용서를 하면 다음과 같은 이점을 얻을 수 있습니다:

- 부모-자녀 관계에서 훨씬 적은 갈등
- 필요한 모든 편의를 제공하고 가장 적절한 치료를 받을 가능성의 상승
- 아이가 적절한 의학적, 교육적, 심리적 서비스를 받도록 옹호하려는 의지의 상승
- 자녀의 발달, 적응 기능 및 일반 복지를 촉진할 가능성 상승

그러므로, 이 장의 간결함에 속지 말아야 합니다. ADHD를 장애의 관점에서 보는 것은 이 책에서 가장 중요한 원칙 중 하나입니다.

원칙

3

기술자가 아닌 목자 되기

원 칙 1과 2를 읽으면, 이미 이 원칙이 무엇인지 이해하고 계실 것입니다. 부모로서, 우리는 목자로서, 자녀를 보호하고 안전하게 지키고 복지를 증진하고 그들이 강점과 약점을 이용하여 그들이 최선을 다할 수 있도록 도와줍니다. 원칙 1의 성공 비결에는 자녀를 무조건적으로 대하고 지역사회에서 최선의 지원을 찾는 것이 포함되며, 원칙 2의 주제는 현실주의 속에서 자비로운 수용이었습니다. 저는 육아를 하는 전체 인구가 같은 입장에 있기를 바랍니다.

> **문제**: 기술자 혹은 건축가로서의 부모

오늘날 우리가 찾는 거의 모든 곳에서 자녀 양육 방법에 대한 조언이 넘쳐납니다. 바로 지금 아마존에서 "자녀 양육"을 다루는 제목을 검색했고 즉시 80,000권 이상이 있다는 정보를 받았습니다. 당신은 그들 모두가 서로의 의견에 동의하지 않을 것이라고 장담할 수 있습니다. 마치 컴퓨터 조작이나 자동차 수리를 배우듯이 아이를 전문적으로 꾸미는 법을 배울 수 있는 것처럼 보이는 '멍청이들을 위한 아이 키우기'라는 책도 있었습니다. 우리가 차를 살 때처럼 ConsumerReports.org나 Edmunds.com과 같은 웹 사이트에서 아이를 위한 모든 제품, 모델, 스타일, 옵션을 검색할 수 있다면 좋을 텐데 아쉽네요. 그러하다면, 우리가 원하는 모든 것을 명시하고 어디서, 어떻게, 얼마를 지불해야 그것을 얻을 수 있는지 알려주면 됩니다. 우리는 심지어 우리 지역사회에서 기대하는 평균적 결과에 대한 피드백을 받을 수 있을 것입니다.

이 모든 것을 볼 때 당신은 부모가 자녀를 양육하는 방법에 대해 거의 알지 못하고, 우리는 자녀를 건강하고, 잘 적응하고, 잘 적응하고, 만족스러운 성인으로 키우는 방법에 대해 타고난 성향이 없다고 생각할 것입니다. 그러나 19세기와 20세기 훨씬 이전에 많은 아이들이 살아남았고 번창하였으며, 이 시기에 완전히 새로운 부류의 전문가들이 우리에게 자녀 양육 방법에 대해 조언하기 시작했고 그에 관한 많은 기사와 책을 썼습니다. 육아를 둘러싼 전체 산업의 출현은 또한 우리가 단 하나의 최상의 도식을 식별할 수만 있다면 어딘가에 우리가 믿을 수 있는 청사진이 있어야 한다는 것을 의미합니다. 그리고 마지막으로, 자연스러운 결론은 이 모든 사용 설명서가 존재한다면 아이들은 태어날 때부터 빈 서판이고 우리 부모들은 그것을 설계하는 데 사용할 수 있는 놀라운 힘을 가지고 있다는 것을 의미해야 한다는 것입니다. 우리는 그들이 어떤 사람이 될 것인지, 어떤 성격을 가질 것인지, 얼마나 똑똑하고 될 것인지, 그리고 성인이 되어 결국 얼마나 성공하고, 성취하고, 행복하게 될 것인지를 결정할 수 있습니다. 이 모든 것은 우리가 초보 부모로 시작하지만 실제로는 아이들의 숙련된 건축가와 기술자가 될 수 있다고 믿게 만들 수 있습니다.

우리가 아이들을 설계할 수 있을까요?

우리가 어떻게 이 지점에 이르렀을까요? 의심할 여지 없이 많은 힘이 합쳐져서 오늘날 우리가 실질적으로 완벽한 부모가 될 수 있고 결국에는 모범적인 성인으로 변하는 최적의 자녀를 가질 수 있다는 것을 확신시켰습니다. 지난 세기 동안, 기술, 과학 및 정보 전달에서 보여준 많은 놀라운 발전들이 이루어짐에 따라, 우리가 혁신과 문제해결의 힘을 믿게 된 것은 놀라운 일이 아닙니다. 또한 우리는 육아 조언의 동향이 왔다 갔다 하는 것을 보았고, 우리가 자녀에게 매우 헌신적이기 때문에 그 시기의 전문가의 권장 사항을 채택하려고 노력하였습니다. 아이들의 건강한 성장과 발달을 촉진하고 우리가 될 수 있는 최고의 부모가 되기 위해 노력하는 것은 모두 좋은 일입니다. 문제점은 그 동안 우리 중 많은 사람들이 우리의 직관을 신뢰하는 방법을 잊어버리고, 우리의 아이들에 대한 친밀감에 의존하는 것을 잊어버리며, 결국에는 우리가 가장 권위 있는 전문가를 식별할 수만 있다면 더 나은 아이를 만들 수 있다고 믿게 되고, 우리가 그렇지 못하고 아이들이 예의 바르게 행동하지 못 하고 성공하지 못 하고 행복하지 않다면 그것이 우리 잘못이라고 믿게 된다는 것입니다.

생물학, 진화, 유전학, 그리고 지구상의 인류 역사 전체의 관점에서 볼 때 이것은 거의 말도 안 되는 소리입니다. 물론 육아는 중요합니다. 그것도 아주 많이. 하지만 당신이 생각하는 방식으로는 아닐 수도 있습니다. 그리고 우리 부모들은 확실히 우리 아이들을 재설계할 힘이 없으며 그러한 공학적 노력에 실패한 것에 대해 죄책감을 가져서는 안 됩니다. 하지만 요즘에는 완벽한 부모가 되기 위해 경험하는 모든 압박감에서 벗어나는 것은 힘든 달리기 기구(트레드밀)와 같습니다. 당신이 앞 쪽 상자에 있는 항목들을 경험했다면 당신은 그 달리기 기구에 매달려 있고 이제 사고 방식을 바꿈으로써 그것을 그만두기를 원할지도 모르겠습니다.

당신의 녹슨 내부 안내 체계

너무나 자주 우리는 양육에 대한 충고에 휩싸이고, 이전 세대가 물려준 지혜의 상당 부분을 평가절하하고, 같은 부모에게서 양육된 자녀가 얼마나 다양한지를 잊기 때문에 우리 자신의 본능과 자녀에 대한 친밀한 지식을 무시합니다. 설계자의 아이는 없습니다.—이제까지 없었고 될 수 없습니다! 그렇습니다, 우리는 가능한 범위 내에서 우리의 아이들을 기르는 더 나은 방법에 대해 우리가 할 수 있는 것을 수집하기 위하여 자녀 양육을 과학적으로 연구할 필요가 있습니다. 하지만, 그렇다고 해서 아이들이 백지상태이고 우리만이 그들의 삶의 진로를 결정할 수 있다는 의심의 여지가 없는 믿음을 초래해서는 안 됩니다. 부모는 건축가, 기술자 또는 요리사가 아닙니다. 육아는 요리가 아닙니다!

우리가 완벽한 아이를 조작할 수 있다고 믿는 것은 아이가 발달하는 동안 나타날 수 있는 무수한 발달적, 심리적 또는 정신의학적 장애 중 하나를 가지고 태어난 아이의 부모에게 특히 해를 끼칩니다. 대부분의 경우 그것은 부모가 불완전한 자녀를 양육하는 데 수행해온 역할에 대해 엄청난 죄책감을 유발합니다. 게다가 그것은 될 수 있을지 모르지만 잃은 것(완벽하고 능력 있고 잘 적응한 아이)에 대해 엄청난 비통함을 생산합니다. 우리가 자녀를 제작할 수 없는 증거의 요약에 관한 61쪽과 62쪽의 상자를 보세요.

챙겨야 할 메시지

육아는 당신이 생각하는 만큼 많이 문제되지 않습니다. 어느 누구도 당신에게 자녀를 버리라고 말하거나 "그냥 빵 한 덩어리만 남겨두고 라스베가스로 가십시오"라고 말하지 않습니다. 그러나 그것은 우리가 믿게 된 것과는 다른 방식으로 중요합니다. 확실히, 우리 아이들과 매일의 무수한 상호작용이 중요하고, 이것은 우리가 남은 생애 동안 자녀와 맺을 관계를 결정하는 데 매우 중요합니다. 자녀가 적절하게 보호되고, 옷을 입히고, 영양을 공급받고, 인도되고, 자극을 받는 한, 당신은 집 안에서 자녀가 꽃을 피우고, 성장하고, 심지어 번창할 수 있는 충분한 환경을 제공할 것입니다.

그러나 집 밖에 있는 일에 대해 내리는 다른 결정은 집 안에서 할 수 있는 일보다 훨씬 더 영향력이 큽니다. 그 결정들은 당신이 어디에 살 것인지, 당신의 집을 둘러싸고 있는 어떤 종류의 이웃인지, 당신의 아이가 다른 아이들에게 노출될 것인지, 그 아이가 다닐 학교의 질과 선생님들, 당신의 아이가 접촉할 수 있는 그 공동체의 다른 어른들, 그리고 아이의 타고난 능력과 적성을 향상시키기 위해 이용 가능한 자원들과 관련이 있습니다. 이것은 부모가 자녀 주변에 좋은 환경을 조성함으로써 간접적으로 자녀의 심리적 특성에 주로 영향을 미치는 방식입니다. 여기서 더 중요한 것은 다른 형제자매와 공유되지 않고 주로 집 밖에서 경험하는 독특한 환경이라는 것을 기억하세요. 아동 발달에 대한 연구는 유전적 성향과 함께 독특한 가정 밖 경험과 설정이 (부모의 방치, 학대 또는 아동 영양실조를 제외하고는) 가정 내에서 아이를 다루는 방식과 비교했을 때 자녀의 심리적 발달에 훨씬 더 중요한 것으로 보인다는 것을 반복적으로 보여줌

당신은 양육 실제의 확인이 필요한가요?

우리의 다수는 좋은 부모가 됨으로써 우리 자녀를 위해 우리가 성취할 것에 대한 비현실적인 기대를 갖고 있으며 – 결과가 완벽하지 않은 때에 결국 실망과 죄책감의 감정에 처합니다. 당신이 다음의 것을 경험한다면 당신은 원칙 3에서 이득을 볼 수 있을 것입니다.

❏ 당신은 양육 조언에 압도되고 있습니까? 그것 때문에 마비되나요? 그 안의 모든 모순으로 당황하나요?

❏ 당신은 양육 전문가가 말하거나 쓴 것 때문에 자녀를 향해 어떤 식으로 행동하거나 행동하지 않는 것에 두려워하나요?

❏ 당신은 당신이 자녀와 하는 모든 상호작용이 지속적인 영향을 가진다는 것을 믿나요? 당신이 자녀에게 한 접근이 정말로 중요한가요?

❏ 당신의 양육효능감이 너무 낮거나 취약해서 당신이 자녀와 바깥에 있을 때 당신은 다른 사람이 당신의 양육을 비난할까봐 두렵나요?

❏ 당신은 자녀의 전체적 운명이 당신 손에 달려 있다고 생각하나요? 이것이 당신을 24시간 내내 양육 기계로 만듭니까?

❏ 당신은 자녀가 생각하고 말하고 행동하는 모든 것을 관리하기 위하여 당신이 그렇게 할 때마다 당신 자신이 자녀 주변을 맴도는 것을 발견하나요?

❏ 당신은 아이의 마음, 인격 혹은 삶을 위한 행동을 삐뚤어지게 할지 모르는 어떠한 고통, 좌절 혹은 공포로 인한 실패를 자녀가 경험하는 것을 막으려고 노력합니까?

❏ 당신은 양육으로 결혼, 개인적 관심사 혹은 친구와의 여가시간을 희생해왔습니까?

❏ 당신은 자녀가 당신과 불행하게 되는 것이 인생에서 그들을 삐뚤어지게 하고 그들이 회복을 위하여 장기적인 정신치료를 요구할까봐 염려하나요?

❏ 당신이 그것이 생물학적이고 주로 유전적인 신경발달장애라는 과학적 근거를 읽었음에도 불구하고 당신은 자녀의 ADHD가 당신의 잘못이라고 믿습니까?

당신이 이 상자의 많은 것을 확인한다면 당신 혼자만이 아닙니다. 이 양육 사고방식은 우리가 자녀에게 올바로 하고 있는 지에 관하여 우리가 너무 많이 염려하는 한 가지 이유입니다. : 다른 모든 사람이 그렇게 하는 것으로 보이고 그래서 당신이 그렇지 않으면 우리가 우리의 양육 책임감을 다하지 않는 것인가요? 그리고 당신이 ADHD와 같은 장애를 앓는 자녀가 있을 때 이러한 염려가 확대됩니다. 이것이 하기에 힘들게 느껴지지만 당신은 양육에서 조금 더 휴식을 취하는 것이 당신과 자녀 둘 다 좋은 세상에 있게 한다는 것을 발견할 수 있습니다.

니다. 부모가 아이에게 "충분히 좋은" 환경을 제공하는 한 더 중요한 영향은 집 밖에 있습니다.

그렇다면, 자녀 양육에 대하여 건축가나 기술자로서의 역할이 중요하지 않다면, 어떻게 하는 것이 중요할까요?

해법: 기술자가 아닌, 목자가 되세요.

당신의 자녀는 독특한 존재입니다. 우리 모두는 7가지 집행기능에 고유한 강점과 약점을 가지고 있습니다. 즉, 자녀의 각 실행 기능이 가장 발달한 부분과 가장 적게 발달한 부분을 이해하고 그에 따라 지원을 제공하여 자녀가 가능한 한 가장 잘 발달되고 가장 효과적인 사람이 되도록 도와줌으로써 그 독특한 사람을 성인으로 인도할 수 있는 기회를 주게 됩니다. 그러나 당신은 간접적으로 그리고 주로 당신이 아이를 키우기로 선택한 목초지와 당신이 제공하는 자원을 통해 그렇게 합니다. 당신은 아이의 찰흙을 조각하는 사람이 아니라, 고유한 개인이 무엇인지, 그리고 무엇이 될 것인지에 대한 안내자, 감독자, 제공자, 양육자, 보호자, 후원자, 만

능 목자입니다. 여기서 당신의 역할을 이해하면, 당신은 자녀의 발달이 진행하는 동안 아이에게 필수적인 것들을 더 쉽게 전달할 수 있습니다. 당신은 목자의 중요한 역할을 하게 됩니다. 당신은 양을 설계할 수 없습니다!

무엇을 해야하나?

그러면 좋은 목자는 무엇을 할까요? 그들은 확실히 양떼를 버리고 가장 가까운 술집으로 향하지 않습니다.

1. 보호를 제공하세요.

선한 목자는 양을 밤낮으로 지키고 세상의 해악이 그들에게 닥칠 가능성이 훨씬 적도록 합니다. 부모 중 한 사람의 역할은 분명히 가정, 이웃, 학교 및 더 큰 지역 사회에서 활동하는 사악한 세력으로부터 자녀를 보호하는 것입니다. 따라서 당신은 부모가 본능적으로 하는 다음과 같은 일을 합니다: 가능한 한 많은 피해의 원인을 찾아 제거하고, 자녀를 모니터링하고, 그러한 피해에 대처하고 희망적으로 회복하는 데 필요할 때 가장 적절한 보살핌과 치료를 받는지 확인합니다. ADHD를 앓고 있는 어린이는 다른 어린이들보다 우발적인 부상과 중독, 따돌림, 신체적 및 정서적 학대를 경험할 가능성, 일반적으로 위험을 감수하고 감각을 추구하는 경향 때문에 더 많은 문제에 빠지게 될 가능성이 3-5배 더 높습니다. 또한 10세 이전에 사고로 인한 부상으로 사망할 확률이 거의 두 배나 됩니다. 대부분의 부모는 본능적으로 이러한 보호 행동에 참여하도록 심리적으로 연결되어 있습니다. 그러나 이러한 보호 노력은 ADHD 아동의 부모에게는 특히 중요합니다.

우리는 완벽한 양육과 완벽한 자녀가 근거 없는 믿음이라는 것을 어떻게 알까요?

여전히 확신하나요? 당신이 당신 자신이 ADHD를 앓는 자녀의 부모로써 당신의 실패를 쥐어짜고 있는 것을 발견한다면 우리가 당신의 힘이 잘되거나 혹은 그렇게 강력하지 않은 것을 아는 이유 목록을 보세요.

■ **근대 이전의 아동.** 만능으로써 양육의 근대적 관점이 정확하다면 어떻게 그렇게 많은 세대의 아동이 생존하고 적응하고 성공했을까? 또한 어떻게 그들의 부모가 전문가의 양육 책 없이 그들을 성공하게 만들었을까?

■ **형제.** 당신이 당신 자신의 형제, 자녀 혹은 당신 친구 가족을 보든 안보든, 같은 부모가 기른 그들 간에 상당한 차이가 있음을 부정하는 것은 불가능합니다. 대부분의 경우에 부모는 그들이 기르는 각각의 모든 아동에게 양육을 철저히 다르게 할 수 없습니다. 그것은 수면 위로 떠오를 가능성이 큰 아동 자신의 유전적 차이와 특성입니다.

■ **일란성 쌍둥이.** 왜 태어난 이후 전적으로 다른 부모에 의해 떨어져 자란 일란성 쌍둥이가 많은 방식에서 매우 비슷할까요? – 단지 외모가 아니라 지능, 인격, 재능, 호기심, 선호도, 심리적 특징, 정신의학적 질병 및 심지어 몸짓까지. 그렇습니다, 우리는 어떤 작은 차이를 발견할 수 있지만 그들은 사소하고 유사성보다 훨씬 적습니다. 그들은 전적으로 다른 부모에 의해 길러지고 의심없이 전적으로 다른 방식으로 양육되었습니다. 양육이 그렇게 영향력 있다면 왜 그들을 그렇게 비슷할까요?

■ **입양아.** 출생 이후 혈연이 없는 부모에 의해 길러진 입양아에 관한 모든 연구는 하나의 놀라운 발견을 보여줍니다. – 이들 아동의 인격, 지능, 정신 능력, 심리적 특성, 정신의학적 질병 및 많은 다른 속성이 그들의 생물학적 부모의 것과 유의미하게 연관되고 그들을 기른 부모의 것과 전혀 연관되지 않습니다. 그렇습니다, 그들은 생물학적 부모와 다른 교회를 가거나 다른 정치 단체에 있을 수 있지만 사회적 영향력에 따른 그러한 차이를 제외하고 왜 그 아동은 그들의 양부모를 더 밀접히 닮지 않을까요?

■ **연구 근거.** 많은 수의 일란성 쌍둥이와 이란성 쌍둥이를 포함하여 발달과정을 통하여 아동을 추적한 많은 연구는 다음을 밝혔습니다:

유전적 차이가 아동간 차이의 중요한 요소이다.

발달과정을 통해 양육 영향의 정도에서 상당한 감소가 있다. 즉 양육 영향은 취학전 연령에서 가장 크고 사춘기 후기 혹은 성인기 초기 이후로 사실상 존재하지 않게 된다.

공유되지 않는 집밖의 환경이 상당한 정도로 개인 차이를 설명한다.

이러한 집밖의 효과의 영향은 발달을 통하여 나이에 따라 증가하고 사춘기 이전 혹은 이후까지 양육의 영향을 뛰어넘는다.

특정한 기질에서 유전적 영향은 발달을 통하여 증가할 수도 있다.

■ **아동의 심리적 정신의학적 질병의 원인.** 우리는 이제 많은 질병이 신경학적 및 유전적 효과의 결과이고 양육이나 공유된 가족 환경이 아니라는 상당한 근거를 가지고 있다(상세한 것은 『ADHD 책임지기』 4판을 보세요).

■ **아동의 정신 장애 발병율.** 마지막으로 양육의 과학이 그렇게 상당히 개선되었다면 왜 아동의 심리 및 정신의학적 질병 발병율이 안정적으로 남아 있거나 증가할까요? 우리가 이제 양육에 관하여 훨씬 많이 알게되고 양육이 이러한 질병을 야기한다면 그러면 질병발생율이 감소하거나 없어야 합니다.

2. 자녀를 키우기에 가장 좋은 이웃을 찾기 위해 할 수 있는 모든 일을 하세요.

저는 우리 모두가 여기에서 많은 선택권을 가지고 있지는 않지만 종종 약간의 재량권이 있다는 사실에 무감각하다는 것을 의미하지 않습니다. 당신의 이웃에는 양질의 학교, 다른 훌륭한 목자 가족, 친사회적 동료, 좋은 역할 모델이 될 수 있는 다른 성인 및 스포츠, 동호회, 스카우트 및 교회 모임과 같이 자녀의 신체적 및 사회적 발달을 촉진할 수 있는 다른 자원들이 있습니까? Judith Harris가 그녀의 저서 『양육 가정(The Nuture Assumption)』에서 말했듯이, 집을 사거나 임대하기로 선택하는 것은 집 안에서 무엇을 하고자 하는 것보다 자녀의 발달과 더 관련이 있습니다. 합리적으로 감당할 수 있는 최고의 이웃를 찾으십시오. 그런 다음 자녀의 관계를 모니터링하고 자녀가 친사회적이고 심리적으로 잘 적응하며 영감을 주는 또래들과의 관계를 발전시키도록 유도하십시오. 그렇게 함으로써 점점 더 중요해지는 인터넷과 소셜 미디어의 역할을 잊지 말고 자녀의 온라인 시간도 모니터링하십시오.

ADHD를 앓고 있는 자녀가 많이 놀고, 신체 운동을 하고, 헬스 클럽이나 조직적인 스포츠에서 예정된 일상적인 운동 활동에 참여하도록 격려하십시오. 신체 운동은 증상을 줄이고 정서적 건강과 자기 동기 부여를 개선하는 데 도움이 되는 것처럼 보이고 그들이 직면하는 어려움에 더 잘 대처하는 데 도움이 되기 때문에 ADHD가 있는 어린이에게 특히 유익합니다. 또한 적절한 체중(ADHD를 앓고 있는 어린이에게는 비만이 문제가 될 수 있음)과 전반적인 건강 및 웰빙을 유지하는 데 기여합니다.

3. 자녀가 어릴수록 상호작용이 더 중요합니다.

자녀와 함께 예측 가능하고 지지적이며 보람 있고 자극적인 상호작용을 만드는 것은 처음에 자녀가 더 잘 적응하고 더 자신감 있고 유능하게 되는 데 도움이 됩니다. 가정 생활, 규칙, 일과, 가족 행사 및 기타 반복적인 활동을 합리적으로 예측 가능하고 최대한 즐겁게 만드십시오. 자녀와의 상호작용을 혼란스럽거나 감정적이거나 변덕스럽거나 폄하하지 않고 안정적이고 지원적이며 예측 가능하도록 유지하십시오. 이 책에서 따르는 많은 원칙은 예측 가능하고, 보람 있고, 승인하고, 수용하고, 사랑하고, 양육하는 목자와 목초지를 제공하기 위해 고안되었습니다.

4. 자녀의 한계를 수용하기 위해 필요에 따라 조정하세요.

우리는 이 책의 뒷부분에서 특정 상황과 특정 작업에 대해 할 수 있는 많은 구체적인 편의를 논의할 것입니다. 여기서 요점은 주어진 상황에서 자녀가 덜 손상되도록 환경을 변경하여 상황이 문제가 되는 정도를 줄일 수 있다는 것입니다. 예를 들어, 당신은 당신이 저녁을 준비하는 동안 당신의 자녀가 부엌 테이블에서 그녀의 영어 숙제를 하도록 할 수 있고, 적은 할당량의 문제를 완료하도록 타이머를 설정하고, 잠시 쉬는 시간을 허용하고, 격려를 해주고, 그녀의 어깨에 가볍지만 애정어리게 어루만지거나 저녁 식사 후에 아이가 원하는 디저트로 상을 줄 수 있습니다. 이렇게 한다고 해서 자녀의 ADHD 정도가 바뀌는 것은 결코 아닙니다. 그러나 이렇게 하면, 당신이 쉬지 않고 아이의 침실에서, 감독 없이 한 번에 아이에게 모든 일을 하도록 한 것보다 당신의 아이가 과제를 완수할 가능성을 훨씬 더 높입니다.

5. 자녀가 더 교육적이고, 자극을 받거나, 상호작용하기에 재미를 느끼도록 자녀의 환경을 개선할 수 있는 방법을 찾으세요.

뒤뜰에 그네를 설치하고, 침실에 야간 독서를 위한 더 많은 책, 더 많은 교육용 장난감, DVD, 건설적인 교육용 비디오 게임, 가정 환경에 더 많은 스포츠 장비를 추가하면 어린이 발달에 긍정적인 영향을 미칠 수 있습니다.

6. 좋은 영양식사를 공급하세요.

자녀의 식단과 전반적인 영양 상태를 면밀히 살펴보고 그것이 현재 및 장기적으로 건강에 좋은지 확인하십시오. 혹시 불량식품, 탄수화물, 설탕이 많이 든 음식과 음료에 지나치게 치우쳐 있습니까? 평균적으로 ADHD 아동은 일반 아동보다 영양가가 낮은 음식을 섭취합니다. 우리는 그러한 이유가 ADHD를 앓고 있는 충동적인 자녀들이 영양가가 낮은 음식에 끌리며, 그런 음식들을 먹는 것에 대해 덜 소란을 피우기 때문이라고 생각합니다. 그리고 그것은 제2형 당뇨병의 위험과 마찬가지로 나이가 들면서 ADHD를 앓고 있는 어린이들 사이에서 비만 위험의 현저한 증가로 이어졌습니다. 성인이 되면 ADHD를 앓고 있는 사람이 일반 사람보다 임상적으로 비만인 사람이 두 배 더 많습니다. 그렇다면 균형 잡히고 영양가 있는 음식을 제공하고 집에서 영양가가 적은 음식을 줄이거나 제거하는 것이 가능할까요? ADHD를 앓고 있는 일부 어린이는 비타민(일반적으로 비타민 D), 오메가 3 또는 6 또는 철분 결핍을 가지고 있는데, 이들은 식단을 통해 잘 해결될 수 있습니다. 일부 아이들은 식용 색소에 대한 알레르기가 있을 수 있는데, 이는 ADHD 증상을 악화시킬 수 있습니다. 소아청소년과 의사에게 이런 경우가 있는지, 이러한 결핍과 알레르기를 해결하기 위해 어떤 조치를 취할 수 있는지 문의하십시오.

7. 일관되고 예측 가능한 설정과 루틴을 제공하세요.

자신의 가정 일과를 검토하여 가능한 한 일관되고 예측 가능하게 만들고 있는지 확인하십시오.

- 등교 전 아침 일과가 일관되고 아이들이 학교에 갈 준비를 하도록 하기

에 효과적입니까?

■ 저녁 식사 시간과 저녁 일과는 식사, 숙제, 다음날 아이들의 물건 준비, 목욕 또는 샤워, 양치질, 잠자리에 들게 하는 시간과도 상당한 일관성이 있습니까?

ADHD를 앓고 있는 자녀가 있는 가족의 일상은 종종 일관성이 없고 혼란스럽기 때문에 식사, 양치, 수면 위생 등이 불량하기도 합니다. 이러한 예측할 수 없는 가정 환경은 가족, 특히 이 장애로 인해 대처 능력이 손상된 ADHD 아동에게 스트레스를 증가시킵니다. 스트레스는 자녀의 ADHD를 악화시킬 수 있으며 반대 및 반항 행동을 발달시키는 씨앗을 뿌릴 수도 있습니다. 때때로 이러한 좋지 않은 환경은 ADHD를 앓고 있는 부모 때문인 경우도 있기 때문에, 부모가 ADHD 및 관련 상태에 대해 적절하게 평가되고 치료되고 있는지 확인해 보는 것도 필요합니다.

8. 당신 자신을 잘 돌보세요.

중대한 건강 문제, 정서적 고통 또는 일반적인 삶의 스트레스를 겪고 있다면 최선을 다해 자녀를 양육할 수 없습니다. 그러니 자신의 삶도 잘 돌보아야 합니다.

■ 체중, 영양은 어떠하고, 알코올 또는 다른 물질 사용은 어떠합니까?

■ 건강한 신체를 유지하기 위하여 충분히 운동하고 있습니까?

■ 당신은 머리가 흐릿하거나, 짜증을 잘 내거나, 감정적으로 예민하거나, 멍하니 있는 목자가 되지 않도록 충분한 수면을 취하고 있습니까?

■ ADHD가 있는 자녀를 더 잘 대처하고 양육할 수 있도록 정서적 상태를 재충전하기 위해 무엇을 하고 있습니까?

많은 부모들은 일상적인 운동, 다른 사람들과의 스포츠 활동, 동아리 활동, 종교활동, 요가 및 명상 수업 또는 취미에 몰두하는 것이 정서적 웰빙을 회복하는데 도움이 된다는 것을 알고 있습니다. 따라서 ADHD를 앓고 있는 자녀를 위해 최선의 목자가 되기 위해 스스로에게도 헌신하면서 정서적 자기 유지에 인색하지 않도록 하십시오.

만약 당신이 위의 주의가 필요한 부분을 개선하는 데 집중했다면, ADHD를 앓고 있는 자녀에게 좋은 목자가 되기 위하여 최선을 다한 것입니다. 나머지는 대체로 당신의 통제력 내에 있지 않습니다. 당신은 이제 평생 동안 당신의 아이와 친밀하고 지지적인 관계를 유지하려고 노력하면서 아이를 키울 수 있습니다. 그러니 최선을 다했다면, 쇼를 즐기세요!

우선순위를 똑바로 설정하기

ADHD를 앓고 있는 한 아이를 돌보는 것은 때때로 고양이를 키우는 것처럼 느껴질 수 있습니다. 이것은 당신의 아이가 스케줄을 지키는 것이든, 집안 규칙을 시행하는 것이든, 집안일을 하는 것이든 간에 당신이 정말로 해야 할 일을 파악하는 것이 매우 중요한 이유가 될 수 있습니다. 가족들과 함께 일하면서, 저는 가장 잘 짜인 계획들이 종종 결함이 있다는 것을 발견하였습니다. 우리는 모두 인간이고, 일은 일어나며, 당신의 할 일 목록은 오늘 아침만큼 저녁에 길 수 있습니다. 저는 ADHD를 앓고 있는 아이들의 부모들은 아이의 발달과 기능을 증진시킬 수 있는 것에 우선순위를 두어야 하고, 가정과 가족을 관리할 때 아이들이 계속 살아갈 수 있도록 스트레스 수준을 줄일 수 있는 것을 고려해야 한다고 조언합니다.

> **문제**: ADHD를 앓고 있는 아동과 십대의 부모들은 사소한 문제들로 종종 그들의 자녀와 말다툼을 해서, 가족 간 갈등을 촉발시킵니다.

ADHD 증상과 자기 통제와 집행기능에 대한 광범위한 문제 때문에, ADHD를 가진 아동들과 십대들은 지시, 집안일, 학교 과제, 그리고 다른

4. 우선순위를 똑바로 설정하기 ■ 69

요청들을 수행하는 데 많은 어려움을 겪습니다. 이러한 문제는 일반적으로 명령을 반복하는 부모에게 좌절감을 주며, 자녀가 필요한 작업을 시작하거나 완료하지 못해 점점 더 화가 날 수 있습니다. 만약 여러분이 이 과정에 익숙하다면, 그 결과가 나중에 보면 우습게도 사소한 것에 대한 폭발이라는 것을 알고 있을 것입니다. 이 문제가 어떻게 발생하는지 좀 더 자세히 살펴봅시다.

ADHD를 앓고 있는 아이들은 다른 아이들보다 다른 것을 하기 위한 요청을 준수하기 위해 즐기는 활동에서 벗어나는 것을 거부합니다. 심지어 전형적인 성인들도 시간을 보내는 더 매력적인 방법들이 있을 때 때때로 일을 시작하는 것을 미루기도 합니다. 그러나 ADHD를 앓고 있는 사람들, 특히 아이들은 정서적 자기 통제 능력이 제한적이고 기다림과 지연된 만족에 대한 관용이 적습니다. 재미없는 일을 요청 받았을 때 그들의 분노는 부모와의 갈등으로 쉽게 이어질 수 있습니다. 이러한 반항은 적대적반항장애로 발전하고 아이들과 부모 사이의 싸움을 증폭시킬 수 있습니다. 종종 ADHD 증상이 발생한 후 2년 이내에 아이들은 비정상적으로 높은 수준의 분노, 적대감, 논쟁, 반항, 불응, 고집, 짜증, 심지어 복수심까지 포함하는 적대적반항장애를 발달시킬 수 있습니다. 적대적반항장애의 발달에서 중요한 차원은 자녀와 부모 사이의 상호작용입니다. 이것은 ADHD에서 전형적인 미충족된 요청을 둘러싼 갈등이 직접적으로 적대적반항장애를 일으킨다는 말은 아닙니다. 그러나 아이 자신의 제한된 감정 조절능력과 결합할 때 적대적반항장애의 발달에 영향을 끼칠 수 있기 때문에 그러한 갈등을 최소화하는 것이 항상 중요합니다. 그렇게 하는 한 가지 방법은 우선순위를 바로 잡는 것입니다.

모든 부모가 일반적으로 자녀에게 하는 엄청난 양의 요청은 ADHD를 앓는 아이들에게 정말 힘들게 느껴질 수 있고, 목표가 당신이 끝내야 한다고 생각되는 일을 완수하는 것이라면 비효율적일 수 있습니다. 한 연구에서 부모들이 아이들에게 매일 100개 이상의 다른 명령이나 지시를 내릴 수도 있다는 것을 발견하였습니다. 만약 아이들이 하루에 약 15시간 동안 깨어있다고 가정한다면, 평균적으로 매 시간마다 6개의 명령, 또는 10분마다 1개의 명령을 받게 됩니다. 심지어 전형적인 아이들도 모든 명령을 듣고, 그들이 무엇을 해야 하는지 파악하며, 목표 끝까지 따라가는 데 어려움을 겪을 수 있습니다. 과잉행동은 말할 것도 없고, 주의력 결핍, 산만함, 충동성을 보이는 ADHD 아이들은 이 긴 지시 목록을 압도적으로 느낄 것입니다. 7살짜리 아이가 정해진 시간 안에 숙제를 끝내지 못했을 때 엄마가 화를 내거나 실망한다면 어떤 기분일지 상상해 보십시오. 왜냐하면 그 아이는 숙제 완료에 대한 요구를 정말로 충족시킬 수 없기 때문입니다. 이러한 상황이 하루가 다르게 반복될수록 아이의 좌절감은 커지고, 자존감은 떨어지고, 엄마에게 점점 더 화가 날 것입니다. 아이는 엄마의 반감을 예상하고, 엄마는 아이와의 갈등을 예상하기 시작할 것입니다.

> **해법**: 우선순위를 재고하고 역동성을 변화시키세요.

갈등을 유발하는 요청–저항 양상을 변경할 수 있는 방법에는 여러 가지가 있습니다.

1. 적어도 당분간은 일부 요청을 그냥 보낼 수 있는지 여부를 파악하는 것으로 시작하십시오. 당신과 모든 부모가 자녀에게 하는 다양한 종류의

요청을 살펴보세요.

- 거슬리는 행동 등을 멈추라는 지시
- 당신이 필요한 것을 얻기 위한 간단한 요청과 같은, 뭔가 얻기 위해 아이의 도움을 요청
- 세탁과 같이 더 많은 시간이 소요되는 요청
- 아이들이 자기 관리, 건강 유지 및 일상 생활(옷입기, 목욕하기, 양치질하기, 제대로 먹기 등)을 배우는 과정에서 스스로 해야 할 일을 지시
- 숙제를 끝내라는 지시
- 아이 또는 십대에게 할당된 가사일을 하라는 지시와 독촉

이들 중 일부가 다른 것들보다 덜 필수적이라는 것을 알아채셨습니까? 아이가 방금 저녁 식사 테이블을 치우고 쓰레기를 버리면 (특히 아무런 갈등 없이), 지금은 아이에게 위층으로 뛰어 올라가서 당신의 iPad를 가져오라고 할 때가 아닐 수도 있습니다. 또는 아이가 오늘 바쁜 하루를 보냈다면 설거지와 쓰레기 버리기는 아침까지 기다릴 수 있습니다. 요점은 가족과 자녀와의 관계에서 평화를 유지하는 것이 항상 최우선 순위라는 것입니다. 항상 다른 사람에겐 덜 필수적인 요청이 있으며, 갈등을 방지하기 위해 대개 우선 순위가 높은 것조차도 내려야 하는 순간이 항상 있습니다.

2. 당신과 자녀가 특히 충돌하기 쉬운 것처럼 보이는 상황이나 낮 시간을 검토해보십시오. 당신은 보통 언제 아이와 싸우게 될 것이라 예상하십니까? 취침 시간? 숙제 시간? 학교 가기 전 아침? 하루 중 보통 문제가 되는 시간을 골라서 그 시간에 아이에게 어떤 것들을 요구하는지 적어보는

것은 매우 중요합니다. 다음 사항들이 학교에 가기 전에 아이에게 요구하는 것들이라고 가정해봅시다.

- 등교준비에 적절한 시간에 기상하기
- ADHD 약물 복용하기
- 화장실 가기
- 옷 입기
- 침대 정리하기
- 서랍장에 잠옷 넣어두기
- 바닥에 떨어진 장난감들 정리하기
- 더러운 옷들 빨래바구니에 넣기
- 양치하기
- 치약 사용 후 선반에 넣기
- 욕조 닦아놓기
- 젖은 수건을 수건걸이에 말려놓기
- 아침식사하기
- 식기세척기에 식사그릇들 넣기
- 필요한 학교 교과서와 공책을 가방에 넣기
- 문 옆에 가방을 두기
- 애완동물 먹이주기
- 코트를 찾아서 입기
- 학교버스 타기
- 떠나기 전 엄마, 아빠에게 사랑의 키스하기

꽤 긴 목록이지 않습니까? 아마 당신은 다시 1단계로 돌아가야 할 것입니다. 아이가 학교에 가기 전에 침대를 정리하고, 잠옷을 다시 서랍장에 넣고, 욕실을 정리하거나 식기 세척기에 접시를 넣는 것이 그렇게 중요할까요? 당신이 요구하는 모든 것이 필수적인가요? 그리고 그 모든 것이 그 시간에 이루어져야 하는가요? 목록들 중 지시에 참여하기 위한 더 나은 시기로 연기될 수 있는 것은 없는가요?

3. 이제 이 낮시간이나 상황이 어떻게 끝나기를 원하는지 자신에게 물어보십시오. Stephen Covey가 그의 저서 『성공하는 사람들의 7가지 습관』에서 말했듯이, 당신은 끝을 염두에 두고 이 상황을 시작해야 합니다. 아침이 어떻게 마무리되었으면 좋겠습니까? 당신은 아마도 아이가 깨끗하고, 적절하고 편안하게 옷을 입고, 공부를 위해 밥을 잘 챙겨 먹고, 필요한 학교 교과서를 갖추고, 당신이 아이를 사랑하고 고마워한다는 것에 힘을 얻기를 바랄 것입니다. 아래의 목록은 이러한 목표를 염두에 두고 다시 설정한 것입니다.

■ 등교준비에 적절한 시간에 기상하기
■ ADHD 약물 복용하기
■ 화장실 가기
■ 옷 입기
■ ~~침대 정리하기~~
■ ~~서랍장에 잠옷 넣어두기~~
■ ~~바닥에 떨어진 장난감들 정리하기~~
■ ~~더러운 옷들 빨래바구니에 넣기~~

- 양치하기
- ~~치약 사용 후 선반에 넣기~~
- ~~욕조 닦아놓기~~
- ~~젖은 수건을 수건걸이에 말려놓기~~
- 아침식사하기
- ~~식기세척기에 식사그릇들 넣기~~
- 필요한 학교 교과서와 공책을 가방에 넣기
- ~~문 옆에 가방을 두기~~
- 애완동물 먹이주기
- 코트를 찾아서 입기
- 학교버스 타기
- ~~떠나기 전 엄마, 아빠에게 사랑의 키스하기~~

당신은 방금 11개의 잠재적 충돌 지점을 제거한 것입니다! (이러한 삭제 중 몇 가지에 대해 논쟁 할 수도 있지만 아이가 가방을 꾸렸다면 방에서 가방을 챙기도록 상기시켜줄 수도 있습니다. 그리고 키스를 받으려면 키스를 해주는 게 더 중요합니다.) 아침이 어떻게 명확하게 끝나기를 원하는지에 대한 이미지를 염두에 둔다면, 그 목적을 달성할 가능성이 더 높은 방식으로 아이에게 행동하는 자신을 발견하게 될 것입니다. 끝을 염두에 두고 생각하는 것은 또한 다가오는 아침 일상에서 해야 할 필수적인 일에 집중하는 데 도움이 됩니다. 또한 가장 평화롭고 정중한 방법으로 필수 목록을 수행할 수 있도록 합니다.

4. "이 요청을 준수하는 것이 내 아이의 발달과 기능을 구축하는 데 도움이 될까?"라고 자문해 보십시오. 즉, 이 요청으로 누가 혜택을 받습니까? 당신, 당신의 자녀, 아니면 둘 다? 마지막 두 명의 수혜자에게 초점을 맞춘 지침만이 지금 당장 우선순위가 되어야 합니다. 바쁜 업무, 실행 기능 부족으로 인해 자녀가 아직 시작할 수 없는 업무, 그리고 자녀의 자기인식, 역량, 책임감 또는 관심을 지속할 수 있는 능력을 구축하지 못하는 것들에 대해 논쟁할 가치가 없을 수 있습니다. 개를 산책시키는 일정을 고수하는 것이 아들이 시간 관리와 책임감을 배우는 데 도움이 된다는 것을 알고 계실 것입니다. 그러나 그가 또한 숙제를 하고 야구 연습을 위해 장비를 제 시간에 챙겨야 한다면 아마도 개 산책은 기다리거나 오늘 다른 가족 구성원에게 할당될 수 있습니다. 또는 집을 떠나기 전에 모든 가족 구성원이 목욕 수건을 걸고 더러운 옷을 모두 바구니에 넣어야 한다는 가정 규칙이 있다고 가정해 보겠습니다. ADHD가 있는 자녀가 특정 아침에 집을 나서기 전에 다른 요구 사항을 충족하는 데 어려움을 겪고 있다면 이 가정 규칙을 매일 시행하는 것이 중요합니까?

5. 지금 당장 이 명령에 순종해야 하는지 자문해 보십시오. 자녀에게 원하는 것이 중요할 수도 있지만 지금이 자녀에게 이 일을 해달라고 요청하기에 가장 좋은 때입니까, 아니면 단지 생각이 났고 실제로 생각하지 않았기 때문에 요청한 것입니까? 하기 가장 좋은 시간은? 그의 침실을 비교적 깨끗하고 정돈된 상태로 유지하는 것은 당신의 자녀와 당신에게 어느 정도 중요할 수 있지만 학교 아침이 그러한 요청을 할 수 있는 가장 좋은 시간입니까? 학교와 직장에 부딪히기 힘든 출발 시간이 없는 토요일 아침이

더 좋은 시간이 아닐까요?

6. 자녀가 특정 요청을 들어주는 것이 얼마나 중요하고 긴급한지 파악하십시오. 앞의 조언 중 어느 것도 자녀에게 집 정리와 관련된 특정 집안일을 시키도록 해서는 안 된다는 의미는 아닙니다. 그러나 그것은 당신이 그들을 감독할 시간이 더 많고 방과 후나 주말과 같이 집을 떠나야 하는 기한을 지켜야 한다는 압박감이 덜할 때로 그러한 요청 중 일부를 미루는 것을 의미합니다. 요컨대, 특정 시간에 일을 처리하기 위해 자녀와 어떤 전투를 벌일지, 그리고 적어도 그 순간에는 싸울 가치가 없는 전투를 결정해야 합니다.

직장에서 많은 사람들이 자신의 우선순위를 이해하는 간단한 방법으로 다음과 같은 2 × 2 상자를 사용합니다. 일반적으로 충돌을 일으키는 요청을 선택하고 아래 격자판의 네 상자 중 하나에 해당한다고 생각해보십시오.

		중요함	
		예	아니오
긴급함	예	긴급하고 중요함	긴급하지만 중요하지 않음
	아니오	긴급하지 않지만 중요함	긴급하지도 중요하지도 않음

너무 자주 우리는 자녀나 청소년에게 오른쪽 열에 쌓인 두 개의 상자에 해당하는 일을 하도록 요구하는 일에 몰두합니다. 그것들은 긴급하지만 중요하지 않음 혹은 둘 중 어느것도 아닌 경우(바쁜 업무)에 해당합니다. 그들의 긴급함은 그들이 당장 해야 할 필요가 있는 것처럼 보이게 만들 수 있으므로 우리는 그것을 하는 경향이 있습니다. 그러나 좀 더 자세히 살펴보면 이러한 활동이 전혀 중요하지 않을 수 있습니다. 이것들은 자녀나 청소년에게 요구하지 않고 잠시 놓아두는 것을 고려해야 하는 종류의 것입니다. 쓰레기 수거가 내일이라는 것을 방금 깨달았다면 취침 직전에 자녀에게 집안의 모든 휴지통을 비우도록 요청하는 것이 매우 긴급하게 보일 수 있습니다. 그러나 대부분의 경우 다음 주까지 쓰레기를 비우지 않고 그대로 두는 것은 더 큰 삶의 틀에서 비극이 아닙니다. 그 요청은 그다지 중요하지 않을 수도 있고 알고 보니 매우 긴급한 것일 수도 있습니다. 자녀에게 더 중요한 목표(숙제, 가족과의 시간) 및 당신을 위한 더 중요한 목표(자녀와의 갈등 감소, 당신 혹은 다른 사람에 의한 스트레스 감소)를 위해 토요일 아침까지 집안일을 미룰 수 있습니다.

긴급하지 않고 중요하지 않음의 예는 자녀가 학교 전에 침대 정리를 하도록 하는 것일 수 있습니다. 침대 정리는 학교 갈 준비와 거의 또는 전혀 관련이 없습니다. 그리고 그것은 자녀가 잘 발달하도록 돕는 데 우선 순위로 중요하지 않습니다. 합리적으로 단정하고 정돈되어 있고 방을 돌보는 것은 좋은 일이지만 필수적인 것은 아닙니다. 집이 모두 정돈되어 있으면 기분이 좋아질 수 있지만, 때때로 집안 정리의 이러한 측면을 그냥 지나칠 수 있지 않습니까? 아니면 위에서 제안한 것처럼 자녀가 적어도 그 주 중 언젠가는 당신을 위해 또는 당신과 함께 하는 것이 중요하다고 생각한다면 토요일 아침까지 기다릴 수 있지 않습니까?

이제 긴급하고 중요함에 대해 생각해봅시다. 사업 및 다른 유형의 성인 직장에서와 마찬가지로 이러한 일들은 우리 모두가 거의 문제 없이 수행해야 하는 일입니다. 그들의 긴급함은 우리의 관심을 끌게 하고, 그 중요성과 결합하여 우리가 다른 일보다 먼저 문제를 해결하도록 분명히 동기를 부여합니다. 예를 들어, 당신의 자녀나 십대는 과학 프로젝트나 독후감이 다음 날 아침에 있을 수 있으므로 그날 저녁 취침 시간까지 끝내야 합니다. 그리고 그것은 자녀의 학년의 주요 부분으로 간주되기 때문에 중요합니다. 또한, 학교 아침에 자녀와 함께 긍정적이고 사랑스러운 관계를 유지하는 것뿐만 아니라 학교를 위해 자녀를 적절하게 청소하고, 옷을 입히고, 먹이고, 정리하는 것은 우리가 하는 긴급하고 중요한 일입니다.

또한, 긴급하지 않지만 중요함으로서 자녀가 하기를 바라는 일들도 있습니다. 이것은 일반적으로 부모가 자녀 또는 청소년이 적절하게 발달하고, 잘 적응하고, 삶을 준비하도록 돕기 위해 더 많은 시간과 노력을 집중해야 하는 곳입니다. 이 일들은 다음 중 하나일 수 있습니다.

- 부모와 다른 가족들을 존경하기
- 또래들과 사이 좋게 지내기
- 다른 사람들에게 정직해지기
- 친구 사귀기
- 감정을 적절히 조절하기
- 조직화된 지역 사회 활동(예: 동아리활동, 스카우트, 스포츠 또는 종교 활동)에 참여하기

- 집 안팎에서 다른 사람의 재산과 소유물을 존중하기
- 법을 준수하기
- 연령에 맞는 자기 관리(옷 입기, 양치질, 샤워 등)
- 그들의 행동에 대하여 책임감을 갖기

주요 생활 활동에서 이러한 중요한 기능 영역은 거의 긴급하지 않습니다. 그러나 그것들은 아이의 전반적인 발달과 적응에 매우 중요합니다. 제가 용납할 수 없는 행동(거짓말, 싸움, 도둑질 등)을 보다 적절하고 긍정적인 대체 단어로 바꾸어 표현했음을 주목하십시오. 저는 당신이 격려하고, 승인하고, 보상하고, 일반적으로 긍정적인 방식으로 지원하고 싶은 행동에 집중할 수 있도록 이렇게 합니다. 부정적이고 용납할 수 없는 용어로 행동을 표현하면 사고가 그 곳에 집중되므로 부적절한 행동의 의욕을 꺾는 처벌 및 기타 수단에 주의를 기울일 수 있습니다.

항상 논쟁이나 반항을 유발하는 것 같은 요청을 고려하고 있는 자신을 발견할 때마다 다음 세 가지 질문을 자신에게 해보십시오.

- "이것이 우리 아이의 복지를 증진하기 위하여 꼭 행해져야 하나요?" (그것이 중요한가?)
- "지금 당장 해야 하나요?"(그것이 긴급한가?)
- "우리 아이가 지금 해야 하나요?"(그것이 누구의 우선순위인가?)

세 가지 질문에 대한 답이 모두 '예'라면 실행에 옮기십시오. 그러나 일반적으로 그렇지 않습니다. 하지만 당신이 이에 대한 답을 즉시 알 수 있다고 말하기는 힘듭니다. 우리 부모는 인간일 뿐이고, "내가 시키는 대로 하면 너무 쉬울 텐데!"라는 이유로 무의미해 보이는 많은 갈등에 휘말리며 발뒤꿈치를 파기 시작할 수 있습니다. 하지만 약간의 객관적인 거리를 유지하기 위해 뒤로 물러나려고 하면 정말 시급하고 중요한 것이 무엇인지 더 명확하게 볼 수 있습니다.

중요한 통고

자녀의 요구에 충분히 무엇이 긴급하고 중요한지를 결정할 때, 당신은 당신 자신의 웰빙을 고려할 권리가 있습니다. 당신의 집을 언제나 완벽한 그림으로 유지하는 것은 아마도 최우선순위이어서는 안됩니다. – 특히 자녀의 건강한 발달과 전체 가족의 복지를 넘어서는 – 그러나 엉망인 상태에 둘러싸여 있는 것이 당신이 당신의 하루를 보내는 것에 집중하는 것을 불가능하게 한다면 당신은 의심 없이 편안한 중간지대를 발견할 수 있습니다. 아마도 아침에 자녀에게 침대를 정리하도록 요청하는 것이 당신이 살아 있는 것으로 느끼고 과도한 스트레스가 당신이 아이를 효과적으로 인도하기 위해(원칙 3) 거기에 있을 수 있는 능력에 영향을 미치는 혼돈을 억제하는 방법처럼 느껴집니다. 그러나 아마도 또다른 방법이 있습니다. : 정리되지 않은 침대를 떠나서 혹은 때때로 당신 자신이 그것을 하면서 더 스트레스를 받는 것은 무엇인지? 요점은 당신만이 ADHD를 앓는 자녀, 당신 및 전체 가족을 위해 올바른 결정을 할 수 있다는 것입니다. 하지만 저는 그러한 유연성과 타협이 모든 사람에게 최고로 작용할 우선순위를 설정하는데 대단히 중요하다는 것을 여러 번 발견해왔습니다.

7. 우선순위를 바로잡는 데 어려움이 있다면 가족 회의(또는 가족 상담)를 고려해 보십시오. 때로는 갈등이 실제로 가족을 사로잡고 한 걸음 뒤로 물러나 우선순위를 재설정하기 위해 충분한 거리를 두는 것이 불가능하다고 느낍니다. 그럴 땐 가족회의를 소집해보는 것이 어떻습니까? 모든 사람에게 발생하는 갈등과 이를 방지할 수 있는 방법을 검토하도록 요청하십시오. 이 토론만으로도 생각보다 빠르게 다양한 요청이 우선 순위 목록

에서 위 또는 아래로 이동할 수 있는 방법에 대한 합의로 이어질 수 있습니다. 그러나 이것이 실용적이지 않은 것 같거나 시도했지만 회의가 더 많은 갈등으로 분출되는 경우 전문가의 도움을 받는 것이 좋습니다.

가족 회의를 선택하는 경우 회의 주제에 집중하고 관련 없는 다른 문제나 완전히 해결되지 않았다고 생각되는 이전의 의견 불일치로 곁길로 빠지지 않도록 하십시오. 작업을 계속하십시오. 이를 위해 다음 6단계 절차를 따르십시오.

- 가능한 한 구체적으로 문제를 정의하고 종이 맨 위에 적어두세요

- 참여하는 모든 가족 구성원에게 이 문제를 해결하기 위한 제안 사항을 제안하도록 권유하십시오. 가장 명백한 아이디어 외에도 억지스럽고 비현실적인 아이디어에도 자유를 주십시오.

- 이 해결책 생성 토론 중에는 비판에 관여하지 마십시오.

- 다양한 목록 중 좋은 목록인 것 같은 것이 있다면, 돌아가서 각 가족 구성원이 특정 해결책에 대해 어떻게 생각하는지 물어보십시오. 세 명의 가족 구성원이 있는 경우 각각 "좋아요"에 대해 "플러스", "싫어요"에 대해 "마이너스", 중립적인 느낌에 대해 "0" 또는 "N"이라고 말할 수 있습니다. 토론에서 각 가족 구성원에 대한 생각을 각 잠재적 해결책(+, −, 0) 옆에 해당 기호로 표시하십시오.

- 이 짧은 평가 기간 후에 대부분의 사람들이 동의하거나 중립적으로 느낄 수 있는 해결책 목록을 살펴보십시오. 그 중 하나를 선택하고 동그라미를 치고 다음 주에 시도할 계획을 세우십시오. 도움이 된다면 각 가족 구성원이 이 쪽에 자신의 이름을 적어 지금은 그 해결책을 따르기로 동의했음을 나타내도록 하십시오.

지금처럼 사는 것에 괜찮은 면이 있나요?
(시간 무시하기)

정답은 "때때로, 그러나 항상은 아니다."입니다. 우리가 시간을 감지하고 관리하는 만성적 문제를 가진 것이 엄청나다는 것을 그저 이해하기 때문에 또한 우리는 높은 스트레스를 언급하지 않으면서 시간에의 집착, 시간관리 및 미래 준비도 일반적으로 문제가 될 수 있다는 것을 인식할 수 있습니다. 당신은 자녀가 정각에 가사일과 다른 과제를 하기를 원하지만 또 우선순위를 고려하는 것이 중요합니다.

준비와 정각에 일을 마치는 것에 과도한 집착은 순간의 즐거움을 놓치게 할수 있습니다. 당신과 ADHD를 앓는 자녀 둘다를 위하여 우선순위를 설정했을 때 이것을 명심하세요. 삶에서의 즐거움은 종종 지금을 감사하고 우리 자신의 생각과 방식을 벗어나는 것에 있습니다. 왜 당신은 마음챙김, 명상, 요가, 불교, 술과 대마초 사용이 그렇게 인기있다고 생각하시나요? 여러 가지 방법으로 그것들은 모두 지금 혹은 이 순간과 우리 주변의 현실 조각에서 거슬러 올라갑니다. 또한 이것이 우리가 휴가를 가는 이유입니다. – 시간 관리의 운동기구에서 내리기.

ADHD를 앓는 사람은 미래가 아닌 지금에 더 관여하고 주의를 기울이기 때문에 우리는 그들이 훨씬 적은 곤란을 겪고 위기에서 유리한 입장에 있는 것을 발견하는 것 같습니다. 당연히 위기는 계획되지 않았고 기대되지 않습니다. 위기는 우리가 지금 당장 일어나고 있는 문제를 다루고 그것에 대한 빠른 결정을 하도록 요구합니다. ADHD를 앓는 사람은 미래를 심사숙고하고 미래에 대한 최선의 계획을 세우기 보다 지금을 다루고 그렇게 단호히 하는 것에 있어서 할증을 붙이는 상황에서 불리한 입장에 있는 것이 아닐 수도 있습니다. ADHD를 앓는 의사와 군인이 내게 응급실이나 전장에서의 위기를 다룰 때 그들이 동료만큼 혹은 더 잘한다고 말해왔습니다.

ADHD를 앓는 아동은 지금을 살고 다른 사람보다 그것에 더 집중하지만 반면에 미래에 대해 덜 고려합니다. 제가 당신에게 ADHD를 앓는 자녀가 시간, 미래 및 제 시간에 일하기에 더욱 집중하도록 돕기를 원하는 반면에 목표는 시간미래, 프로젝트, 숙제 및 마감에 집중하기와 지금과의 연결 및 지금에 감사하기간의 훌륭한 균형이어야 합니다.

■ 1–2주 후, 또 다른 가족 회의를 소집하여 초기 해결책이 해당 문제를 해결하는 데 얼마나 도움이 되었는지 검토합니다. 필요에 따라 계획을 수정합니다. 그런 다음 다시 1–2주 동안 다시 시도하십시오.

8. 당신이 하기를 원하는 요청이 세 가지 질문 테스트를 충족하면 이 책의 다른 원칙을 사용하여 요청을 효과적으로 제기하십시오.

■ 능동적으로 행동하라(예를 들어, 이 활동을 시작하기 전에 전환 계획 수립)(원칙 12).

■ 당신의 자녀가 더 책임감 있게 만드십시오(자녀가 일하는 동안 더 자주 그리고 더 면밀한 감독은 즉각적인 결과가 있음)(원칙 6).

■ 지시 사항을 최소한으로 유지하고 개인적으로 전달하십시오(더 많이 만지고 덜 말하십시오)(원칙 7).

■ 약간의 인센티브를 제공하고 칭찬과 보상으로 후속 조치를 취함으로써 자녀에게 과제나 상황을 더 보람 있게 만들거나 동기를 부여하십시오(원칙 7).

원칙

5

마음챙김의 양육

거기에 있으면서 자각하기

우리 모두는 자녀들과 함께 있는 것이 얼마나 쉬운 일인지 알고 있지만, 실제로는 *자녀들과 함께 있는 것*이 아닙니다. 주의를 기울이거나 사회적인 측면에서 말입니다. 자녀들이 바로 옆에 있어도, 우리는 핸드폰을 하거나, 태블릿을 하면서 이메일과 소셜미디어에 몰두하고 있습니다. 또는 머릿속 어디쯤 몰두해 있는데, 그것은 내일까지 해야 할 일 혹은 다음주, 다음해까지 해야 할 일들이나 다르게 흘러갈 수 있었던 어제의 일, 지난 달의 일을 반추하는 것입니다. 이전 장에서 저는 이를 '시간의 노예가 되는 것은 실수'라고 주장했으나, 사실 우리는 모두 그렇게 하고 있습니다. 시간의 노예가 되는 일에 충분함은 없기 때문입니다.

> **문제점**: 부모들은 자녀들과 함께 있을 때, 더 좋은 행동, 더 좋은 관계를 만들 기회를 놓쳐버리며 다른 것에 정신이 팔려 있습니다.

당신의 시간, 마음에 대한 이러한 요구는 당신의 삶에서 가장 중요하게 여기는 것들 중 하나인 자녀로부터 주의를 산만하게 할 수 있습니다. 그리고 당신의 자녀가 ADHD라면, 일상 생활을 성공적으로 헤쳐 나가기 위한 스트레스와 갈등으로, 당신과 자녀의 관계는 이미 위험에 처해있을 수 있습니다. 이전 장인 원칙 4에서는 자녀와의 관계를 위협하는 지속적인 부정적 고리에서 벗어날 수 있는 방법을 제시했습니다. 이 장에서는 당신의 시간, 관심, 감정이 다른 곳에 낭비되는 것을 막을 수 있는 방법을 제시하면서 당신의 노력을 한 단계 더 나아갈 수 있도록 도울 것입니다. 그래서 당신은 당신의 시간, 관심, 감정을 자녀와 친밀한 관계를 만들고 유지하는데 투자할 수 있으며, 삶에서 지속될 것입니다. 좋은 목자는 주의를 기울여야 하고, 좋은 부모는 자녀와 함께하며 즐거워해야 합니다. ADHD 아동의 부모는 긍정적인 것에 주의를 기울이기 위해 더욱 노력해야 합니다.

> **해법**: 마음챙김과 주의를 기울이는 부모가 되세요.

> 육아만큼 겸손하고 도전적이며 가슴 아픈 것은 없다. 그만두는 것도 숨는 것도 없고 "결승선"도 없다. 그러므로 자기 보존의 행위로서, 우리는 양육을 하는 그 순간에, 우리 자신을 위한 친절과 동정심을 적극적으로 길러야 한다.
>
> – Lisa Kring

마음챙김을 가르치는 사회복지사 Lisa Kring의 위와 같은 말은, ADHD와 같은 신경발달장애를 가진 자녀를 양육하는데 있어 두 배의 사실입니다. 부모의 스트레스와 도전은 자녀들의 어려움, 발달 지연, ADHD 자녀의 양육에 대한 오해, 전문가의 필요성에 의해 더욱 증폭됩니다. 당신 혹은 당신의 자녀가 ADHD라면 이러한 장애물을 극복하기 더욱 어려울 것입니다. 어떻게 할 수 있을까요? 당신의 생각과 감정, 반추, 산만함, 스마트 기술, 소셜미디어가 당신과 자녀의 관계로부터 당신을 가로채는 것을 막아야 합니다. 그렇다면 이것은 어떻게 할 것인가요? 마음챙김을 기르는 것입니다.

마음챙김은 웰빙을 증진시킵니다. 마음챙김과 마음챙김 명상의 실천은 타인을 대하는 태도, 사고방식, 자세로서 최근 수십년간 우리의 문화를 휩쓸어왔습니다. 마음챙김이 가르치는 기술과 관점은 연구를 통해 다음과 같이 드러났습니다:

- 삶에서 스트레스를 줄여 줍니다.
- 삶의 질을 향상시켜 줍니다.
- 만성질환, 통증, 임박한 죽음 등 고통의 근원에 더 잘 대처할 수 있게 해줍니다.
- 행복은 아니더라도 주어진 상황에서 만족을 얻게 해줍니다.
- 타인과 좋은 관계를 유지시킵니다.

마음챙김은 우리가 우리 주변 삶의 현실에 대해 감사하도록 도와줍니다. 마음챙김은 정신적인 집착, 반추, 미래의 (목표지향적인) 생각에서 벗어나 당신이 있는 그 순간과 당신의 주변을 더 잘 인식하도록 해줍니다. 모든 형태의 산만한 생각들은 현재 당신을 둘러싸고 있는 현실로부터 멀어지게 합니다. 당신이 처리해야 하는 일상적인 책임과 좌절감에 집중할 때보다 당신이 주의를 기울이기 위해 멈춰서야, 비로소 지금 이 순간이 매우 놀랍고 기적적이라는 것을 알아차릴 수 있습니다. 마음챙김은 목표 지향적 사고와 방황하는 경향을 주기적으로 버리고, 대신 지금 이 순간에 있는 감각과 주의에 더 집중하는 것이 우리의 삶과 타인에 대한 더 많은 감사, 평화, 그리고 삶과 세상과의 통합에 대한 더 큰 감각을 줄 수 있다고 가르칩니다.

즉, 마음챙김은 우리의 주변에 있는 것들에 대해 감사하도록 가르칩니다. 특히 우리의 자녀에 대해서 말입니다. *그냥 그곳에 단순히 있지 마세요. 정말로 그 순간과 그 장소에 그들과 함께 존재하세요.*

마음챙김은 우리를 비참하게 만들 뿐인 "해야하는 것"을 버리는 데 도움을 줍니다. 많은 사람들이 마음챙김, 특히 명상을 불교적인 관습으로 생각하지만, 마음챙김을 발전시키고 실천하기 위해 특정한 종교적인 믿음을 채택할 필요는 없습니다. 사실, 마음챙김은 우리가 어떻게 느끼는지를 바꾸기 위해 우리의 생각과 행동을 바꾸도록 도와주는 인지행동치료의 형태입니다. 마음챙김은 우리가 의도적으로 사물을 지나치게 생각하는 것을 멈추고 내면적으로 몰두하는 것을 멈출 때, "해야 하는 것"을 버릴 수 있다고 가르칩니다. 원하지만 가질 수 없는 것에 대한 이러한 정신적인 반추와 갈망이 우리 삶의 많은 고통의 기초입니다. 그것은 단지 마음챙김이나 불교가 아닌 인지행동치료의 필수 원칙입니다. 우리의 생각과 관련된 감정들은 종종 우리 자신의 최악의 적이자 가장 큰 고통의 근원입니다. ADHD를 앓고 있는 자녀가 어떻게 행동해야만 하는지, 또 당신의 가정을 꾸려 나가기 위해 무엇을 해야만 하는지에 대해 끊임없이 집중할 때, 당신은 당신의 독특하고 사랑스러운 자녀를 앞에 두고 볼 수도 없고, 부모가 되는 경이로움을 즐길 수도 없습니다.

마음챙김은 우리에게 우리 자신보다 더 큰 무엇인가에 대한 소속감을 줍니다. 마음챙김은 우리의 머리속에서 벗어나게 함으로써 당장의 순간과 주변의 전체성을 감지하고 가치를 부여하도록 가르칩니다. 최근의 연구는 종종 종교적인 개인에게 귀속되는 더 큰 행복, 더 정확하게는 만족감이 사실 종교의 결과가 아니라는 것을 보여주었습니다. 그것은 종교적, 비종교적, 무신론적 또는 인도주의적인 것을 가로지르는 현실과 우주와의 일체감에서 비롯된다는 것입니다. 자신보다 더 큰 것에 대한 소속감이 생기고 모든 생명과 우주의 필수적인 부분이 됨으로써 만족감을 얻을 수 있습니다. Lisa Kring이 제안한 것처럼, 우리는 우리 자신에 대한 연민을 가질 수 있고, 이 순간, 그리고 매 순간에 존재하는 세상의 필수적인 부분으로서 우리의 자녀에게도 연민을 가질 수 있게 됩니다.

따라서, 거기에 존재하고 이 순간을 인식하는 방법은 마음챙김을 연습하는 것입니다. 특히 당신의 자녀들과 있을 때 그렇게 해야 하며, 어쩌면 명상까지도 연습해볼 수 있습니다. 이것을 통해 육아 스트레스를 줄일 수 있고 삶에 대한 만족감도 얻고, 그럼으로써 있는 그대로 감사하고, 자녀를 보살피고, 있는 그대로의 자녀 그 자체(당신이 원하는 대로의 자녀가 아니라)를 수용해서, 자녀와 더 평화롭고 지속적인 관계를 구축할 수 있습니다.

마음챙김의 육아를 통해서 당신은 생각, 감정, 그리고 감정의 촉발요인을 알아차리고, 자동적인 반응(마치 무릎 반사처럼 자동적인 반응, 즉 당신이 후회할 만한 반응 말입니다.)을 마음챙김의 반응으로 대체할 수 있습니다. 하지만 더 중요한 것은 당신이 자녀의 좋은 행동뿐만 아니라 당신의 삶에서 자녀의 존재 자체에 대해 더 많이 인식하고, 주의를 기울이고, 감사하게 된다는 것입니다. 특히 자녀와의 관계가 고통스럽다고 느낀다면, 마음챙김의 육아가 최선의 해결책이 될 수도 있습니다. 이 곳에 존재하고, 이 순간을 인식하는 새로운 습관을 만들기 위해, 저는 당신이 네 가지 방법으로 마음챙김을 사용할 것을 권장합니다:

1. 명상할 때처럼 혼자 있을 때 마음챙김으로 하는 연습을 하세요. 이 순간을 스포츠나 다른 기술을 향상시키기 위해 하는 것과 같은 연습 훈련으로 생각하세요.

2. 이런 종류의 마음챙김을 당신의 자녀와 함께 특별한 놀이 시간을 할 때, 혹은 자녀와 소통을 할 때에도 확장하세요. Constance Hanf 박사에 의해 개발된 방법을 사용하여 부모의 행동 훈련 프로그램의 일부로 이것을 수천 명의 부모들에게 가르쳐 왔습니다.

3. 자녀와의 이러한 유형의 상호 작용을 자녀의 독립적인 놀이에까지도 확장해 보세요. 주기적으로 자녀가 하는 일이 무엇이든-사소한 방식이라도-주의를 기울이고, 감사하세요.

4. 당신의 자녀가 당신의 요청을 따르거나 과제를 수행할 때에도 이러한 마음챙김의 육아 양상을 확장해보세요.

Jon Kabat-Zinn이 "매일의 축복"이라는 제목의 마음챙김의 육아에 관한 그의 책과 관련하여 면담했듯이:

'마음챙김의 육아는 평생에 걸친 연습이다. 그것은 당신이 결과에는 덜 집착하고, 대신 삶과 자녀들의 삶에서 일어나는 일에 더 신경을 쓰게 된다는 것을 의미한다. 마음챙김의 육아는 순간순간적이고 개방적이며 무판단적인 관심에 관한 것이다. 자녀들을 있는 그대로 보는 것이지, 부모가 원하는 대로 보는

것이 아니다. 인생에서 펼쳐지는 모든 것들이 좋든 싫든 육아를 위한 교육과
정이 되도록 내버려두라.'

혼자 마음챙김 연습하기: 명상 훈련

여기서의 목적은 당신이 너무 많이 생각하지 않고, 당신의 마음이 본인과
주변을 더 완전히 인식하도록 하면서, 순간에 마음을 쓰고 완전히 모든
감각을 인식하는 것이 무엇을 의미하는지 연습하는 것입니다. 처음에는
눈을 감고 하는 게 좋습니다. 시각은 우리의 지배적인 감각이고, 당신의
주변에서 보는 것들은 당신을 산만하게 하는 사고를 촉발시킬 수 있습니
다. 그래서 사람들이 명상할 때 눈을 감는 것입니다. 지배적인 감각이 정
지되거나 최소한으로 제한될 때, 당신의 감각과 마음을 지배하는 것이 훨
씬 더 쉽습니다. 적어도 일주일에 4번, 매일 15분에서 20분 동안 상대적으
로 조용하고 주의를 산만하게 하지 않는 환경 어딘가 혼자 있을 시간을
확보해보세요. 당신이 15분 동안 혼자 있을 수 있다면 어디든 괜찮습니다.
저는 사무실에서 일하는 동안 사용하지 않는 방을 찾을 수 있는 회의실
에서, 학교에서 손자를 데리러 오기 위해 기다리는 동안, 그리고 물론 집
에서도 이 명상 훈련을 했습니다. Jon Kabat-Zinn의 인기 있는 책 중 하
나의 제목을 인용하자면, "어디를 가든, 거기에 당신이 있다." 인 것입니
다. 따라서 개인 공간을 찾아 다음을 수행하세요:

앉거나 몸을 뒤로 젖힌 자세를 취하세요(누우면 잠들 수 있기 때문에
눕는 자세는 지양하세요). 눈을 감으세요(눈꺼풀을 편안하게 하고, 너무
꽉 감지 마세요).

깊게 숨을 들이 마시고 천천히 내뱉으세요. 긴장을 푸는 데 도움이 된다면 한두 번 더 시도하세요. 그리고 나서 천천히, 규칙적으로, 그리고 자연스럽게 숨을 쉬되, 잠들지는 마세요.

몸을 살피는 명상을 수행하세요. 머리와 목부터 시작해서 근육을 이완시키는데 집중하세요. 신체부위를 좌우로 조금 흔들고 앞뒤로 움직이는 것이 도움이 될 수 있습니다. 긴장을 푼 다음 신체 부위와 주요 근육 군(어깨, 팔, 가슴, 복부, 다리, 발)을 따라 내려가세요. 그리고 나서 신체 감각을 살펴 보세요. 다시, 당신의 머리, 목, 그리고 얼굴로 시작해서 그 부분에서 느끼거나 감지하고 있는 것에 집중하세요. 압박, 열, 옷이나 의자 표면과 같은 것들과의 접촉? 그냥 집중해보세요. 만약 당신이 약간의 긴장감을 느끼면, 그 근육들을 다시 풀어보세요. 다시 당신의 몸을 따라 내려가면서, 단지 각 부분에서 느껴지는 것에 집중하세요. 저는 이 두 가지 연습을 통해 생각 자체를 멈추고 감각에 주의를 기울이며 마음챙김 명상을 시작합니다.

상황을 살펴 보세요. 이것은 신체 감각 살핌과 같습니다. 이제 당신은 감각(시각을 제외하고)을 사용해서 당신 주변을 살피는 것입니다. 여기서의 요점은 단지 주변 상황을 좀 더 많이 인식하는 것입니다. 시계가 똑딱거리고 있나요? 수족관 모터나 냉장고가 돌아가는 소리가 들리나요? 차 소리, 새가 지저귀는 소리, 또는 바로 밖에서 다른 소리가 들리나요? 단지 그것들을 주목해보고, 넘어가세요.

당신의 마음에 집중할 초점을 선택하고, 그 다음에 집중하세요. 당신은 몸과 주변을 살피는 것보다 약간 더 어려운 훈련인, 한 가지에 감각과 마음을 집중시키는 훈련으로 가고 있습니다. 보통 그 한 가지는 당신의 호흡이나 심장박동이지만, 마음이 방황한다면 당신의 내부 또는 당신의 외부의 어떤 것(시계, 반복적인 소리)이라도 괜찮습니다. 저는 눈을 감고 처음에는 호흡에 집중합니다. 그리고 나서는 눈을 감고 있음에도 불구하고 가장 먼 앞의 한 지점을 응시하는 기분으로 전환합니다. 마치 먼 곳에 있는 무언가 마음 속의 이미지에 나타날 것처럼 그 공허함을 들여다보고 있는 것입니다. 만약 그것이 당신에게 이질적이거나 이상하게 느껴진다면 굳이 그럴 필요가 없습니다. 당신이 마음으로 집중할 수 있는 초점을 찾아보세요. 당신이 아주 조용히 혼자 또는 마음속으로 콧노래를 흥얼거리기만 해도 당신은 하나를 만들 수 있습니다.

아무 생각도 하지 마세요. 가능한 당신의 초점에 최대한 집중하세요. 물론 많은 사람들이 이 단계에서는 집중을 못하고 방황할 것이고, 당신도 그럴 것입니다. 그러니 당신도 모르게 생각들이 떠오른다면, 그것에 대해 걱정하지 마세요. 그것들을 주목하고, 마음속에 그 생각들이 도착한 것을 인정하고, 작별 인사를 하며 그것들을 놓아주세요. 그리고 다시 주의 집중으로 돌아가 보세요. 어떤 식으로든 생각에 연연하거나 추구하거나 해석하거나 판단하지 마세요. 그것들이 일어났다는 것을 주목하고 나비처럼 풀어주고 주의 집중 지점으로 돌아가보세요.

초점에 집중을 하는 동안 감각에 주의하세요. 초점에 집중을 하는 동안 저는 주변의 것들, 소리, 그리고 심지어 내부 상태와 접촉하는 등 다른 것들에 대한 감각이 높아진다는 것을 발견합니다. 그것들에 주목하고 나서,

다시 초점으로 나아가면 됩니다. 이렇게 주변에 대한 감각이 높아지는 것은 그것들을 의식하는 부분입니다. 이것은, 많은 사람들이 주변, 심지어 더 큰 우주의 일부이고 통합되어 있다는 것을 느끼게 하는 과정이라고 느낍니다. 마치 당신은 현실에서 그 순간의 천에 짜인 하나의 실이 되는 것입니다. 대부분의 사람들은 이것이 매우 평화롭고 만족스러운 감정이라고 생각합니다. 그들은 그 순간에 대한 그들의 감각과 그들의 주변 환경에 젖어 있습니다.

이 순간과 "지금"의 흐름 속에서 약 15분 이상 머무르다가 눈을 떠보세요. 가만히 있으세요. 이는 마치 잠에서 깨어난 것과 같습니다. 당신 주변에 무엇이 있는지 시각적으로 인식하세요. 편안한 호흡을 계속하고 주변의 모든 것들을 주의하세요. 당신의 눈이 시야 전체를 돌아다니게 하고, 그것을 모두 받아들이게 하세요. 화가가 이 장면을 그리는 것과 같이 빛과 음영의 패턴을 포함하여 방 안에서 자신을 둘러싸고 있는 것들의 색, 질감, 공간 배치, 그리고 다른 특징들에 주목해보세요. 다시 한 번, 생각이 떠오르면 생각하지 않고 그냥 내버려 두도록 노력하고 그것들을 날려 보내세요. 이 순간에 몇 분 동안 머무르도록 노력하세요. 그리고 나서 천천히 일어서서 당신의 평소 활동으로 돌아가세요. 주변 사물에 대한 감각을 높이고, 현재에 더 집중하고, 자신과 맥락을 염두에 두고 그렇게 할 것이라는 점에 주목하세요.

하루 동안에, 주의 깊게 몇 분씩 연습하세요. 하루를 보내면서 가끔 1분씩 시간을 갖고 바로 그 순간을 감지하고 느끼고 주의를 기울이기 위해 생각을 멈추어 보세요. 당신은 이제 언제든 필요한 순간에 마음챙김의 상태를 가져오려고 노력하고 있는 것입니다. 그리고 당신은 ADHD 자녀와 함께 있을 때도 이것이 필요할 것입니다. 그러니 그 순간에 있는 것을 연습하고, 연습 시간을 1–2분으로 설정해본 다음, 하루를 계속하세요. 다음 연습으로 넘어가기 전에 며칠 동안 마음챙김 연습을 해보기 추천합니다.

스트레스 받을 때는 S-T-O-P 방법을 사용하세요.

1. Stop. 하고 있는 것을 잠깐 멈추세요. 당신과 당신 주변에 대해 조금 더 인식하기 위해 스스로 잠깐 일시정지 하세요.

2. Take a breath. 천천히, 깊게 숨을 들이쉬고, 천천히 내뱉으세요. 스스로 진정시키기 위해 이 방법을 여러 번 반복하세요.

3. Observe. 당신과 당신 주변의 것들을 받아들이고, 당신 안에서, 밖에서, 그리고 주변에서 일어나는 것들을 완전하게 받아들이세요.

4. Proceed. 이러한 마음챙김의 일시정지를 통해, 당신은 하고자 하는 상황에서 조금 더 적응적이고, 효과적이고, 진실된 행동을 취할 수 있습니다. 또한 이는 당신의 ADHD 자녀와 더 오래가는 좋은 관계를 촉진시킬 것입니다.

다음 단계의 연습으로 넘어가기 위해 얼마나 걸릴까요? 마음챙김의 마음 상태를 가지기까지는 사람마다 모두 다릅니다. 당신이 준비되는 것은 당신 스스로 결정하세요.

특별한 놀이 시간 동안 자녀에 대해서 마음챙김 연습하기
: 좋은 행동에 주의를 기울이기

이 연습 훈련은 당신이 단 몇 분만의 시간이 있어도 마음챙김 상태에 쉽게 들어갈 수 있다는 것을 보여주었습니다. 그리고 눈을 감고 명상을 연습하는 것은 여러분이 지금을 완전히 인식하는 상태로 들어가는 것을 도울 수 있지만, 이 연습 훈련의 요점은, 당신이 눈을 크게 뜨고 있는 동안에도 마음챙김이 가능한 것을 돕는 것이었습니다.

자녀 중심의 놀이 시간은 15-20분을 따로 두는 것을 포함합니다. 그 시간에는 자녀와 함께 놀고, 자녀를 돌보고, 받아들이고, 인정하고, 감사하고, 그 순간에 자녀가 그 자리에 있는 것을 마음챙김의 상태로 받아들이는 것입니다. 이는 가치 있는 관행이자 좋은 투자입니다. 하루 종일 당신의 자녀에게 집중할 수 있도록 준비시키며, 특히 자녀가 당신의 요구를 들어줄 때 그렇습니다. 자녀와의 관계를 개선하고, 또 당신이 투자한 시간에 대한 보답을 해줄 것이라는 점에서 투자라고도 볼 수 있습니다. 모든 사람들은 감사함을 느끼고 싶어합니다. 자녀들이 스스로 감사하다고 느낄 때 그들은 자신을 돌보는 사람들에게 더 많은 존경심을 갖게 되고, 말을 듣고, 따르고, 일반적으로 그러한 사람들에게 더 도움을 줍니다.

저는 일주일에 4-5번씩 하는 이러한 놀이가 특별한 놀이 시간 동안 자녀에게 주로 보여지는 행동과 좋은 자질에 집중하고 감사할 수 있도록 부모들을 도와준다는 점을 발견했습니다. 그리고 이는 복잡하지 않습니다. 최고의 매니저, 최고의 팀원, 그리고 최고의 친구와 파트너로 평가받는 사람들은, 우리와 함께 있을 때 우리에게 더 관심을 기울이고 감사하는 사람들이라는 것을 확실히 알 것입니다. 우리가 인정 받지 못한다고 느낄 때, 우리는 종종 직업을 바꾸고 팀을 그만두고 이혼하고 친구와 절연을 합니다. 자녀가 잘 하고 있음에도 불구하고 당신이 항상 명령을 소리치거나 자녀와 논쟁하거나 자녀를 무시한다면 당신의 자녀도 똑같이 느낄 수 있습니다. 당신이 소셜 미디어에 사로잡히거나 미래에 대해 고민하고 있을 때에도 마찬가지 입니다. 이어서 나오는 내용들은 특별한 놀이 시간 동안 자녀에게 주의를 기울이는 단계별 지침을 제공합니다.

하루 동안 당신의 자녀에게 마음챙김의 상태로 주의 기울이기

일단 당신이 자녀와의 놀이 시간에 마음챙김의 상태로 있을 수 있다는 자신감을 느끼면, 하루 종일 마음챙김의 상태로 있는 단계로 넘어가보세요. 특히 ADHD 자녀를 둔 부모의 경우, "자고 있는 개들을 자게 내버려두는 식"으로 행동하는 경향이 있습니다. 특별히 파괴적인 행동을 하지 않는 자녀들을 그냥 무시하고 내버려두는 것 말입니다. 이 시간을 다른 일을 하기 위해 사용하는 것은 이해할 수 있지만, 당신은 근본적으로 그것을 무시함으로써 자녀의 독립적인 행동을 장려할 수 있는 수많은 기회를 놓치고 있을지도 모릅니다. 특히 자녀가 잘못된 행동을 했을 때만 대신 자녀에게 주의를 기울인다면, 당신은 무심코 당신의 자녀에게 잘못된 행동이 관심을 얻는 가장 좋은 방법이라고 가르치고 있는 것입니다. 그러니 반대로 하세요. 당신의 자녀가 당신으로부터 독립적으로 무언가를 하고 있지만 당신이 자녀를 찾을 수 있을 정도로 가까이 있는 때를 찾으세요. 그런 다음 자녀를 찾아가서 자녀가 무엇을 하고 있는지 간단히 알아채고, 그것을 인정하고, 받아들이고, 감사하세요.

이 과정은 단 몇 분 밖에 걸리지 않지만, 자주 해야 한다는 것을 기억하기가 쉽지 않습니다. 스마트폰, 주방 오븐 또는 전자레인지의 타이머를 20-30분마다 울리도록 설정해 보세요. 그리고 나서 타이머가 울리면, 자녀를 찾아가 보고 자녀가 잘 행동하고 있다면, 자녀를 돌보고 감사하세요. 이러한 관심을 받기 위해 자녀가 잘 행동하는 상황을 만드는 것은 다음 내용에 설명되어 있습니다.

자녀의 좋은 놀이 행동에 주의를 기울이기

자녀의 놀이 행동에 주의를 기울이는 것은 다음과 같습니다.

1. 자녀가 9세 미만이라면 하루 중 자녀와 보낼 수 있는 "특별한 시간"을 설정하세요. 미취학 자녀가 있다면 다른 자녀가 아침에 학교에 가고 난 뒤가 그 시간이 될 것이고, 자녀가 학교에 다니거나 당신이 집 밖에서 근무하는 경우라면 학교에 다녀온 뒤가 그 시간이 될 것입니다. "특별한 시간"을 보내고 있는 자녀 외의 다른 자녀들은 개입되지 말아야 합니다. 15분에서 20분정도를 마련하세요. 자녀가 9세 이상이라면, 매일 자녀가 혼자 놀이 활동을 즐기는 것처럼 보이는 시간을 찾으세요. 당신이 하던 일을 멈추고 아래 지침에 따라 자녀의 놀이에 참여하세요.

2. 어린 자녀의 경우: 지정된 시간에 "지금이 우리가 함께 놀 수 있는 특별한 시간이야. 무엇을 하고 싶니?"라고 말해보세요. 더 큰 자녀의 경우, 자녀가 뭘 하고 있든, 당신이 같이 참여할 수 있는지 물어보세요. TV가 아닌 활동이어야 합니다. 그리고, 자녀의 놀이를 통제하지 마세요.

3. 긴장을 풀고 편하게 참여하세요. 당신이 화가 난 상태이거나, 바쁘거나, 바로 떠나야하는 상황이라면 이 특별한 놀이 시간을 시작하지 마세요.

4. 자녀가 놀이를 하는 것을 본 후에는, 자녀에게 재미있다는 것을 전하고 싶은 열정을 보여주면서 내레이션을 시작하세요. 자신을 스포츠 캐스터라고 생각하세요. 어린 자녀들은 이것을 정말 즐깁니다. 조금 더 큰 자녀들이라도 당신

은 여전히 그들의 놀이에 대해 언급해야 하지만, 어린 자녀들보다는 덜 해야 합니다.

5. 질문도 하지 말고 명령도 하지 마세요! 이 점이 매우 중요합니다. 자녀가 무엇을 하고 있는지 확실하지 않아서 물어보는게 아니라면, 자녀에게 질문하는 것을 피하세요. 명령이나 지시를 내리지 말고 자녀를 가르치려고 하지 마세요.

6. 가끔 자녀에게 칭찬과 찬성의 긍정적인 표현이나 놀이에 대한 긍정적인 피드백을 제공해보세요. 지나치게 추켜세우지도 말고, 정확하고 정직해야 합니다. 그 예로, "이렇게 같이 조용하게 놀고 있으니까 좋네.", "우리가 특별한 시간을 함께 보니까 정말 좋구나.", "정말 멋지게 잘 만들었구나." 등이 있습니다.

7. 만약 당신의 자녀가 잘못된 행동을 하기 시작한다면, 잠깐 다른 곳을 보세요. 자녀의 잘못된 행동이 계속되면 특별한 놀이 시간이 끝났다 말하고 방을 나가세요. 자녀에게 나중에 잘 행동할 수 있을 때 같이 놀겠다고 말하세요. 만약 자녀가 놀이를 하는 동안 너무 파괴적이고 방해하는 행동을 한다면, 당신이 평소에 하던 것처럼 자녀를 훈육하시기 바랍니다.

당신의 자녀에게 긍정적인 피드백을 주고, 당신의 자녀를 받아들이는 방법에 대한 제안

자녀를 받아들이는 비언어적인 신호
안아주기
머리나 어깨를 두드려주기
애정 어린 마음으로 머리를 쓰다듬기
자녀에게 팔을 둘러주기
웃어주기
가벼운 키스
엄지손가락을 들어올리기
윙크

자녀를 받아들이는 언어적 신호

"나는 너가 -할 때 좋네."

"너가 -하는 것이 좋구나."

"넌 정말 멋진 소년/소녀야."

"너가 -를 하는 방식이 아주 멋졌어."

"잘했어!"

"잘 하고 있구나!"

"멋지다!"

"최고야!"

"훌륭해!"

"너가 -할 때 정말 어른스럽게 행동하는구나."

"너도 알다시피 여섯 달 전에는 잘 못했는데, 지금은 잘 하는구나. 정말 빨리 크고 있구나!"

"아름답네!"

"와우!"

"-를 하다니 정말 멋진 일이구나."

"잘했어. 이것을 다 혼자 했구나."

"그렇게 잘 행동하는 것만으로도 너와 나는-"

"너가 -할 때 참 자랑스럽구나."

"나는 우리가 이렇게 -를 하는 순간을 참 즐긴단다."

자녀가 당신의 요청에 응할 때 마음챙김을 연습하기

특별한 시간에 자녀와 놀거나 독립적으로 일을 하거나 집안일을 할 때 자녀를 세심하게 돌보는 것에 익숙해지면, 자녀가 당신의 요청을 들어줄 때 주의 깊게 경청하고 감사하는 연습을 시작할 수 있습니다. 마음챙김의 육아는 쉽지 않고 실천이 필요하지만, ADHD 자녀와 함께 살아가는 방식에 최대한 접목되어야 할 일입니다. 그렇게 하는 것의 이점은 신경 발달 장애

를 가진 자녀를 양육하는 데 시간과 노력을 들일 가치가 있는 많은 방법
으로 당신에게 돌아올 것입니다.

독립적인 놀이에 마음챙김의 상태로 참여하기

많은 부모들은 그들이 하는 일을 자녀가 방해를 한다면 전화 통화, 저녁 요
리, 이웃 방문 등등을 할 수 없다고 불평합니다. 다음 단계는 당신이 다른 활동으
로 바쁠 때 자녀들이 독립적으로 노는 방법을 가르치도록 설계되었습니다.

1. 전화 통화, 독서, 저녁 식사 준비 등으로 당신이 바빠지려고 할 때 자녀에
게 직접적으로 명령을 하세요. ① 당신이 바쁜 동안 자녀가 무엇을 해야 하는지
알려주고, ② 자녀에게 당신을 방해하거나 귀찮게 하지 말라고 구체적으로 알려
주는 직접적인 명령을 내리세요. 예를 들면 다음과 같습니다. "엄마는 전화 통화
를 해야 하니 이 방에서 TV를 보고, 엄마를 방해하지 말아줘."

2. 그리고 나서 당신이 그 일을 시작한 뒤 잠시 후에 하던 일을 멈추고, 자녀
에게 가서 자녀가 당신에게서 떨어져 당신을 방해하지 않는 것에 대해 칭찬하세
요. 계속 자녀에게 당신을 방해하지 말고 맡은 일을 계속하라고 상기시키고, 당
신은 하던 일로 돌아가세요.

3. 그리고 자녀에게 돌아가 다시 한 번 여러분을 방해하지 않는다고 칭찬하기
전에 몇 분 더 기다려 보세요. 당신의 활동으로 돌아가서 조금 더 기다렸다가 다
시 자녀를 칭찬하세요.

4. 시간이 경과할수록 자녀가 당신을 방해하지 않는다는 칭찬의 빈도를 점차
줄이고, 당신이 당신의 일에 머물 수 있는 시간을 늘리세요. 5분마다 자녀를 칭
찬하고 이후 10분으로 늘리고 그 다음 15분으로 늘리는 것입니다.

5. 만약 자녀가 당신을 방해할 것처럼 여겨지면 하고 있는 일을 즉시 멈추고,
자녀에게 가서 방해하지 않았다고 칭찬하고, 당신이 자녀에게 준 일을 계속하도
록 자녀의 방향을 바꾸세요.

6. 당신이 하고 있는 일을 마치자마자 자녀에게 가서 당신이 해야 할 일을 완
수하게 해준 점에 대해 특별한 칭찬을 해주세요. 심지어 주기적으로 당신의 자녀
에게 작은 특권이나 보상을 줄 수도 있습니다.

당신의 자녀가 규칙을 따를 때 마음챙김의 상태로 받아들이기

이제, 당신이 자녀에게 명령을 내릴 때, 자녀가 얼마나 잘 하고 있는지에 대한 즉각적인 피드백을 주세요. 그냥 가버리지 말고, 머무르고, 긍정적으로 코멘트하세요.

1. 당신이 명령이나 요청을 하고 당신의 자녀가 따르기 시작하면, 다음과 같은 문구를 사용하여 자녀를 칭찬하세요.

"내가 요청 한 대로 해 줘서 좋구나."

"내 말대로 해 줘서 잘했어."

"엄마/아빠가 요청한 것을 해 줘서 고마워."

"너가 얼마나 -를(빨리, 깔끔하게 등) 잘 하고 있는지 보렴."

"-를 하다니 잘했어."

2. 만약 필요하다면, 잠깐 자리를 비울 수 있지만 자녀를 칭찬하기 위해 자주 돌아오세요.

3. 만약 당신의 자녀가 특별히 그렇게 하라고 지시받지 않았는데도 일이나 집안일을 한다면, 특별히 긍정적인 칭찬이나 심지어 작은 보상을 제공해서, 자녀가 항상 그렇게 하라고 지시 받지 않고도 가정 규칙을 기억하고 따르도록 하세요.

4. 사실상 모든 명령에 대해 자녀에게 긍정적인 주의를 기울이기 시작하세요. 자녀가 평소에 따르는 두세 가지 명령을 준수한 것에 대해 칭찬하고 주의를 기울이도록 각별히 노력하세요.

자녀의 자기인식과 책임감 증진시키기

만약 당신이 원칙 5의 마음챙김 전략을 적용하기 시작했다면, 당신은 자녀에게서 보고 싶은 행동을 격려하기 위해 여러분 자신의 주의 깊은 공감을 사용하고 있는 것입니다. 당신은 아마도 두 사람 사이의 더 가깝고 따뜻한 관계에서 결실을 얻고 있을 것입니다. 당신의 새로운 기술을 통해, 당신은 이제 당신의 아이가 자신의 행동을 모니터링하고, 좋은 일을 계속 하도록 격려하고, 일이 잘 풀리지 않을 때 스스로 책임을 지도록 하는 일 을 도울 준비가 되었습니다.

> **문제**: ADHD를 앓고 있는 아이들은 자신의 행동을 모니터링하지 않고 자신을 잘 인식하지 못합니다.

서론에서 알 수 있듯이 ADHD를 앓고 있는 아동에게 나타나는 실행기능 의 약점 중 하나는 자기인식, 즉 자신 스스로를 모니터링하는 능력이 제한 적이라는 것입니다. 그들의 행동에 대한 그들과 다른 사람들의 책임감 감 소가 이 문제와 연관되어 있습니다. 결국 자신이 무엇을 하고 있는지 특 히, 잘못된 행동에 관하여 인식하지 못한다면, 자신의 행동에 대한 책임을 받아들이거나 자신의 행동이 특정한 결과를 초래할 수 있다는 것을 인정하기 어려울 것입니다. 문맥에 따라 "자기인식"은 다른 의미를 가질 수 있지만, 여기서는 우리의 지속적인 행동과 감정에 동조하고 그것들이 상황과 우리의 목표 추구에 얼마나 적합한지 아는 과정을 의미합니다.

자신의 행동을 모니터링하는 능력은 삶의 모든 영역에서 잘 기능하는 데 중요합니다. 자신이 무엇을 하고 있고 무엇을 해야 하는지 알지 못하는 아이들은 성공하기 위해 고군분투합니다. 왜냐하면 그들이 다음에 해당하는지 여부를 항상 모르기 때문입니다:

- 자신이 처해진 상황에서 원하는 대로 행동하는지
- 해당 환경에서의 적절한 사회적 규범에 따라 행동하는지
- 해당 상황에서 자신의 목표를 달성할 수 있는 방법으로 작업을 수행하거나 타인과 상호작용하는지
- 이러한 목표를 잘 달성하는지
- 장기적인 행복을 증진하는데 적응적이고, 효과적인 방식으로 행동하는지
- 자신의 행동에 대한 책임을 인정하고 수용한다는 것을 보여주는 방식으로 행동하는지

아마도 당신은 당신의 자녀가 이러한 자기인식 측면이 없는 행동을 하는 것을 본 적이 있을 것입니다. 여러분은 하루에도 여러 번 "무슨 생각을 하고 있었어?"라고 묻고 싶었을지도 모릅니다. 정답은 당신의 자녀는 자신이 하고 있는 행동이나 그 결과에 대해 전혀 생각하지 않았다는 것입니다. 우리가 비판적인 자아성찰을 위해 자주 들고 다니는 뇌 속 거울이

ADHD를 앓고 있는 아이들에게서는 더 작거나 뒤틀린 것과 같습니다.

Amanda Morin이 웹사이트 *Understood.org*에서 언급한 것처럼, 아이들의 자기인식은 자기평가를 촉진해야 하며, 자신의 행동을 인정하는 것뿐만 아니라 다음과 같은 것들을 포함해야 합니다:

- 자신의 강점과 약점을 인식하는 것
- 작업을 완료하기 위해 수행해야 할 일을 식별하는 것
- 학업에서의 오류를 인식하고 수정 및 변경하는 것
- 자신의 감정을 이해하고 이야기하는 것
- 다른 사람들의 필요와 감정을 인식하는 것
- 자신의 행동이 다른 사람들에게 끼치는 영향을 파악하는 것

연구원들이 ADHD를 앓고 있는 사람들에게 그들의 행동에 대해 질문할 때, 그들은 종종 그들이 얼마나 잘 혹은 잘못 수행하는지에 대해 다른 사람들만큼 인식하지 못하고 있음을 보여줍니다. 그리고 ADHD를 앓고 있는 아동과 성인 모두 학업, 교우관계, 운전 능력과 같이 실제로 다른 사람들보다 더 잘 하지 못하는 삶의 영역이나 작업에 대해 다른 사람들보다 더 잘 수행하거나 유능하다고 보고하는 경우가 종종 있습니다. 이러한 자기인식의 왜곡이 ADHD를 가진 사람들에게 어떻게 문제를 일으킬 수 있는지 확인하는 것은 어렵지 않으며, 일상적인 관찰을 통해서도 이러한 결함이 ADHD를 가진 아동(및 성인)에게 많은 문제를 야기함을 알 수 있습니다. 그러나 부족한 자기인식의 영향에 대한 연구는 거의 이루어지지 않았으며, 자기성찰과 자기 모니터링을 위한 능력을 촉진시키기 위한 방법에 대한 연구는 더욱 적습니다. 따라서, 앞으로 제시하는 해결책

들은 대체로 상식과 부족한 자기인식을 동반하는 다른 장애들에 대한 중재의 조합에 기초합니다.

> **해법**: 자녀의 하루 동안의 행동을 검토하기 위한 방법과 도구를 사용하십시오.

다음의 전략을 도구 상자로 생각하고 자녀의 나이에 가장 적합하다고 생각되는 방법과 도구를 선택하십시오. 연구를 통해 현재 아이가 자신을 모니터링하고 있는지 여부와 같은 마음 내부의 작용을 평가하는 것은 어렵지만, 당면한 과제가 성취되었는지 여부를 측정하는 것은 가능하며, 이를 근거로 이러한 모든 방법은 부모와 교사가 사용할 때 어느 정도의 성공을 보여줍니다.

자기인식 모델링 및 코칭

이 책의 거의 모든 다른 원칙들에 대해 당신은 당신의 자녀가 가질 수 있는 최고의 교사입니다.

1. 좋은 모범을 보이십시오. 당신의 자녀가 좀 더 자기인식을 할 수 있도록 가르치는 아주 간단한 방법은 정기적으로 본보기를 보이는 것입니다. 당신의 효율성이 중요했던 사건 이후에 당신이 종종 해왔던 것과 같은 종류의 복기를 하는 것으로 생각하십시오. 당신이 특정한 상황에서 어떻게 했는지(무엇을 했는지, 얼마나 잘했는지, 어떤 실수를 저질렀다고 생각하는지, 그리고 다음에 더 잘 할 수 있다고 생각하는지)를 소리 내어 평가하십시오. 만약 다른 사람들이 연관된 경우, 일어난 일에 대한 그들의 감

정과 반응에 대해 이야기하십시오. 당신은 직장이나 가정, 심지어 당신이 주최한 파티와 같은 사교 모임에서도 이것을 할 수 있습니다. 당신은 부모-교사 회의 또는 변호사, 재정 고문, 의사와 상담한 후에도 그것을 할 수 있습니다. 만약 당신이 이 모델링을 할 기회를 찾는다면, 당신은 자녀에게 그러한 자기분석을 수행하는 방법과 행동개선을 위한 발상으로 이어질 수 있는 방법을 보여줄 뿐만 아니라, 그렇게 하는 것이 자신의 자기개념이나 자존감에 손상 없이 안전하고 정상적인 방법이라는 메시지를 전달할 것입니다.

2. 사회적 장면을 설명하십시오. 뉴욕 타임즈의 학습 네트워크에서 권장하는 또 다른 방법은 자녀가 공원이나 놀이터, 쇼핑몰과 같이 다른 아이들이 연관된 사회적 상황을 당신과 함께 앉아 지켜보게 함으로써 사회적 자기평가를 가르치는 것입니다. 당신은 TV 리포터처럼 당신이 보고 있는 아이들의 행동을 마치 뉴스 사건인 것처럼 설명할 수 있습니다. 당신은 무슨 일이 일어나고 있는지, 한 아이가 다른 아이가 한 행동에 대해 어떻게 느낄지, 그리고 여러분 각자가 그 상호작용에 참여했다면 무엇을 할 것인지를 추측할 수 있습니다. 또한 당신이 포착한 그들의 행동, 표정 또는 목소리 톤과 같은 사항들에 대해 보고하며 그것들이 적절한지 또는 부적절한지에 대해서 말할 수도 있습니다.

3. 당신의 자녀를 면담하십시오. 아이에게 자기인식을 가르치는 또 다른 방법은 자신에 대해 부드럽고 친절하게 면담하는 것입니다. "키가 어떻게 되세요?"와 "머리 색깔이 어떻게 되세요?"와 같은 쉬운 질문으로 시작한 후, "당신은 축구를 얼마나 잘하나요?", "당신은 친구를 잘 사귀나

요?", "오빠랑 잘 지내나요?"와 같은 능력과 활동에 관한 질문으로 이어갑니다. 자녀가 학교에서 가장 잘하는 과목이 무엇인지, 그림이나 달리기를 잘하는지 묻는 것만으로도 자녀가 자신의 강점과 약점에 대해 생각하게 할 수 있습니다. 당신은 또한 당신의 자녀가 당황하거나, 어지럽거나, 좌절하거나, 화가 난 것처럼 보였던 최근 상황에서 어떻게 느꼈는지와 같은 감정에 대해 물어볼 수 있습니다. 자녀를 심문하지 말고 호기심과 관심을 표현하십시오. 당신이 이러한 질문을 할 때, 자녀가 스스로에게 물을 수 있는 자기평가적인 질문들을 모델링하는 것입니다. 이러한 질문을 할 때는 생각을 입 밖으로 꺼내어 생각하도록 하며, 부드럽게 접근하는 방식을 채택하십시오.

무작위로 "멈추고, 보고, 듣기" 점검

어떤 상황에서 사람들에게 자기관찰을 하는데 도움이 되는 가장 쉽고 일반적인 방법 중 하나는 그들의 행동과 상황과 목적에 따라 어떻게 하고 있는지 주의를 기울이도록 무작위로 신호를 보내는 것입니다. 예를 들어, 만약 우리가 저녁 파티에 있고 아내가 내 말에 대해 목소리가 너무 크다거나 논란의 여지가 있는 주제라고 생각한다면, 그녀는 나에게 자기관찰을 하라는 신호로 탁자 아래에서 내 정강이를 걷어찰 수 있습니다. 저는 여기서 당신이 자녀의 자아인식을 위해 자녀를 발로 차라고 제안하는 것이 아닙니다. 단지 우리가 하는 일을 멈추고 주의를 기울이라는 이따금의 신호를 통해 우리 모두가 이익을 얻을 수 있다는 것입니다.

1. 무작위 타이밍을 사용하고 모니터링 하지 않을 경우 상당한 결과가 따르도록 하십시오. 사람들이 제한속도 이하로 운전하는 것을 더 많이 인식하기를 원한다고 가정해보겠습니다. 이 경우 운전 중에 속도계를 더 자주 보도록 유도할 수 있습니다. 일부 주에서는 운전자에게 속도가 감시되고 있음을 경고하는 도로표지판을 설치하여 이를 시행합니다. 그러나 시간이 지남에 따라 사람들은 이러한 정적인 단서에 너무 익숙해져서 그 영향력을 잃게 됩니다. 신호가 자주 발생하지 않으며(시간이 무작위로 지정되며), 신호를 무시한 결과가 상당하다는 것이 중요합니다. 운전자가 속도를 모니터링하도록 하기 위한 확실한 방법은 사람들이 과속하기 쉬운 예기치 않은 시간과 사람들이 과속하기 쉬운 장소에 도로를 따라 경찰차나 속도 감지카메라를 설치하는 것입니다. 자녀와 함께할 때, 자녀로 하여금 멈추고, 그가 무엇을 하고 있는지, 그리고 그것이 규칙이나 목표에 얼마나 부합하는지를 조사하도록 무작위로 신호를 주는 것으로 시작하는 것이 가장 좋습니다. 그런 다음 결과를 추가하여 자녀가 스스로 이 작업을 수행하고 이를 통해 학습하도록 할 수 있습니다.

2. 신호를 주기 위해 타이머를 사용하십시오. 자녀와 함께 있을 때, 무작위로 자기검토지점을 확인해보십시오. 시작하기 위한 신호로 단순히 "무슨 일이야?"라고 물으면 됩니다. 여기서 어려운 점은 당신이 선택하는 신호가 아니라 이것을 기억하는 것입니다. 스마트폰의 알람기능, 스톱워치 등 기타 타이밍 장치를 사용하여 상기시킬 수 있습니다. 또는 오븐이나 전자레인지의 타이머 또는 옛날방식의 간단한 스프링식 조리 타이머를 사용해보십시오. 임의의 순서로 다양한 간격으로 울리도록 설정하십시

오. 타이머를 5분, 다음으로 20분, 10분, 3분, 25분 등으로 설정할 수 있습니다. 알람이 울릴 때마다, 자녀에게 가서 "무슨 일이야?" 또는 "멈추고, 보고, 듣기" 점검을 하도록 지시하는 신호입니다. 당신이 "좋아, 이제 멈추고, 보고, 들을 시간이야."라고 말하면 그는 멈추고, 그가 방금까지 무엇을 하고 있었는지 생각하고, 그것에 대해 당신에게 말해주고, 그 상황에서 얼마나 잘 행동하고 있는지 평가하도록 가르쳐야 합니다. 만약 당신의 자녀가 해야 할 일이 있다면, 그 일을 완수하기까지 얼마나 걸릴 것이라고 생각하는지, 그리고 그의 진전이 양호한지 너무 느린지 말해야 합니다.

3. 그림 신호를 고려하십시오. ADHD 또는 자폐증을 앓고 있는 아동을 위한 교실에서 교사나 보조자는 설압자나 아이스크림 막대의 끝에 작은 정지표지판, 큰 눈, 큰 귀의 그림을 테이프로 붙인 그림신호를 사용합니다. 교사는 단순히 그것을 들고 특정 아이의 시야에서 앞뒤로 약간 흔들어, 아이가 멈추고 자신이 무엇을 하는지 관찰하도록 신호를 보냅니다. 분명히 교사는 아이가 자신이 해야 할 일에 주의를 기울이지 않을 때 이것을 할 가능성이 가장 높습니다. 이것은 집에서도 사용할 수 있습니다. 인터넷에서 이 그림들을 가져오거나 직접 그리고 막대기에 붙여, 자녀가 어떤 활동을 하고 있는 동안 아이에게 신호를 주기만 하면 됩니다. 이런 종류의 비언어적 신호는 자녀가 숙제나 집안일을 할 때, 친구가 놀러 왔을 때, 또는 자녀가 악화되고 있는 상황이나 활동을 하는 것으로 보일 때 유용할 수 있습니다. 하지만 당신은 자녀가 부주의하거나 말을 따르지 않거나, 방해가 될 때에만 이러한 신호를 주고 싶지는 않을 것입니다. 당신은

자녀가 주의를 기울이고, 예의 바르고, 말을 잘 따르고, 다른 사람들과 잘 지낼 때에도 자기 모니터링을 위해 이러한 무작위 지점 확인을 하기를 또한 원할 것입니다. 이를 통해 당신은 특별히 나쁜 행동에 대한 자기인식뿐만 아니라 일반적인 자기인식을 발전시킵니다.

거북이 기술

몇 년 전 공립학교에서 ADHD를 앓고 있는 유치원생을 위한 교실을 지도 감독할 때, 우리는 아이들에게 거북이라는 단어를 말할 때마다 놀란 거북이처럼 팔과 다리를 옆으로 끌어당기고, 천천히 머리를 움직여 상황을 살펴보도록 행동해야 한다고 가르쳤습니다. 그런 다음 거북이와 달리 그들 스스로에게 당시에 무엇을 해야 했는지 묻고 그것을 교사에게 말하도록 했습니다. 그 후에 그들은 말하자면 "그들의 껍데기에서 나와", 그들이 해야 했던 것들을 계속 하도록 했습니다. 교사들은 아이들이 지시를 따르지 않을 때 이 방법을 더 많이 사용하는 경향이 있었지만, 우리는 아이들이 잘 행동할 때에도 사용하도록 권장했습니다. 다시 말하지만, 우리는 잘못된 행동에 대한 인식뿐만 아니라 그들의 행동에 대한 일반적인 자기인식을 촉진하기 위해 그렇게 했습니다. 거북이처럼 행동하라는 신호를 받았을 때 성공적으로 행동한 아이들에게는 씻을 수 있는 거북이 모양의 손등에 찍는 작은 잉크 스탬프를 찍어주었습니다. 나중에 아이들은 거북이 도장의 개수를 세어 교실에 보관하고 있는 특별한 장난감을 가지고 놀기 위해 그것을 사용할 수 있었습니다. 포커 칩이나 다른 토큰을 도장과 마찬가지로 사용할 수 있습니다. 다시 말하지만, 이것은 ADHD를 앓고 있는 어린 자녀를 둔 부모가 자녀의 자기 모니터링을 촉진시키기 위해 가정에서 사용할 수 있는 방법이기도 합니다.

거울 요법

몇 년 전, ADHD를 앓고 있는 아동을 대상으로 한 연구를 우연히 접했는데, 그 연구는 만약 그 아이들이 단순히 거울을 보면서 그들의 과제를 하게 한다면, 학교에서의 학업이 얼마나 향상될 수 있는지를 조사한 연구였습니다. 놀랍게도, 아이들은 교사의 추가적인 개입 없이도 그들이 할수 있는 과제의 양에서 상당한 증가를 보였습니다. 이러한 일을 하는 것이 거울을 놓을 공간이 있는 비교적 작은 공간에서 숙제를 하거나 집안일을 하는 동안 자녀가 자기인식을 하는데 도움이 될 지 생각해 보십시오.

또 다른 방법으로는 자녀가 과제를 하는 동안 화면에서 자신을 볼 수 있도록 카메라를 켜고 뒤집은 상태에서 자녀 앞에 태블릿이나 스마트폰을 세워 두는 방법도 있습니다. 물론, 이것은 자녀가 과제를 하는 대신 화면에서 게임을 하도록 유혹할 위험이 있지만, 거울조차도 자신에게 재미있는 표정을 지을 기회를 제공하므로 두 가지 접근 방식 중 어느 것이 도움이 되는지 알아보기 위해 실험을 해보십시오.

더 나이 많은 아이들을 위한 신중한 신호

더 나이가 많은 아이들과 십대들은 그들이 언어적으로 신호를 받는 것을 또래들에게 보이고 싶지 않을 수 있습니다. 그래서 연구원들은 교실뿐만 아니라 다른 사람들이 있는 다른 곳에서도 사용할 수 있는 비언어적인 방법을 마련했습니다.

1. 종이클립 신호 과제에서 벗어나거나 교실의 규칙을 위반하는 경향이 있는 십대들을 위해, 우리는 교사들과 함께 종이클립을 만지작거리며 돌아다니고, 그들이 과제를 다시 시작하기 위한 신호로 그들 근처에 조심스럽게 떨어뜨렸습니다. 십대들에게 물체가 무엇을 신호하는지 사전에 알려준다면, 종이클립 외에 다른 물건들도 사용할 수 있습니다. 제가 아는 한 부모는 집에서 자신의 아들이 해야 할 일로 돌아가도록 돌아가기 위한 신호로 놀이카드에 있던 특정한 하나의 카드를 사용하기도 했습니다.

2. 무작위 신호 녹음 제 경력의 초반 1년동안 저는 8−10세 사이의 ADHD를 앓고 있는 아동을 위한 교실을 기획하고 운영하는 일에 참여했습니다. 그들이 책상에서 그들이 해야하는 과제를 할 때, 그들이 무엇을 하고 있었는지 더 잘 알 수 있도록 하기 위해, 우리는 무작위로 종이 울리는 테이프를 만들었습니다. 종은 15초에 울렸고, 2분 후, 5초 후, 3분 후, 30초 후와 같이 (운전자들에게 속도를 모니터링 하도록 상기시키기 위해 경찰차가 무작위로 나타나는 것처럼) 무작위로 울릴 수 있습니다. 종이 울리면 아이들은 멈추고 자신에게 할당된 과제를 하고 있는지 스스로에게 물어야 했습니다. 만약 그렇다면 나눠준 인덱스카드의 (+)열에 체크표시를 하고, 그렇지 않다면 (−)열에 표시를 합니다. 과제나 활동이 종료될 때, 이것을 얻은 점수 모두를 합산해 이후의 특별한 놀이시간, 특별한 장난감 사용, 작은 간식으로 교환할 수 있는 점수를 획득합니다. 학생들이 부정행위를 하지 않는지 확인하기 위해 교사가 교실을 둘러보는 동안, 이 시스템은 ADHD를 앓고 있고 너무나 산만한 아이들임에도 불구하고 그들의 수업과제의 95% 이상을 제 시간에 완료하도록 훌륭하게 작동했습니

다. 그리고 아이들은 수업과제를 하면서 자신에 대해 훨씬 더 의식하는 것 같았고, 최대한의 점수를 얻고 싶다면 어떻게 과제에 집중해야 하는지에 대해 혼잣말을 중얼거리기까지 했습니다. 당신은 숙제, 집안일, 형제자매와 적절하게 노는 게에 같은 방법을 사용할 수 있습니다.

3. 진동 신호 시스템 무작위 신호 시스템과 유사하게 들을 수 있는 벨소리나 음성이 아닌 짧은 진동을 사용하는 MotivAider라는 제품을 한 회사에서 개발했습니다. 이 작은 사각형의 장치는 벨트에 착용하거나 셔츠주머니에 넣거나 다른 옷에 부착합니다. 이 장치의 전면에는 디지털 타이머가 표시되어 있으며, 원하는 간격(예: 3분 또는 5분마다)으로 진동이 울리도록 설정할 수 있는 버튼이 있습니다. 이러한 방식으로 작동하는 장치는 자기모니터링의 신호를 보내기 위한 수단일 뿐입니다. 하지만 그것은 무작위 신호녹음과 마찬가지로 보상체계의 일부로 사용될 수도 있습니다. 장치가 진동할 때, 아이가 작업을 하고 있다면 카드에 점수를 기록합니다. 당연히 부모나 교사는 장치가 언제 작동하는지 모를 수 있기 때문에 감독하기 더 어려운 보상프로그램입니다. 따라서 이 보상프로그램의 규칙을 따르기 위해 어린이와 10대 아이들에게 어느 정도의 신뢰가 요구됩니다. 그렇지 않다면, 장치는 보상 없이 비언어적인 신호시스템으로 잘 활용할 수 있습니다.

자신의 모델이 되는 아이들

이것은 자폐스펙트럼장애와 관련된 사회적 결함 및 다른 문제에 대한 치료를 위한 연구에서 처음 알게 된 자기인식을 향상시키기 위한 방법입니다. 이것은 이 장애를 앓고 있는 아동의 사회적 행동을 개선하는데 효과가 있는 것으로 밝혀졌습니다. 스마트폰에 녹화된 다른 아이들과 노는 자신의 모습을 보는 것에 매료될 뿐만 아니라, 이후 그것에 대한 평가나 다른 사람들과의 상호작용에서의 잘한 점과 문제가 있었다면 그들이 다르게 할 수 있었던 것에 대한 제안을 기억할 수 있습니다. 비록 이것이 자폐증을 앓고 있는 아동의 사회적 기술을 향상시키기 위해 사용되는 방법이지만, ADHD를 앓고 있는 아동과 청소년에게 이러한 목적으로 사용하지 못할 이유는 없습니다. 당신이 이후에 이 기술을 사용하는 상황이 된다면, 당신의 자녀가 다른 아이들과 놀았다는 것을 기억하고, 그들과 상호작용하는 방법을 알 가능성이 더 높다는 것을 발견할 것입니다. 그리고 또래와의 사회적 행동의 문제가 아니더라도 특정한 문제 상황에서 자기인식을 증진시키기 위한 방법으로 더 폭넓게 적용할 수 있다고 봅니다. 아동과 청소년들이 과제를 하거나 집안일이나 다른 일을 하거나 형제자매와 놀거나, 학교 숙제를 하거나, 자폐증을 앓고 있는 아이들에게 한 것 같이 또래들과 상호작용을 하는 등 하루 중 언제라도 몇 분 동안 녹화를 할 수 있습니다. 그 방법은 다음과 같습니다.

자녀의 행동이나 사회적 기술에 대한 당신의 피드백이 자녀에게 도움이 될 수 있는 상황이라면, 스마트폰을 사용하여 몇 분 동안 영상을 녹화하십시오. 너무 노골적이거나 눈에 띄지 않도록 노력하십시오. 하지만 그것에 대해 반드시 비밀로 할 필요는 없습니다. 그런 다음 해당 상황이 종료된 후 가능한 빨리 자녀에게 영상을 보여주고, 녹화된 행동에 대해 이야기하십시오. 자녀가 하고 있는 긍정적이고 적절한 행동부터 시작하십시오. 그런 다음 자녀(와 당신)가 영상에서 볼 수 있는 개선할 수 있는 것들에 대해 논의하십시오. 그 상황에서 더 잘 행동하기 위해 다르게 할 수 있었던 것에 대해 자녀와 이야기하십시오.

취침 시 "하루 검토" 시간

부모들은 오랜 세월 동안 취침시간을 활용하여 자녀와 함께 하루를 검토해 왔으며, 이 매일의 절차를 자녀에게 잘 된 것과 그렇지 않은 것을 검토함으로써 자녀의 자기인식을 증진시키는데 사용할 수 있습니다. 이 시간을 자녀의 잘못들을 나열하는데 사용하지 않는 것이 중요합니다; 톤을 밝게 유지하십시오. 당신의 하루에 대한 검토(위와 같은 모델링)로 시작한 뒤, 당신의 자녀가 자신의 하루를 검토하도록 하십시오. 만약 어린 아이들이 그 날 어떤 주요 활동을 했는지 기억하지 못하는 것 같으면 부드럽게 상기시켜주는 것이 필요할 수 있습니다. 더 나이가 많은 아이들이나 청소년들은 일어난 일과 잘 되거나 잘 되지 못한 일, 다음에 문제를 더 잘 처리할 수 있는 방법에 대한 일기를 작성하는 것이 더 나을 수 있습니다.

자녀에게 마음챙김 명상 가르치기

원칙 5에서 저는 당신이 자녀와의 상호작용을 더 잘 인식하기 위해 마음챙김을 배우도록 권장했습니다. 당신의 자녀도 마음챙김을 통해 이익을 얻을 수 있습니다. 10여년 전, 당시 UCLA의 연구과학자였던 Susan Smalley는 ADHD를 앓고 있는 아동에게 ADHD 증상을 줄이기 위해 마음챙김과 관련된 명상 수행을 가르치는 시범연구를 수행했습니다. 그녀는 몇 가지 고무적인 긍정적 결과를 보고했습니다. 그러나 이 연구는 여러 면에서 결함이 있어, ADHD를 앓고 있는 아동/청소년들이 이 치료로 혜택을 볼 수 있다는 결정적인 증거를 제공하지는 못했습니다. 후속연구에서 ADHD를 앓고 있는 아동에게 마음챙김을 가르치는 것을 시도했으나 결과는 엇갈렸습니다. 부모는 아동의 행동(특히, 지시사항 준수)이 개선되었다고 보고한 반면, 치료프로그램에 참여하지 않은 교사들은 아무런 변화도 알아차리지 못했습니다. ADHD를 앓고 있는 청소년에서 더 나은 결과를 얻었는데, 이 경우 교사들은 ADHD 증상의 개선을 알아차렸습니다. 그러나 최근 고찰에서 강조한 바와 같이, 이 연구는 그다지 엄격하지 않았기 때문에 이 기술의 효과를 확인하기 위해 더 잘 설계된 연구가 필요합니다. 그럼에도 불구하고, 일부 부모들은 자녀들이 마음챙김과 명상을 가르치는 수업에 참여함으로써 자기인식을 얻는 것 같다고 보고했습니다. 따라서 가까운 곳에서 그러한 수업을 받을 수 있고, 자녀에게 이점이 있다고 생각한다면 자녀를 등록하는 것이 해로울 것이 거의 없습니다. 그들은 당신에게 제공한 것처럼(원칙 5 참조) 자녀들에게 스트레스 관리 및 정서적 자기조절을 위해 사용할 수 있는 일련의 기술을 제공할 수도 있습니다. 출판된 몇몇의 책은 부모가 그들의 자녀들에게 마음챙김을 가르치는데 도움이 되며(참고문헌 참조), Susan Verde와 Peter Reynolds가 쓴 『I Am at Peace: A Book of Mindfulness』는 아동을 위한 책입니다.

> **문제**: 아이들은 책임을 지지 않고는 오래 지속할 수 없습니다.

ADHD를 앓고 있는 아동은 단순히 자신이 하고 있는 일에 주의를 기울이지 않기 때문에 일을 처리하거나 지시에 따라 행동하는 데 문제가 있습니다. 위의 자기 모니터링 전략은 이러한 많은 아이들이 자신과 자신의 행동에 대해 더 잘 인식하고, 학교와 다른 곳에서 더 많은 성공을 얻을 수 있도록 도울 수 있습니다. 그러나 자기인식을 이 과정에서 첫번째 단계일 뿐입니다. 2단계는 자신의 행동과 성취(또는 부족)에 대해 스스로 책임을 지는 것입니다.

서론에서 논의된 바와 같이, 집행기능의 결손은 ADHD를 앓고 있는 아동이 다른 사람들과 독립적으로 일하거나, 시간이 지남에 따라 일과 관련된 행동을 지속하도록 동기를 부여하거나, 규칙, 약속 및 책무, 심지어는 자신이 다른 사람들에게 동의했거나 지시 받은 것을 기억하는 것조차 어렵게 만듭니다. 장기적인 프로젝트와 시간의 지연은 ADHD를 앓고 있는 아동이 제 시간에 스스로 수행하는 것을 더욱 어렵게 만듭니다. 게다가, 이 아이들은 자신의 행동에 책임을 지는 것을 어려워합니다. 그들의 충동성 때문에, 그들은 무엇이 잘못되었는지 또는 왜 잘못 행동했는지에 대해 다른 사람들을 비난함으로써 빠르게 책임을 회피할 가능성이 더 큽니다. 그들은 심지어 자신의 행동과 애초에 그들이 잘못한 것이 있는지에 대해 거짓말을 할 수도 있습니다.

이러한 모든 이유들로 인해 ADHD를 앓고 있는 아이들은 자기인식을 높이고, 작업을 완수하고, 책임감 있게 행동하기 위해서 같은 연령의 일반적인 청소년보다 더 자주 다른 사람들에게 책임을 져야 합니다. 그들은 결국 스스로 이것을 더 잘하는 방법을 배울 수 있습니다. 하지만 처음에는 당신의 도움이 필요하고, 그 노력이 결실을 맺을 것입니다. 자녀에게 책임감을 갖도록 하기 위해 몇 가지 보조장치를 설치하는 것만으로도 많은 갈등과 비난을 없애고, 두 사람의 삶을 더 쉽게 만들 수 있습니다. 그리고 당신은 갈등 대신 우리가 자녀들과 원하는 관계인 함께 일하는 관계가 될 것입니다.

> **해법**: 더 자주, 더 많은 책임을 지도록 합니다.

책임을 진다는 것은 자신의 행동, 하기로 동의한 것들, 주어진 상황의 규칙이나 지시를 따르는 것, 감정을 적절하게 관리하는 것에 대해 책임을 지는 것을 의미합니다. 이 장의 첫 번째 부분에 있는 전략의 도움으로 자녀의 자기인식을 개선하도록 도울 때, 자녀가 자신의 행동에 대해 스스로 책임지는 법을 배울 수 있는 토대를 제공하게 됩니다. 당신은 자녀를 성공적인 성인으로 이끌고 있습니다.

책임을 확인하는 습관 만들기

자기 모니터링 방식 외에도 여러가지 방법으로 ADHD를 앓고 있는 아동의 책임감을 높일 수 있습니다. 분명한 방법은 그들이 할당 받았거나 하기로 동의한 일을 해야 하는 동안 더 자주 그들을 확인하고 감독하는 것입니다. 다음은 효과적인 확인작업의 구성요소입니다:

- 비록 당신이 보았더라도, 자녀에게 자신이 무엇을 하고 있는지 말하도록 요청하십시오.
- 자녀가 지금까지 얼마나 많은 일을 해냈는지 뿐만 아니라 지금 하고 있는 일에 대해 정직하게 말해주는 것에 대해 격려, 칭찬 그리고 다양한 형태의 인정과 긍정적인 피드백을 하십시오. 원한다면 지금까지 완수한 일에 대한 작은 보상도 주십시오.

- 자녀에게 이 일을 해낼 수 있다는 것을 알고 있다고 말하십시오.

- 자녀가 무엇을 하고 있는지, 어떻게 진행되고 있는지 확인하기 위해 곧 다시 확인하겠다고 말하십시오. 우리는 다른 사람이 우리가 어떤 일들에 대해 책임이 있다는 것을 알게 되었을 때 약속을 이행할 가능성이 더 높아지게 됩니다.

이러한 확인작업에서 중요한 것은 자녀의 자기인식과 자기책임감을 촉진하기 위해 긍정적인 말의 질문들을 사용해야 한다는 점입니다. 제가 자제하기를 권하는(원칙 7 참조) 단순히 자녀가 어떤 지시에 복종하도록 하기 위한 말들과 이러한 말들 사이에는 중요한 차이가 있습니다. 다음은 부모님들이 확인작업을 훨씬 효과적으로 하기 위해 유용한 팁입니다:

1. 다른 아이들이 혼자 할 수 있는 것보다 훨씬 적은 분량으로 과제를 나누십시오. 가령 25개의 수학문제를 자녀에게 주는 것 대신 지금은 5개만 주고 자녀를 더 자주 확인하거나 자녀가 5개 문제를 다 풀면 당신에게 알려주도록 하십시오. 그런 다음 당신은 자녀가 한 일에 대해 인정, 칭찬 또는 보상을 한 다음 5개 문제를 다시 주는 방식으로 계속하십시오. 매번 비교적 짧고 성취하기 쉬운 목표를 자녀들이 성취해낼 수 있도록 격려하면서 과제를 부여하십시오. 과제를 하는 동안 자주 쉬어가는 것은 ADHD를 앓고 있는 자녀들이 집중지속시간과 자기동기부여를 다시 채울 수 있도록 도와 자녀들이 더 잘 집중하고, 지속하며, 당신이 자녀에게 부여한 다음의 작은 과제들을 완수할 수 있도록 합니다(만약 이것이 짜증나는 시간낭비처럼 느껴진다면, 자녀들에게 어서 끝내라고 잔소리하는 것보다 이것이 훨씬 더 건설적으로 시간을 사용하는 방법임을 명심하십시오.

또한 자녀와 종종 갈등을 일으키는 상황에서는 끝을 염두에 두고 시작하는 것이 현명하다는 원칙 4의 제안을 명심하십시오. 당신은 이 과제나 다른 작업의 시간을 어떻게 끝내고 싶습니까? 당신이 소리치고 자녀가 우는 것입니까? 아니면 과제를 완수했고, 심지어 잘했다고 만족하는 자녀와 상대적인 평화입니까?).

만약 당신의 자녀가 과제를 완료하지 못하고, 당신이 배분한 작은 과제를 넘어가지 못한다면 과제 할당량을 더 줄이는 것을 고려하십시오. 이 모든 것은 어떤 작업에 대한 자녀의 집중 지속시간이 실제로 어느 정도인지를 알아내고, 부여하는 할당량을 그 안에 들어맞도록 과제를 나누는 것이 전부입니다.

2. 작업을 시간 간격으로 나누십시오. 당신은 ADHD를 앓고 있는 자녀에게 3-5분 동안 과제를 하도록 한 다음, 1분간 휴식을 준 뒤 다시 5분 동안 과제를 하도록 요청할 수 있습니다. 나이가 더 많은 자녀의 경우, 이 시간 간격을 3분의 휴식과 함께 10분의 과제시간으로 연장할 수 있습니다. 이 방법은 방 청소, 식기세척기 비우기, 상 차리기, 마당이나 정원에서 일하기와 같은 일부 작업에 더 적합할 수 있습니다. 이러한 집안일이나 작업은 개별적으로 구성된 수학문제들을 나누는 방법과 같이 동일한 분량으로 배분하는 것이 어려워 시간에 따라 배분하는 것이 더욱 적합합니다.

3. 확인작업을 예측할 수 없게 하십시오. 자녀의 자기인식을 촉진하기 위해 자녀의 작업을 관찰하는 작업을 중단하지 않는다면 책임 확인 시간을 무작위로 정하는 것이 도움이 됩니다. 당신이 언제 확인을 할지 자녀가 알 수 없을 때, 만약 자녀가 긍정적인 관심과 보상을 극대화하길 원한다

면, 자녀의 최선의 전략은 잘 행동하거나 할당 받은 과제를 꾸준히 계속하는 것입니다.

4. 자녀를 관찰하기 위해 베이비모니터(관찰카메라)의 사용을 고려하십시오. 자녀가 주어진 과제에 집중하지 못하는 것을 보거나 들을 수 있다면, 즉시 자녀의 방으로 들어가 감독 확인을 실시해야 합니다. 많은 부모들은 자녀가 과제에서 멀어지는 순간 나타나는 것이 자녀에게 책임감을 갖도록 하는 것에 도움이 된다고 말합니다.

5. 책임 확인은 단순히 일을 위한 것만은 아니며, 자녀를 교정하는 것만도 아닙니다. 어떤 종류의 일을 하지 않고, 단순히 놀거나, TV를 보거나, 또는 만들기를 하고 있더라도, ADHD를 앓고 있는 아이에게는 다른 아이들보다 더 자주 감독과 그의 행동에 대해 책임지는 것이 필요합니다. 이러한 모든 상황에 대한 확인작업은 아이들이 자신의 행동에 대해 더 책임감을 갖도록 하는 데 도움이 되고, 또한 아이들이 안전하고 잘 행동하고 있다는 것을 통해 당신이 안심할 수 있는데, 이 두가지 모두 ADHD를 앓는 아이들에서 더 문제가 되는 것입니다. 자녀가 잘 행동하고 규칙을 잘 따르는 것을 보면 계속 잘 할 수 있도록 격려하며, 칭찬과 애정과 주십시오. 대신 자녀가 잘못된 행동을 하는 경우 토큰이나 포인트 또는 자녀가 그날 늦게 기대했던 혜택을 잃는 것과 같은 부정적인 결과를 부과해야 할수도 있습니다. 더 심각한 위반의 경우 타임아웃을 발동해야 할 수도 있습니다. 가능한 한 긍정적인 면을 강화하되, 자녀에게 책임을 지우는 것은 부정적인 면에 대해서도 결과를 부과하는 것도 포함합니다.

6. 책임 계획에 다른 사람을 포함시키십시오. 아끼는 누군가와 성공을 공유하는 것은 일을 끝내거나 하기로 한 것을 계속하기 위한 더 큰 동기를 제공할 수 있습니다. 따라서 당신이 지켜보는 상황에서 자녀가 할당된 과제를 완료하거나 잘 행동하면 휴대폰으로 사진을 찍고 다른 부모, 가장 좋아하는 이모나 삼촌 또는 조부모와 같은 자녀가 아끼는 사람에게 사진을 보낼 것을 자녀에게 알려주십시오.

행동보고카드를 활용한 책임 향상

자녀가 육아도우미와 함께 있거나, 다른 아이의 집에서 놀거나, 종교 교육 수업을 듣거나, 스카우트와 같은 조직적인 클럽, 스포츠 또는 스카우트와 같은 기타 행사에 참석할 때, 자녀를 자주 감독하기 위해 자녀 주변에 있을 수 없는 경우가 있습니다. 행동보고 카드를 사용하면 자녀가 부모와 함께 있지 않을 때 자신의 행동에 대해 더 많은 책임을 지게 할 수 있습니다.

다음 쪽의 행동보고카드를 복사하거나 직접 컴퓨터로 만들 수 있습니다. 표시된 카드의 버전에서는 여러 상황에서 ADHD를 앓고 있는 아이들이 전형적으로 어려움을 갖는 다양한 행동을 명시했습니다. 나머지 열에는 번호가 매겨져 있으며 매 15분, 20분 또는 30분과 같은 특정 시간을 나타냅니다. 이것은 행사 활동 중에 당신의 자녀가 감독자의 평가를 받는 시간 간격입니다. 그러나 여기서 주기가 정확할 필요는 없습니다. 이는 언제 평가할지에 대한 대략적인 지침일 뿐입니다. 기본적으로 평가는 감독자가 자신의 다른 책임을 수행하는 중에 시간이 있을 때 시행되어야 합니다. 해당 행사나 상황을 감독하는 사람은 1(나쁨)에서 5(훌륭함)까지의 척

행동보고카드

이름 _____ **날짜** _____

감독자 _____ **사건** _____

설명: 아래 열에 있는 각 기간에 대해 이 아이의 행동을 1(나쁨)-5(훌륭함)까지 평가하십시오.

각 기간 = _____ 분

행동	기간					
	1	2	3	4	5	6
감독자에게 주의를 기울이기						
지시를 따르기						
다른 아이들과 잘 지내기						
나이에 맞게 감정조절하기						
나이에 맞게 충동조절 잘하기						
감독자와 잘 지내기						

도를 사용하여 아이의 행동을 간략하게 평가할 수 있습니다. 어린 아이들은 좀 더 큰 아이들에 비해 더 잦은 감독, 피드백, 평가가 필요하므로 그들에게 더 짧은 시간 간격을 정하거나 심지어 15분 정도까지 내려갈 수도 있습니다. 물론 평가 빈도는 자녀가 참여하는 행사의 유형과 감독자가 이 카드로 자녀를 평가하는 데 얼마나 자주 시간을 사용할 수 있는지에 따라 결정되어야 합니다.

자녀가 참석하는 모든 행사에서 감독자에게 이 카드를 맡길 수 있습니다. 감독자에게 그 행사 동안 자녀가 얼마나 잘 행동했는지 평가해 달라고 정중하게 요청하십시오. 대부분의 감독자는 감독하에 자녀가 얼마나 잘했는지 알고 싶어하고 행사 중에도 자녀를 관리할 수 있는 수단을 제공했다는 사실에 당신을 높이 평가합니다. 그러나 이것이 어떤 종류의 조직적인 활동인 경우 감독자들은 일반적으로 그들이 완수해야 하는 많은 다른 일들이 있기 때문에 평가시기에 대해 유연하게 조정하십시오.

이러한 행사가 끝난 후 자녀를 데리러 갈 때 잠시 시간을 내어 감독자(시간이 있을 경우) 및 자녀와 함께 카드를 간단히 검토하십시오. 감독관의 전반적인 인상은 어땠습니까? 그런 다음 카드의 다양한 평가에 대해 자녀와 개인적으로 이야기하십시오. 가장 긍정적인 행동에 먼저 집중하십시오. 당신의 자녀가 그 행동 영역에서 얼마나 잘했는지 칭찬해주십시오. 그런 다음 더 부정적인 행동에 집중하십시오. 자녀에게 무슨 일이 일어났거나 잘못되어 낮은 평가를 받게 되었는지 물어보십시오. 그런 후 다음에 더 좋은 평가를 받기 위해 무엇을 할 수 있는지 물어보십시오. 이 모든 대화는 행동에 대한 주도권, 자기평가, 그리고 책임감을 키우기 위한 것입니다. 그리고 나서 카드의 총점을 합산하십시오. 그것은 자녀가 당신으로부터 특별한 권한을 얻기 위해 사용할 수 있는 보상 점수입니다.

물론 이 카드 시스템을 사용하려면 보상안을 구성해야 합니다(원칙 7의 지침 참조). 만약 이미 보상안을 설정했다면, 이 보고카드에서 얻은 점수와 그 보상안을 연동하여 가정 포인트 시스템에서 설정된 권한을 구매하도록 사용하십시오. 목록 아래로 이동하여 행동보고카드에서 획득할 수 있는 포인트의 측면에서 각 권한의 비용을 결정하십시오.

또한 손님이 방문하거나 다른 아이가 자녀와 놀러 올 때, 또는 자녀와 함께 파티, 동호회 또는 스포츠 행사에 가는 특별한 상황처럼 당신이 자녀의 감독자가 되는 경우에 카드를 사용하는 것을 고려할 수 있습니다. 간단하게 카드를 만들고 당신이 관찰할 몇 가지 행동의 종류를 카드에 지정할 수 있습니다. 따라서 이 카드 시스템의 사용방법에 대해 창의적으로 생각해보십시오. 이 시스템은 자녀의 행동을 보다 면밀히 관찰하고 자녀가 얼마나 잘 행동했는지에 따라 보상하려는 사실상 모든 상황에 적용할 수 있습니다.

또한 이 보고카드를 이용해 학교에서 자녀의 행동을 모니터링하고 점수나 토큰 시스템과 같은 가정의 보상 프로그램과 연계해 학교 행동과 성과를 개선하는데 도움을 줄 수 있습니다. 이에 대한 모든 지침은 저의 포괄적인 저서인 'ADHD 책임지기 4판'에서 찾을 수 있습니다.

자기평가를 위한 행동보고카드 사용

수 주간 특정 상황에서 행동보고카드를 사용한 후, 자녀가 카드에 스스로 평가하도록 전환하는 것을 고려하십시오. 당신은 그저 자녀가 활동(또는 감독이 없는 상황) 중에 정기적으로 평가표를 작성하도록 하면 됩니다. 당신의 자녀는 이 카드 시스템의 초점이 될 목표행동목록에 따라 자신을 평가합니다. 감독활동에서 자녀는 감독자에게 자신의 평가에 동의하는지 확인하기 위해 카드를 보여주어야 합니다. 이 검토는 또한 그 활동 동안 일이 어떻게 진행되었고 다음에 더 잘 할 수 있는 것이 무엇인지에 대해 자녀와 감독자 사이에 추가적으로 논의할 수 있는 기회를 제공할 수 있습니다. 자기평가를 위해 몇 주간 카드를 사용한 후, 해당 상황에서의 행동이 더 이상 문제가 되지 않는다면 사용횟수를 줄이거나 완전히 사용하지 않을 수도 있습니다.

사회적 약속을 통한 책임감 향상

ADHD를 앓고 있는(또는 그런 문제를 가진 모든) 나이가 많은 아이들과 특히 청소년들에게 그들이 약속한 것을 할 가능성을 높이는 효과적인 수단은 다른 사람과 그것을 하기로 함께 약속하는 것입니다. 좋은 예로 운동을 생각해 보십시오. 당신의 건강을 증진시키기 위해 혼자 달리기를 시작할 수 있습니다. 그러나 연구에 따르면 다른 사람과 함께 운동을 하기로 약속한 경우, 실제로 정기적으로 운동에 참여할 가능성이 훨씬 더 높습니다. 친구, 이웃, 직장동료, 친척, 그리고 심지어 헬스클럽에서 만나는 회원까지 모두 이 역할을 할 수 있습니다. 20대에 운동으로 처음 달리기를 시작했을 때를 기억합니다. 같은 생각을 가진 옆집 이웃과 함께 한다면 일하기 전에 일찍 일어나 달리기를 할 가능성이 훨씬 더 높다는 것을 알게 되었습니다. 주말에는 가까운 친구와 직장동료와 함께 장거리 달리기와 심지어 몇 번의 마라톤훈련도 했습니다.

　나이가 많은 아이나 청소년도 다르지 않습니다. 자신의 삶에서 다른 사람들에게 어떻게 인식되고 평가받는지는 자기계발 활동에 참여하고 업무 약속을 완수하는데 큰 동기부여가 되는 원천이 될 수 있습니다. 따라서 자녀의 친구, 급우, 또는 다른 이웃의 자녀들에 대해 생각해보십시오. 당신의 자녀가 특정 일을 할 가능성과 책임감을 향상시키는 데 그들이 도움이 될 수 있습니까? 자녀가 같은 숙제나 학급활동을 가지고 있는 같은 반 친구와 매주 여러차례 공부나 숙제를 할 수 있습니까? 당신의 자녀는 같은 시험을 위해 공부해야 하는 친구나 반 친구와 함께 중요한 시험을 위해 공부할 수 있습니까? 자녀가 함께 일할 수 있는 다른 아이가 있는 이러한 상황에서는 그 아이가 당신의 자녀로 하여금 더 생산적으로 일하도록 영감을 줄 좋은 인격을 가졌는지, 행동에 문제가 있는 사람이 아닌지를 확인하십시오. 아이들이 서로에게 주의를 분산시키는 역할을 할 뿐 실제로 어떤 작업도 완료되지 않기 때문에 이는 재앙이 될 수 있습니다. 자녀가 학교에서 어려움을 겪고 있는 과목에 대해 매주 몇 차례 오후에 함께 공부할 가정교사를 고용하는 것이 좋을 수 있습니다. 다시 말하지만, 당신의 자녀가 다른 사람(이 경우에는 가정교사)에게 책임감을 가질 때 당신의 자녀는 공부하고, 열심히 일하고, 발전할 가능성이 더 높습니다.

만약 당신의 자녀가 조직적인 스포츠나 동호회에 가입하기를 원할 때, 자녀가 알고 있는 사람 중 함께할 수 있는 사람이 있어서 그 조직적인 활동에 더 참여할 가능성이 더 높습니까? 부모도 이 역할을 수행할 수 있습니다. 하지만 연구에 따르면 아이와 청소년들은 부모의 인상보다 또래의 인상을 훨씬 더 중요하게 생각합니다. 그렇기 때문에 부모나 형제자매보다 또래가 그들의 활동을 완수하거나 자기계발에 참여하도록 동기를 부여할 가능성이 더 큽니다.

가정규칙을 명확히 하고 일관되게 시행함으로써 책임감 향상하기

때때로 자녀들이 지켰으면 하는 규칙이 명확하지 않기 때문에 아이들이 그들의 행동에 책임을 지거나 책임감을 갖는데 어려움을 가집니다. 아마도 우리는 가정규칙을 정했으나 이를 일관되게 시행하지는 않았을 것입니다. 우리는 심지어 아이들에게 규칙을 지키라고 말하면서 우리 스스로 어겼을 수도 있습니다(언행일치를 하지 못한 것입니다).

가정규칙을 보다 더 명확하게 하기 위해 가장 일반적인 규칙, 특히 ADHD를 앓고 있는 아이들이 가장 자주 어기는 규칙을 기록하는 것이 매우 도움이 될 수 있습니다. 집안에서 가장 자주 어기는 규칙을 벽보로 만들어서 냉장고 앞이나 다른 눈에 잘 띄는 곳에 붙이세요. 그럼 이제 규칙을 모른다는 변명은 할 수 없을 것입니다.

그러나 여기서 진짜 비결은 그것들을 일관되게 시행하는 것입니다. 규칙이 산발적으로 또는 편파적으로 적용될 때 책임지지 않으려 할 수 있으며, 규칙 위반에 대해 부모와 논쟁하거나 다른 사람을 비난함으로써 이를 회피하거나 피할 수 있습니다. 따라서 이 벽보는 이러한 규칙들이 가정에서 어김없이(일관되게) 시행되어야 한다는 점을 자녀들에게 상기시키는 것만큼이나 부모들에게 주지시키는 것이기도 합니다. 또한 그것은 부모에게 규칙을 따르거나 위반하는 것에 대해 적절한 결과를 제공하도록 상기시킵니다. 일부 부모들은 자녀가 이러한 규칙을 준수하거나 어겼을 때 대가로 얼마나 많은 점수나 토큰을 얻거나 잃을 수 있는지를 게시판에 명시하는 두는 것이 도움이 된다는 것을 알게 됩니다.

가정규칙의 명확성과 일관성을 향상시키는 또 다른 방법은 원칙 12에서 논의된 변화계획을 통하는 것입니다. 활동을 시작하기 직전에 자녀와 함께 상황 또는 활동의 규칙을 설정하고 검토하는 것은 책임감과 준수를 향상시키는데 분명히 도움이 됩니다. 그리고 그 상황에서 자녀가 얻을 수 있는 보상과 규칙을 어길 경우 발생할 수 있는 부정적인 결과를 설명하는 것은 추후 규칙이 지켜지거나 그렇지 않을 때 그 상황에서 일어날 일을 매우 명확하게 함으로써 책임감을 향상시키는 추가적인 수단입니다. 활동 전반에 걸쳐 빈번한 피드백을 제공하는 것은 ADHD를 앓고 있는 어린이나 청소년의 책임감을 강화하는 또 다른 방법입니다.

이 장에서 자녀의 집행기능과 ADHD를 앓고 있는 자녀를 둔 부모에게 원칙 6이 어떻게 가치 있는지에 대해 이야기하며 시작했고, 또한 집행기능으로 마무리하고자 합니다. 우리 자신의 행동을 인식하고 그 행동이 우리의 목표에 어떻게 도움이 되거나 되지 않는지에 대해 성찰할 필요성에 대해 이야기할 때, 우리는 메타인지를 말하고 있는 것입니다. 일부 체계에서 메타인지는 수년에 걸쳐 발전하는 가장 정교한 집행기능이며, 아마도 아이들이 20대가 된 후에야 완전히 성숙해질 것입니다. 이러한 이해를 통해 어떤 7세 아이도 정확히 어디에서 잘못되었고, 미래에 이것을 어떻게 바꿀 수 있는지를 정확히 파악할 수 있는 통찰력을 가질 것이라고 기대하지 않을 것입니다. 메타인지는 많은 지도와 경험을 통해 발전하며, ADHD를 앓고 있는 아이들의 경우 그 과정은 훨씬 더 오래 걸릴 수 있고, 부모, 교사 및 다른 어른들의 도움을 훨씬 더 필요로 할 수 있습니다. 그러므로 지금 시작하는 것이 맞기는 하지만, ADHD를 앓고 있는 아이 또는 심지어 청소년에게 너무 많은 것을 기대하지 않는 것도 타당합니다.

더 많이 접촉하고, 더 많이 보상하며, 더 적게 말하기

"ADHD를 앓고 있는 아동을 양육하는 데에 있어 가장 어려운 점이 무엇입니까?" 라고 어느 부모에게 질문을 했을 때 "아이가 해야 할 일을 하도록 시키는 것"이 가장 유력한 답변일 것입니다. ADHD를 앓고 있는 아동이 어떠한 일을 시작하고, 꾸준히 하고, 완료하는 행동에 어려움을 겪는다는 사실은, 양육자에게 있어 하루 일과 중 많은 시간을 지시하거나, 부탁하거나, 상기시키는 것에 투자한다는 것이라고 볼 수 있겠습니다. 4장에 명시되었듯이, 이는 갈등을 야기하는 재료이며, 우선시되어야 할 행동의 순서를 정해야 하는 좋은 이유로 아동을 향한 지시를 줄일 수 있는 방법입니다.

아동이 자기인식을 기를 수 있도록, 그리고 책임감을 갖추도록 양육하는 것(원칙 6)은 아동이 그가 해야 할 일을 할 수 있도록 도울 수 있습니다. 단, 아동에게 어떠한 일이 일어나고 있는지를 알고 있어야 하고(원칙 5), 아이가 해야 할 일을 할 수 있도록 구두로 지시하는 최선의 방법을 배우면서 아이의 모든 과정을 지켜봐야 합니다. 이 장에서는 아이에게 요청을 하는 방법과 피할 수 없다고 느껴지는 자녀의 불만이 나타나지 않도록 몇 가지 인센티브를 추가하는 방법을 보여드리겠습니다.

문제점: ADHD를 앓고 있는 아동의 부모는 말을 너무 많이 한다.

6장을 읽으셨다면, 제가 어떤 종류의 부모님의 말씀에 전적으로 찬성한다는 것을 아실 것입니다. 사회적 담화, 큰 소리로 자신의 행동에 대해 평가하기, 그리고 자녀가 자기인식을 하도록 유도하기 위해 그리 자연스럽게 설계되지 않은 일상적인 대화를 하는 것은 ADHD를 앓고 있는 자녀의 부모에게 중요한 전략입니다. 그러나 ADHD를 앓고 있는 아이들의 많은 부모들이 과도하게 하는 것은 명령, 장광설, 애원입니다. 여러분도 알아차렸을 수 있겠지만, 여러분은 ADHD를 앓고 있는 당신의 자녀나 10대 아동청소년들에게 너무 많은 말을 합니다. 당신의 아이가 당신의 말을 듣거나 따르지 않는다면 이는 효과가 별로 없다는 것을 알 수 있습니다. 하지만 그 외 다른 방법을 모르기 때문에 이를 반복할 수도 있습니다. 원칙 4에서는 여러분에게 한 가지 해야 할 일을 주었습니다—우선순위를 재고하고 여러분이 아이에게 부탁하는 일부 사소한 일들은 포기하는 것입니다. 하지만 당신의 아이가 정말로 무언가를 해야만 하고 당신의 모든 말이 당신에게 아무런 도움이 되지 않을 때는 어떻게 해야 할까요?

이 시나리오가 친숙하게 들리나요? 약 한 시간 후면 손님이 올 겁니다. 그리고 최근에 청소되고 정돈된 거실이 ADHD를 앓고 있는 아이에 의해 엉망이 되었다는 것을 방금 발견했습니다. 그로 인해 당신은 화가 났음에도 불구하고 아이에게 장난감을 치워달라고 부탁했고, 그는 "좋아요, 엄마, 잠깐만요."라고 말하고 떠납니다. 몇 분 후에 돌아왔을 때 아이가 아직도 어수선한 가운데 놀고 있는 것을 발견하고, 다시 한 번 요청합니다. 이번에는 손님이 몇 분 안에 올 것이고 아이에게 지금 당장 청소를 시작해야 한다고 말합니다. 그가 "알겠어요, 알겠어요"라고 말하면 당신은 그 자리에서 벗어납니다. 몇 분 후에 돌아와도 아무것도 변하지 않았습니다. 이번에는 Minnie 이모와 Manny 삼촌이 연세가 있으셔서 이러한 작은 장난감에 걸려 넘어져 다칠 수 있으니 그는 정말로 그것들을 치워야 한다고 설명합니다. 전혀 소용이 없습니다. 그래서 다음에 당신은 위협을 추가할 것입니다. 아마도 지금 당장 움직이지 않으면 어른들이 수다를 떠는 동안 어린 Morty는 그의 방에서 비디오 게임을 하는 것이 허용되지 않을 것입니다. 그것이 실패할 때, 당신은 이 모든 것을 다시 반복하지만, 목소리를 높이고 더 엄격하게 합니다. 아마도 여러분은 이제 당신의 배우자가 이 대화에 참여하도록 해서 더 설득력이 있거나 두 명이 한 명보다 더 설득력이 있을 것이라는 희망을 갖고 상황을 처리하고자 노력할 것입니다.

이 모든 상황에서 당신의 아이는 본질적으로 당신을 무시하고 있으며, 결국 당신의 애원에 대한 자신의 분노와 애원으로 맞대응 할 것입니다. 목소리와 감정이 격해질수록 아이의 감정도 격해질 것입니다. 이제 당신의 설명은 본격적인 논쟁이 되었고 당신은 이길 수 없을 것입니다. 그렇지만 그럼에도 당신을 계속 말을 할 것입니다. 마치 ADHD를 앓고 있는 아이의 순응을 얻으려는 부모가 아이가 정보 결핍 장애가 있다고 믿으며 더 많은 단어를 던지는 것이 문제를 바로잡을 것이라고 생각하는 것과 같습니다.

하지만 아이들은 그렇게 하지 않을 것입니다. 서론에서는 ADHD를 앓고 있는 아이들이 당신이 요구하는 것을 왜 해야 하는지에 대해 광범위하게 설명을 제공했다고 해서 아이들이 자신의 행동을 더 효과적으로 통제하는 것은 아니라는 것에 대해 배웠습니다:

■ 언어는 그들의 행동을 통제하는데 효과적이지 않습니다. 언어가 행동과 상호작용하고 안내하도록 하는 뇌의 부분은 다른 아이들처럼 잘 작동하지 않습니다.

■ 그들은 지식(무엇을 해야 하는지 아는 것)보다는 수행의 장애(알고 있는 것을 하는 것)를 가지고 있습니다. 따라서, 그들이 듣고 순응하는 데에는 아무리 많은 정보가 제공된다고 해도 효과적이지 않을 것입니다.

■ 그들은 자기 동기가 부족합니다. 이는 그들이 재미 없거나 보람 없는 일을 하기 위해 행동을 개시하고 유지해야 한다면, 이를 아예 시작하지 않거나 완료할 가능성이 적다는 것을 의미합니다. 끈질기게 일을 붙들고 하는 것은 그들의 강점이 아닙니다.

■ 그들은 특히 일을 할 때 매우 산만합니다. 그들 주변에 그 어떤 일도 그들에게 주어진 일보다 더 흥미롭거나 재미있다고 느끼며 그들의 관심과 행동을 사로잡을 가능성이 높고, 이는 결국 자신이 해야 하는 일에서 이탈하게 됩니다.

■ 작업 기억(자신이 무엇을 해야 하는지에 관한 기억)의 결함으로 인해 당신이 요청한 작업을 완료하기가 어려울 수 있습니다.

■ ADHD를 앓고 있는 아동의 약 65%가 적대적반항장애를 가지고 있습니다. 그들은 고집을 부리고 무시하고 말대꾸하고 말다툼하며, 심지어 당신이 요구하는 대로 그들을 시키려는 당신의 노력에 물리적으로 저항하는 행동을 보이게 됩니다.

이 모든 것에 직면했을 때 부모는 무엇을 해야 할까요?

> **해법**: 많이 접촉하고, 적게 말하기

아이에게 여러분을 위해 무언가를 해달라고 말을 하거나, 아이가 한 일에 대해 칭찬하거나, 또는 아이가 잘못한 일에 대해 아이를 질책해야 할 때마다, 다음과 같이 해보십시오:

1. **아이에게 가세요.** 멀리서 아이에게 말을 걸지 마십시오-계단 위, 방 건너편, 같은 층의 다른 방 등에서. 여러분이 멀리 떨어져 있을수록, 여러분의 말과 행동은 덜 효과적일 것입니다. 그러니 아이와 이야기하기 전에 아이의 옆에 서세요.

2. **아이를 만지세요.** 아이의 어깨, 팔, 손에 손을 얹거나 손가락으로 아이의 턱을 부드럽게 만집니다. 아이에게 애정을 전달하고 아이의 관심을 끌 수 있는 그 어떠한 행동이든 괜찮습니다. 어떤 접촉을 친밀감과 사랑의 표시로 인식할 것인지, 어떤 접촉을 불쾌하게 인식할 것인지는 아이 따라 다르므로 그 아이에 맞게 하도록 하세요. 하지만 여러분이 무엇을 하든, 아이를 만져보세요. 이것은 여러분의 애정을 보여주면서 여러분과의 상호작용을 크게 향상시킬 것입니다.

3. **아이의 눈을 보세요.** 아이의 뒤통수나 정수리에 대고 말하기보다는 가능할 때마다 아이를 똑바로 바라보세요. 대부분의 사람들은 눈맞춤이 상호작용의 영향과 중요성을 극대화 시킨다고 느끼는데, 이는 아이들도

다르지 않습니다. 네, 어떤 아이들은 수줍음을 많이 타거나, 사회적으로 불안해하거나, 자폐스펙트럼장애에 해당하기 때문에 다른 아이들과 눈을 마주치기가 더 어렵습니다. 아니면 이는 그들이 당신으로부터 잠시 한눈을 팔게 할 수도 있고, 당신의 직접적인 시선이 불안하다는 것을 알게 할 수도 있습니다. 하지만 적어도 처음에는 아이와 눈을 마주쳐서 서로의 마음이 연결될 수 있도록 합니다.

4. 해야 하는 말은 되도록 짧게 하세요. 짧고 직접적인 문구를 사용하십시오! 하고 싶은 말은 간결하고 요점만 제시하세요. 만약 아이에게 무언가를 시키고 싶다면, 정확하고 단호하게 말하세요: "나는 네가 장난감을 정리했으면 좋겠어."(여러분이 아이에게 시킨 과제가 실제로 지시한 대로 이루어졌는지에 대해 반복적인 논쟁을 피하려면, 다음 쪽의 상자를 참조하십시오)

- *지시나 명령을 내릴 때는*, 당신이 말하는 것이 진심이라는 것을 분명히 전달할 수 있게 사무적인 어조를 사용해야 합니다. 소리 지르지 말고 단도직입적이고 단호하게 하세요.
- *아이에게 감사나 칭찬을 하러 왔다면* 기분 좋게, 진실되게, 간략하게, 그리고 진심으로 말을 하세요: '내가 하라고 한 일을 잘 따라와줘서 정말 좋다'거나 '설거지와 그릇 정리를 도와줘서 고맙다'는 식으로 과장하지 말고, 진실되고 애정 어린 말투로 말을 하십시오. 아이들은 어른들과 마찬가지로 불성실한 칭찬을 금방 알아차립니다.
- *만약 그것이 질책이라면*, 단호하게 전달하되 목소리를 낮추면서도 강하게 하세요. 소리를 지르거나 분노를 전달하지 마세요. 직설적이고 못마땅해 하듯 말하되 통제 불능이 되지는 마세요. 다시 말지만, 여

집안일 카드로 논쟁 피하기

만약 당신의 자녀가 집에서 할 수 있는 일이 있고 읽을 수 있을 만큼 충분히 나이가 들었다면, 당신은 각 일에 대한 집안 일 카드를 구성하는 것이 유용하다는 것을 알 수 있을 것입니다. 8 cm x 15 cm 크기의 카드 또는 이와 유사한 것을 사용하여 작업을 올바르게 수행하는 데 필요한 단계를 나열합니다. 그런 다음, 아이에게 심부름/집안일을 시키고 싶을 때 아이에게 카드를 건네며 이 일을 하라고 설명합니다. 이 카드들은 아이들이 일을 제대로 했는지에 대한 논쟁을 크게 줄일 수 있습니다. 또한 카드에 작업을 완료하는 데 걸리는 시간을 표시한 다음 걸리는 시간 동안 주방 타이머를 설정하여 아이가 작업을 완료해야 하는 시간을 정확하게 알 수 있도록 할 수 있습니다.

러분이 말하고 싶은 것이 무엇이든 간에, 요점을 짧게 유지하세요. 말을 줄이고, 많이 접촉하고, 일대일로 진행하세요.

5. 자녀에게 지시사항을 반복하거나 당신에게 화답하도록 합니다. 자녀에게 당신이 방금 그에게 부탁한 것을 말해달라고 하세요. 아이들은 여러분에게 말한 명령이나 지시를 더 잘 따를 가능성이 큽니다. 그러니 그냥 친절한 목소리로 "내가 방금 뭘 부탁했지?" 라고 말하세요.

6. 애정을 가지고 떠나세요. 아이에게서 떨어지기 전에, 아이의 머리를 부드럽게 힘 주어 잡거나, 부드럽게 문지르거나, 가볍게 두드리거나, 키스를 하세요. 자녀가 하지 못한 일이나 잘못한 일에 대해 불만을 표시했더라도 개인적인 방식으로 관심, 애정, 친밀감을 전달하세요. 특히 그럴 때는 그러한 불만이 그의 행동에 대한 것이지 그 아이 자체를 싫어하는 것이 아니라는 것을 전달해야 합니다. 여러분이 여러분의 아이를 싫어하는

게 아닌, 그저 허용할 수 없는 행동이라는 것을 여러분의 아이 또한 알 필요가 있습니다.

연구에 따르면 이러한 방식으로 의사 소통하는 것이 우리가 일반적으로 우리의 아이들에게 지시하는 방법보다 ADHD를 앓고 있는 아이들에게 훨씬 더 효과적이라는 것을 보여줍니다. 그러나 ADHD를 앓고 있는 아이들은 언어적인 칭찬이나 지적/반대 외에도 보상과 같은 더 현저하고 즉각적인 결과가 필요한 경우가 많습니다.

문제점: 내적 자기 동기가 약하다

ADHD를 앓고 있는 어린이와 청소년들은 주어진 업무에 대한 관심과 업무 관련 행동을 유지하기 위해 분투합니다. 이것은 산만하기 때문일 수 있지만, 큰 요인은 그들의 내적 동기가 결핍되어 있기 때문입니다. (1) 흥미롭지 않거나, 즐겁지 않거나, 보람이 없거나, 매력적이지 않은 일에 직면했을 때, 그리고 (2) 일을 완료하는 데 즉각적인 보상이 없을 경우, 우리에게는 서론에서 언급된 집행기능 중 하나인 자기 동기가 필요합니다. ADHD를 앓고 있는 자녀도 다른 모든 아이들과 마찬가지로 나이가 들수록 점점 더 시시한 일을 많이 마주치게 될 것이기 때문에 이러한 자기 동기 부족을 보상해주는 것이 중요합니다. 지금 당장은 아이가 학교 일, 집안일, 그리고 개인 위생 관리와 같은 보람 없는 활동을 계속하는 데 어려움을 겪을 수도 있으며, 만약 아이가 이런 일들을 하도록 스스로 동기를 부여하는 것을 배우지 못하면, 그는 직업, 개인 재정, 재산 관리, 그리고 심지어 그의 아이들을 키우는 데 훨씬 더 많은 어려움을 겪을 것입니다.

1970년대에 진행된 연구에서 보면, ADHD를 앓고 있는 아이들과 10 대 청소년들은 그들에게 어느 정도 즉각적인 보상, 오락 또는 본질적인 수준에서의 관심이 제공되지 않는 활동을 지속할 수 없다고 합니다. 여기에는 두 가지 문제가 있습니다:

1. 우리가 종종 떠올리는 학교 공부나 집안일 등을 했을 때 주어지는 일반적인 보상과 동기는 ADHD를 앓고 있는 아이들에게는 너무 약합니다. 과학자들은 보상과 관련된 뇌 네트워크와 신경 화학물질이 ADHD를 앓고 있는 사람들의 경우 더 작고 덜 민감하며 더 불규칙하거나 가변적이라고 설명합니다. 그래서 학업에 대한 성적 및 증명서, 좋은 학생이 되고자 하는 욕구, 그렇게 함으로써 동료 및 교사의 인정을 받는 것, 다른 사람의 존경, 가족과 사회에 기여하는 것, 첫 직장에서 책임감 있고 자기 동기 부여가 되는 직원이 되도록 배우는 것 등은 일반적으로 ADHD를 앓고 있는 아이에게 동기를 부여할 만큼 강력하지 않습니다.

이는 당신의 아이가 특정 일에 대해 본질적으로 흥미를 느끼지 못한다고 말하는 것이 아닙니다. 우리 모두는 각각 즐기는 일과 활동의 종류가 다양하며, ADHD를 앓고 있는 아이들도 다르지 않습니다. 우리는 ADHD를 앓고 있는 아동청소년들이 종종 즐기는 활동들에는 운동, 신체적 또는 수작업 활동, 공연 예술과 같은 창의적인 표현, 그리고 다른 사람들과 직접적 또는 소셜 미디어를 통해 참여하는 것과 같은 것들이 있습니다. 그러나 ADHD를 앓고 있는 사람들은 나머지 인구만큼 다양하며, 어떤 사람들은 날씨, 동물 또는 곤충, 기술, 역사의 특정 주제와 같은 신비한 주제들을 흥미롭게 여길 수 있습니다. 만약 그들이 어떤 식으로든 흥미로운 작업이나 활동을 발견한다면, 그들은 그 활동을 더욱 수월하게 시작하고 지속할 것입니다.

2. 어떤 일에 대한 그들의 행동을 유지하기 위해서는 결과가 즉각적이고 빈번해야 합니다. 8장에서 우리는 ADHD를 앓고 있는 아이들이 시간이 지남에 따라 겪는 문제들에 대해 다뤄보겠지만, 지금 중요한 것은 결과가 나오기 전까지의 오랜 지연은 ADHD에게는 심각한 문제라는 것입니다. 자녀에게는 지연 시간이 길어질수록 그 결과에 대한 가치는 줄어들 것입니다. 그리고 이것은 전형적인 아이들에게도 해당되지만, ADHD를 앓고 있는 아이들의 경우 지연된 결과를 무시하거나 평가절하하는 정도는 훨씬 더 큽니다. 만약 당신이 ADHD를 앓고 있는 아이가 무언가를 하는데 실패하는 것을 보고 싶다면, 즉각적 보상이 없는 지루한 일을 시켜보십시오. 당신은 아이가 일이 끝이 날 때까지 일을 계속 하도록 하기 위해 아이와 부딪힐 것입니다, 그것이 가능하다면요. ADHD를 앓고 있는 아동 및 10대 아동청소년들이 비디오 게임, 특히 인터넷 기반의 경쟁적인 게임이 중독성이 있다고 생각하는 것은 당연한 것입니다. 실제로 ADHD를 앓고 있는 청소년의 15-20%는 인터넷중독이나 게임중독에 해당합니다. 이러한 게임은 과제나 주말 집안일을 할 때 부족한 모든 것을 가지고 있습니다: 바로 본질적인 매력과 지속적이며 즉각적인 보상입니다.

> **해법**: 빈번하고, 즉각적인, 외부적인 보상체계를 사용하기

동기 부여와 관련해서 두 가지 문제가 있었던 것처럼, 여기에는 두 가지 해결책이 있습니다.

강력한 인위적인 보상을 사용할 것

여기서 '강력하다'는 것은 높은 동기부여를 줄 수 있는 것을 의미합니다. 그리고 '인위적으로'라는 말은 그 일을 하는 것과는 관련이 없는 보상을 의미합니다. 여러분은 그렇게 하고 싶지 않을 수도 있지만, ADHD를 앓고 있는 아이가 과제에 임할 수 있도록 활성화하고 그 일을 마무리 할 수 있을 만큼 충분히 오랫동안 지속하도록 동기를 부여하기 위해서는 많은 인위적인 외부 보상을 사용하는 것이 필수입니다. 많은 부모들은 이러한 방식을 사용하는 것이 다른 사람들은 보상 없이 하는 일을 아이에게 뇌물을 주면서 시키는 것이며, 이는 아이가 자신을 위해서 혹은 존경, 지위, 그리고 인정과 같은 더 큰 사회적 보상을 위해서 그 일을 하는 것을 결코 배우지 못할 것이라고 걱정합니다. 문제는 ADHD를 앓고 있는 아이들이 단순히 내재적 보상에 의해 동기부여를 받지 못할 것이라는 것입니다. 그래서 이 경우에는 바람직한 내적 동기를 물질주의적이고 인위적인 외적 동기로 대체될 것이라는 위험이 없습니다. 이러한 외부 보상을 보청기, 의족, 지팡이와 보행기, 신체적, 청각 또는 시각을 위한 안경 등으로 생각하십시오–ADHD를 앓고 있는 아이들에게 필수적인 인공삽입물이라고 볼 수 있겠습니다.

Stephen Covey가 성공하는 사람들의 7가지 습관에서 "상호 이익을 추구하라"고 말합니다. 과제를 완료하는 것은 여러분에게는 이득이지만 자녀에게는 그다지 매력적인 이득이 되지 않습니다. 그러니 이를 자녀에게도 이득이라고 생각할 수 있게 만드십시오: 어떤 종류의 일이든 해야 하는 일이 있을 때, 아이에게 동기를 부여하기 위해 당신이 무엇을 제공할 수 있는지 생각해 보세요. 당신의 아이는 무엇을 하고 싶거나, 가지고 있거나, 소비하는 것을 좋아합니까? 당신의 아이가 주어진 과제를 끝냈을 때 그것을 쉽게 제공할 수 있나요?

이 전략을 고용계약이라고 생각해도 좋습니다. 공정하게 하루의 일을 한 것에 대한 정당한 임금을 제공하는 고용주처럼, 당신의 아이에게 집안 일이나 숙제를 하는 것에 대한 작은 보상을 주는 것입니다. 그 과정에서, 여러분은 아이에게 미래를 위한 귀중한 교훈을 전달하게 됩니다: 모든 사람의 시간과 노력은 가치가 있다는 것입니다.

필요할 때 즉시 보상을 받을 수 있는 가장 쉬운 방법 중 하나는 가정 내 토큰 프로그램이나 점수 체계를 만드는 것입니다. 제 책 'ADHD 책임 지기 4판'에서 이 방법에 대해서 설명이 되어있습니다. 이 방법을 사용하면, 아이가 일을 한 것에 대한 토큰을 얻고 그것들을 돈과 같이 현금화하여 특권을 구매할 수 있게 해줍니다. 142-143쪽에서는 토큰 또는 점수 프로그램을 적용하는 방법에 대한 간략한 요약을 제공합니다.

피드백과 보상을 즉각적이고 빈번하게 제공할 것

만약 ADHD를 앓고 있는 아이들과 십대 청소년들이 가지고 있는 두 번째 문제가 결과나 보상이 주어지기 전의 지연과 관련이 있다면, 해결책은 아주 간단하게 지연을 줄이거나 없애는 것입니다. ADHD를 앓고 있는 아동 및 청소년은 과제 수행 중에 그가 정확히 어떻게 수행을 하고 있는지에 대해 자주 파악할 필요가 있습니다. 그리고 그는 이 과정을 통해 보상을 다른 전형적인 어린나 십대 청소년보다 더 빈번하게 받을 필요가 있습니다.

가정용 포커 칩 프로그램 또는 점수 체계를 설정하는 법

가정용 포커 칩 프로그램(4-8세를 위한)

1. 플라스틱 포커 칩 세트를 구입하고 칩에 점수를 부여합니다(4-5세는 모든 색상의 칩을 1점, 6-8세는 색상에 따라 점수를 다르게 설정).

2. 아이에게 아이가 집에서 좋은 일을 했을 때 충분한 보상을 받지 못했다고 생각하고, 아이가 잘 하는 것들에 대한 특혜를 얻을 수 있도록 새로운 보상 프로그램을 마련하고 싶다고 설명하십시오.

3. 칩을 보관할 "좋은 은행"을 함께 만드세요. 당신의 아이와 함께 즐겁게 이를 꾸미는 시간을 가지십시오.

4. 자녀가 포커 칩으로 얻길 원하는 10-15개의 보상 목록을 함께 만드십시오. 영화를 보러 가거나 레스토랑이나 게임 매장에 가는 것과 같은 특별한 보상과 자녀가 당연하게 여기는 일상적인 보상 목록(TV, 비디오 게임 등)을 함께 만드십시오.

5. 집안일, 자기 전에 이를 닦는 것과 같은 자기 관리, 그리고 일반적으로 문제가 되는 다른 자조적인 업무와 같이 주로 당신에게 문제가 되는 아이의 문제행동에 대한 목록을 만드십시오.

6. 각각의 일이나 집안일에 따라 몇 개의 칩이 주어질 것인지에 대해 결정하십시오. 4-5세의 경우, 대부분의 과제에 대해 1-3개의 칩을 할당하고, 큰 과제에는 5개를 할당합니다. 6세에서 8세 사이의 아이들에게는 1에서 10개의 칩을 사용하고, 큰 일을 할 때는 더 많은 양을 주는 것 또한 가능합니다. 여기서 기억할 것은, 일이 더 힘들수록, 더 많은 칩이 주어질 것이라는 겁니다.

7. 잠시 시간을 두고 자녀가 이러한 작업의 대부분을 수행할 경우 일반적으로 하루에 얼마나 많은 칩을 벌 수 있을 것으로 생각하는지를 합산해 보십시오. 그런 다음 나열된 각 보상에 대해 자녀가 지불해야 할 칩 수를 결정하십시오. 보통 아이가 하루에 얻은 칩의 2/3 정도는 전형적인 하루 특권에 사용되어야 합니다. 이것은 아이가 보상 목록에 있는 매우 특별한 보상의 일부를 구입하

기 위해 매일 자기 칩의 약 3분의 1을 저축할 수 있게 해줍니다.

8. 아이가 멋지고, 빠르고, 유쾌한 방식으로 집안일을 할 때 보너스 칩을 얻을 기회가 있을 것이라고 말하십시오. 자녀가 특히 즐겁고 신속하게 일을 처리했을 때 이것들을 주십시오.

9. 아이에게 칩은 첫 번째 지시만으로 과제가 끝났을 때만 주어진다고 설명하십시오. 만약 당신이 아이에게 지시를 반복해야 한다면, 그녀는 해당 과제에 대해 그 어떠한 칩도 받지 못할 것입니다.

10. 마지막으로, 한 주간 사소하지만 적절한 행동을 했을 때에도 칩을 나눠주기 위해 최선을 다하십시오. 과제 목록에 없는 좋은 행동에 대해서도 아이에게 보상할 수 있다는 것을 기억하세요. 아이에게 보상할 수 있는 기회에 주의를 잘 기울이십시오.

참고: 잘못된 행동을 했다고 칩을 빼앗지 마십시오!!!

가정용 점수 체계(8세 이상)

1. 수첩을 구매하여 날짜, 항목, 예금, 인출, 잔액 등 5개의 열이 있는 수표책을 만드십시오. 자녀가 점수로 보상을 받으면 "항목" 아래에 과제를 기입하고 금액을 "예금"으로 입력하고 아이의 잔고에 이를 더하도록 합니다. 자녀가 자신의 점수로 보상을 구매할 때는 '항목' 아래 보상을 적고 이 금액을 '인출'란에 넣고 '잔액'에서 이 금액을 차감합니다. 이 프로그램은 포커 칩을 사용하는 대신 책에 점수가 기록된다는 점을 제외하면 칩 시스템과 동일하게 작용합니다.

2. 칩 프로그램을 따르되, 대부분의 일상적인 일에는 5~25점, 매우 큰 일에는 최대 200점의 범위를 사용하십시오. 일반적으로, 당신은 아이가 해야 하는 과제가 15분 정도 연장될 때마다 15점을 지불하는 것을 고려할 수 있습니다. 수첩은 오직 부모님들만 작성할 수 있도록 합니다.

저는 우리의 자기 동기가 자동차의 연료 탱크와 비슷하다고 생각하면 이를 이해하는 데 도움이 된다고 생각합니다. 차는 목적지까지 가기 위해 최고의 GPS와 장비를 가질 수 있지만, 연료 없이는 아무 데도 갈 수 없습니다. 마찬가지로, 사람은 그러한 계획을 완수하기 위한 최고의 계획과 도구를 가질 수 있지만, 자기 동기 부여 없이는 아무것도 할 수 없습니다. 우리의 의지력은 연료입니다. 이는 145쪽 그림에서 확인할 수 있습니다. 왼쪽에는 집행기능 연료 탱크가 있고 오른쪽에는 일하는 동안 우리의 자기 동기를 보충하고 유지할 수 있게 해주는 자기 조절과 지속성입니다. 다음 목록에서는 집행기능 연료 탱크를 보충하는 방법을 설명합니다.

집행기능 연료 탱크를 보충하고 자녀가 일하도록 동기를 부여하는 방법

보상을 자주 사용하십시오. 당신의 아이는 ADHD를 앓고 있지 않은 아이들보다 연료가 더 빨리 고갈될 것입니다. 따라서 아이를 정상 궤도에 올려놓기 위해 그 보상들을 지속적으로 사용해야 합니다. 아이가 싫증을 느낄 가능성이 적은 보상을 빈번하게 제공하는 가장 좋은 방법 중 하나는 142-143쪽에 있는 상자에 설명된 것처럼 토큰이나 점수 체계를 사용하는 것입니다.

자기대화를 사용합니다. 자기대화는 흥미롭지 않은 일을 할 때 동기를 부여할 수 있는 유용한 도구가 될 수 있습니다. ADHD를 앓고 있는 자녀가 일을 하는 동안 자신의 목표와 일을 했을 때 얻을 수 있는 것에 대해 혼자 이야기하도록 하십시오. 그는 또한 자신에게 긍정적인 격려를 할 수 있습니다. 우리는 이러한 자기 효능감에 대한 진술을 "나는 이것을 할 수

집행기능 연료 탱크 보충하기

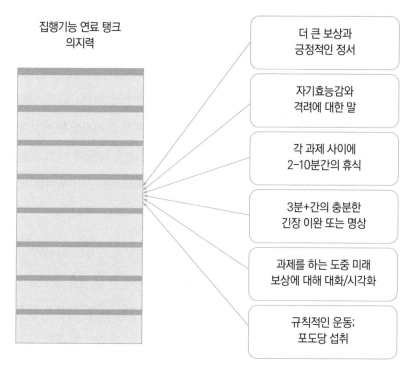

집행기능 연료 탱크
의지력

더 큰 보상과
긍정적인 정서

자기효능감와
격려에 대한 말

각 과제 사이에
2-10분간의 휴식

3분+간의 충분한
긴장 이완 또는 명상

과제를 하는 도중 미래
보상에 대해 대화/시각화

규칙적인 운동;
포도당 섭취

I. M. Bauer and R. F. Baumeister (2011). Self-Regulatory Strength. In K. Vohs and R. F. Baumeister (Eds.), *Handbook of Self-Regulation* (2nd ed., pp. 64–82). New York: Guilford Press 연구에서 인용됨

있다!"라고 합니다. 큰 경기를 앞두고 있는 축구 감독처럼, 아이가 이것을 할 수 있고, 그럴만한 재능과 기술을 가지고 있으며, 그 어떤 것도 그가 보상을 얻는 것을 막을 수 없다며 스스로에게 말하도록 격려해야 합니다.

일을 단계별로 나눕니다. 이는 이미 6장에서 언급된 적이 있습니다. 작업을 더 작은 단위로 나눈 다음 일을 하는 시간에 따라 2–10분 동안 반복적으로 휴식을 취하는 것은 우리 모두가 탱크에 연료를 다시 주입하고 작업을 끝낼 수 있도록 동기를 유지하는 데 도움이 됩니다. 사람들은 직장에서 20분 동안 집중력이 요구되는 일을 한 후 일어나 커피를 마시고, 다시 20분 간 일을 하고, 일어나서 기지개를 켜거나 걸어 다니는 등의 방식으로 일을 합니다. 각각의 짧은 휴식은 여러분의 집행기능 뇌를 쉬게 하고, 움직이게 하며, 간단한 보상을 받아 짧은 휴식을 시작했을 때보다 더 많은 동기를 가지고 일에 복귀할 수 있게 해줍니다. 당신의 아이 또한 동일합니다. 휴식 빈번하게 취하는 것은 일을 끝내기 위한 동기부여를 회복하는 데 도움이 됩니다.

일을 하기 전에 마음챙김의 휴식을 취합니다. 새로운 일을 시작하기 전에 먼저 3분간 쉬는 시간을 가지거나 잠깐 동안 충분한 휴식을 취하거나 또는 마음챙김 명상 등을 통해 우리의 현재 집행기능 뇌 및 생각과 감정을 끊어내도록 합니다(원칙 5 참조). 그렇게 함으로써 우리는 다음에 무엇을 하고 싶은지에 대한 마음의 준비를 할 수 있습니다. 자녀가 마음챙김을 통해 마음을 가라앉히고 부정적인 생각을 떨쳐내어 온전히 다음에 무엇을 할 것인지에 대한 마음의 준비를 할 수 있도록 자료를 참고하여 도와주십시오.

목표에 도달하고 보상을 즐기는 모습을 시각화합니다. 아이가 본인에게 주어진 일을 시작하기 전에, 아이에게 그 일을 완수하고 당신이 약속한 보상을 받는 모습을 상상해보라고 하십시오. 아이가 그 일을 한 후 받을 보상이 얼마나 기분이 좋을지 생각해 보라고 제안하십시오.

보상의 사진을 사용하십시오. 만약 당신의 아이가 장난감이나 간식과 같은 유형의 보상이나 쉽게 그려지는 특혜를 얻기 위해 과제를 수행하고 있다면, 인터넷에서 보상에 해당되는 사진을 찾아 인쇄하십시오. 그리고 아이가 과제를 계속 수행하고 완료하도록 동기를 부여하는 데 도움이 되도록 이를 아이 앞에 배치합니다.

운동을 자주 하십시오. 여러 연구에 따르면 아동 및 성인 모두 규칙적인 신체 운동에 참여하는 것은 집중력, 끈기, 그리고 의지력을 향상시킬 수 있다고 합니다. 그래서 만약 여러분의 아이가 아직 규칙적인 일정으로 구성된 스포츠나 운동 프로그램에 참여하지 않았다면, 이를 시작하는 것을 고려해보세요. 이는 꼭 본격적인 스포츠일 필요는 없습니다; 단순하게 매일 걷거나 달리기를 하는 것만으로도 일에 집중하고 지속할 수 있는 능력을 향상시킬 수 있습니다.

설탕이 든 음료를 조금 마시도록 합니다. 마지막으로, 정서적으로 부담이 되는 일을 하는 동안 주기적으로 소량의 설탕이 함유된 음료를 섭취하는 것은, 적어도 성인의 경우, 이를 하기 위한 노력을 지속시키는 데 도움이 된다는 증거가 있습니다. 뇌는 혈당으로 작동하기 때문에 혈당 수치를 어느 정도 높게 유지하는 것은 뇌 기능 중에서도, 특히 자기 통제에 관한 기능을 촉진할 수 있습니다. 그러므로 여러분의 아이가 일하는 동안 주기적으로 레모네이드나 스포츠 음료를 한 입 마시도록 하는 것에 대해 생각해 보십시오. 단, '한 입만'이라고 했습니다. 이러한 음료를 대량으로 벌컥벌컥 마시라는 소리가 아닙니다. 이는 비만, 졸음 등을 유발하거나 치아건강을 해칠 수 있다는 분명한 단점을 가지고 있기 때문입니다. 아이가 한 번에 다 마시지 않고는 음료 한 잔이나 한 병을 감당할 수 없다면 빨대가 달린 플라스틱 컵이나 한 모금에 섭취할 수 있는 양이 제한되어 있는 꼭 지가 있는 스포츠 물병을 사용하도록 합니다. 그리고 적은 양의 음료를 주고 아이가 과제를 하는 동안 필요 시에 적은 양이 음료를 보충하는 방법도 가능합니다.

외부 보상을 제공하는 것이 자녀에게 자기 동기 부여를 가르칠 수 있을까요?

여러분도 알다시피, 대부분의 어른들은 매일 출근하고 예상대로 일을 하기 위해 돈을 받아야 합니다. 우리는 외부 보상에 대한 필요성을 반드시 능가하지는 않습니다. 그러나 그것은 ADHD를 앓고 있는 아이들이 스스로 동기를 부여하는 법을 결코 배우지 못한다는 것을 의미합니까? 당연히 아닙니다. 희망은, 그들이 나이가 들어감에 따라 당신이 그들에게 동기를 부여하기 위해 사용한 방법을 내면화하고 그들만의 방법을 생각해 내는 것입니다. 10대들은 종종 학기말 과제와 같은 과제를 고수하는 데 필요한 자기대화를 매우 잘합니다. 또는 그들은 각 작업 후에 얻을 수 있는 작은 보상을 생각해냅니다(예를 들어, 학기말 과제 한 단락 작성 시 가장 좋아하는 과자 몇 개를 먹거나 비디오 게임 5분을 하는 것).

이것은 ADHD를 앓고 있는 자녀가 번거롭거나 지루한 작업을 수행하기 위해 외부 보상이 필요하지 않다는 의미는 아닙니다. 여러분의 애정 어린 지원과 지속적인 코칭을 통해 여러분은 동기 부여 전략을 전수할 수 있으며 자녀와 함께 성장할 것입니다. 이 모든 아이디어를 적절하게 적용하는 것은 매우 중요합니다. 다음과 같은 방식으로 보상을 과도하게 사용하지 않도록 주의하세요.

1. 모든 것에 대해 자녀에게 보상을 제공하지 마십시오. 자녀가 하기를 바라는 어떤 일들은 그 일에 대한 어떤 종류의 물질적 보상이나 특권을 제공할 필요가 없을 만큼 충분한 동기를 부여할 것입니다. 제빵, 장보기(카트 밀기, 선반에서 특정 품목 선택 등), 정원 가꾸기 또는 기타 집안일을 하는 동안 자녀가 도움을 줄 수 있도록 하는 것은 때때로 자녀에게 그 자체로 즐거운 일이 될 수 있습니다. 또한 과학이나 역사의 특정 주제 또는 심지어 수학의 특정 기능과 같이 자녀가 본질적으로 흥미를 느끼는 학업이나 집안일의 유형이 있을 수 있습니다. 모든 어린이는 다르기 때문에 모든 어린이가 자신의 호기심과 작업을 지속할 수 있을 만큼 본질적으로 흥미롭다고 생각하는 것은 다를 것입니다.

비록 일관되지는 않지만, 특정 책을 읽는 것과 같이 이미 흥미를 느끼는 일에 대해 일반 어린이에게 보상을 하고, 이후 그러한 외부 보상을 철회하면 이러한 활동을 추구하려는 그들의 동기가 저하될 수도 있다고 제안하는 몇 가지 연구 증거가 있습니다. 아마도 그것은 아이가 자신에게 제공되는 분명하고 강력한 외부 동기에 초점을 맞추게 되어 본질적이지 않은 동기들을 대체하게 되었기 때문일 것입니다. 또는 아이가 좋아하는 일을 하기 위해 아이에게 돈을 지불하는 것은 어떤 식으로든 그 일의 가치를 저하시킬 수 있습니다. 설명이 무엇이든 간에 너무 많은 보상을 너무 자주 제공하는 것은 더 나은 작업 습관을 배우고 일을 하려는 내재적 동기를 얻는 데 방해가 될 수 있습니다. 이것이 이미 내적 동기 결손으로 고통 받는 ADHD 아동에게 적용되는지는 훨씬 덜 명확합니다. 그러나

ADHD를 앓고 있는 자녀를 도울 때에도 여전히 염두에 두어야 할 좋은 점입니다: 아이가 이미 즐거워하는 것에 대해 너무 많은 보상을 하지 마세요; 아이가 완성하기 위해 고군분투하는 일에 대한 인위적인 보상은 아껴 두세요.

일단 토큰 또는 점수 체계가 작동하기 시작하면(앞의 상자 참조) 이에 쉽게 빠져들 수 있습니다—자녀에게 요구하는 모든 것을 목록에 넣고 싶은 유혹을 느낄 수 있습니다. 우리는 어떤 가정에서는 아이가 호흡을 제외한 거의 모든 일을 하면 토큰을 얻어야 한다고 농담을 하곤 했습니다—그리고 심지어 그것조차도 고려 대상이었습니다! 그러나 진지하게 일부 부모는 자녀에게 요구되는 거의 모든 행동에 대해 보상을 받도록 요구하여 가정에서 자녀가 사용할 수 있는 거의 모든 특권을 얻기를 원했습니다. 그 결과 아이는 프로그램의 강도와 하고 싶은 모든 것을 얻어야 한다는 요구 때문에 심리적으로 숨이 막힐 지경이었습니다. 이러한 드문 경우의 결과로 아이는 보상 프로그램에 대한 모든 흥미를 잃거나 토큰 시스템을 통해 얻어야 하는 모든 것에 대해 스트레스를 받았습니다.

대신, 자녀에게 약간의 여유를 주고 아이가 단지 존재하고 가족의 일원이 되는 것에 대해 간식이나 작은 장난감과 같은 물리적인 보상을 받을 수 있도록 하십시오. 애정, 인정, 존중, 존엄성, 무조건적인 긍정적 관심은 자연스러운 가족 관계의 일부입니다. 자녀에게 특별한 혜택과 활동을 제공하는 것은 때때로 일과 무관한 것이어야 합니다. 즉, 자녀가 축복을 받기 위해 어떤 것도 하지 않아도 된다는 것을 의미합니다. 보상 시스템을 사용하여 자녀가 지금까지 해보지 못한 일과 꼭 해야 할 일을 하도록 동기를 부여하십시오.

2. 자녀가 보상을 받는 것에 집착하지 않도록 하십시오. 자녀가 특권을 위해 사용하는 것을 거부하고 토큰이나 점수를 모으기 시작합니까? 저는 적어도 부모에게 가능성을 미리 경고하기에 충분할 만큼 이러한 상황을 보아왔습니다. 그런 일이 발생하면 자녀가 매주 토큰이나 점수에서 일정 금액의 수입을 지출해야 하거나 어쨌든 은행 계좌에서 인출되도록 "사용하지 않으면 잃게 되는" 정책을 설정하십시오.

3. 보상이 자녀의 주의를 산만하게 하지 않도록 주의하십시오. 저는 이것이 유치원이나 1학년과 같은 ADHD를 앓고 있는 어린 아이들에게 가장 흔하다는 것을 발견했습니다. 임상 연구의 일환으로 제가 설계하고 관리한 유치원 수업에 토큰 시스템을 적용했습니다. ADHD를 앓고 있는 어린이는 우리가 요청한 다양한 유형의 과제에 대해 포커 칩을 벌 수 있습니다. 그들은 또한 학급 규칙을 따르고, 지시 받은 대로 행하고, 다른 아이들과 잘 상호 작용함으로써 이를 벌 수 있습니다. 이론적으로 모든 것이 합리적으로 보였습니다. 하지만 실제로 우리는 보상을 받은 아이들의 책상 위에 포커 칩을 놓는 것이 그 후에 그들이 추가적인 일을 하거나 선생님이 가르치는 것에 주의를 기울이는 것을 방해한다는 것을 발견했습니다. 대신, 아이들은 칩을 가지고 놀기 시작했고, 칩을 세고, 쌓고, 교실 내 특권을 위해 이를 사용할 수 있는 기간인 "보상 교환 휴식시간" 동안 칩을 사용할 것인지에 대해 이야기했습니다. 당시 해당 분야의 다른 연구자들도 이 문제에 주목했습니다.

우리가 생각해낸 한 가지 해결책은 아이들의 셔츠나 스웨터 뒤에 무지 색상의 천으로 만든 작은 주머니를 핀으로 고정시키는 것이었습니다. 그런 다음 교사가 아이들이 지시를 따르거나 일을 하거나 다른 좋은 행동을 하는 것에 대한 토큰을 줄 때 그 토큰을 보여주고 그들의 뒷주머니에 넣고 어깨를 다정하게 주무르거나 두드려 주었습니다. 이 방법은 토큰을 눈에 띄지 않게 하고 그 순간이 아이들의 생각의 유일한 초점이 되는 것을 방지했습니다.

시간을 현실로 만들기

서론에서 간략하게 설명했듯이 ADHD를 앓고 있는 아동은 시간에 눈이 먼 것 같이 보입니다. 보다 구체적으로, 그들은 미래에 대해 근시안적입니다. 그들은 시간을 감지하고 사용하는 데 큰 문제가 있어 시간을 관리하기가 매우 어렵습니다. 이것은 지난 수십 년간 ADHD의 특성에 대한 가장 중요한 발견 중 하나이며, 여러분의 자녀에게 엄청난 영향을 미칩니다.

> **문제**: ADHD를 앓는 아이들은 시간을 잊습니다.

여러분이 의심할 여지없이 알아차렸듯이, ADHD를 앓고 있는 아이들은 현재 그들 주변에서 일어나고 있지 않은 어떤 것도 보고 다룰 수 없는 것처럼 보입니다. 모든 아이들은 시간에 대한 감각을 발달시키지만, 그것이 한 번에 일어나는 것은 아닙니다. 그리고 그것이 처음에는 눈에 보이는 발달의 징후가 거의 없이 정신적으로 일어나기 때문에, 그것에 무슨 문제가 있는지 구별하기 어려울 수 있습니다. 그러나 시간과 적시성과 관련된 작업이 자녀에게 주어지기 시작하면 무언가 잘못되고 있음이 분명해집니다.

154 ■ ADHD 아동을 향상시키는 12가지 원칙

아이들이 시간 감각을 발달시키는 방법

아이들이 나이가 들수록 일어날 수 있는 사건을 예상하고 대비할 수 있는 시간이 더 앞당겨집니다. 가장 어린 아이들은 단지 몇 분 앞에 일어날 가능성이 있는 일을 예측할 수 있습니다. 초등학생이 되면 이러한 예측이 몇 시간까지 확장될 수 있고, 중학생이 되면 8-12시간으로 늘어날 수 있습니다. 그런 다음 청소년기에는 며칠, 청소년기 후반과 성인기 초반에는 몇 주로 확장됩니다. 30세 정도가 되면, 성인이 미래 준비에 대한 일반적인 결정을 내리는 평균 기간은 8-12주입니다.

1. 먼저 뒤늦은 깨달음이 옵니다. 시간 감각은 아이가 뒤를 돌아볼 수 있는 것에서 시작되는 것 같습니다. 익숙하지 않은 상황에 직면하면 대부분의 아이들은 어떻게 행동할지 결정하기 전에 멈추고 지금 일어나고 있는 일과 관련이 있을 수 있는 자신이 경험한 사건에 대해 생각합니다.

2. 그 다음 예측이 옵니다. 그들이 성숙해지고 과거의 사건에 대해 점점 더 많은 지식을 축적함에 따라 그들은 이 지식 저장소를 사용하여 다음에 일어날 일을 예측하기 시작합니다. 이것이 예견의 시작입니다. 이러한 능력이 개발됨에 따라, 그들의 예측 능력은 커지고 그들의 시간에 대한 창 혹은 시간 지평이 미래를 향해 더 나아가게 됩니다. 이것은 그들이 미래의 사건들을 준비하기 위해 생각하고, 예측하고, 행동하도록 해줍니다.

ADHD를 앓고 있는 아이들에게 무슨 일이 일어나고 있을까요?

ADHD를 앓고 있는 아이들은 이러한 뒤늦은 깨달음과 예측의 조합을 잘

사용하지 못하는 것 같습니다. 그들은 매우 충동적이기 때문에 과거에 대해 생각하는 것을 멈출 가능성이 적습니다. 그리고 지금 어떻게 행동해야 하는지 알려주는 과거 경험의 혜택 없이는 미래를 기대하기 위해 예측을 사용하는 것의 중요성을 배우지 못합니다. 대신 그들은 주로 순간의 감정에 따라 즉시 결정을 내립니다.

ADHD를 앓고 있는 아이의 부모로서, 여러분은 그것이 얼마나 잘 이루어지는지 알고 있습니다. 여러분의 자녀는 핀볼처럼 튕겨져 나오는 것처럼 보이며, 앞으로 어떤 일이 일어날지 또는 덧없는 충동에 휘둘리지 않고 자신의 진로를 안내하기 위해 무언가를 할 수 있는지 전혀 알지 못한 채 즉각적인 사건에 연달아 반응합니다. 불행히도 ADHD의 일부인 시간 맹증을 이해하지 못하는 사람들은 종종 아이가 자신의 행동의 결과에 대해 신경 쓰지 않는다고 생각합니다. 그들은 이러한 행동을 아이가 미래를 생각할 수 있는 능력조차 결여하게 만드는 신경학적 문제라기보다는 어떤 도덕적 실패에서 비롯되는 의식적인 선택으로 여길 수 있습니다.

ADHD를 앓고 있는 아이들은 다른 아이들만큼 멀리 내다볼 수 없습니다. 다행스럽게도 ADHD를 앓고 있는 아이들이 지금 외에는 아무것도 생각하거나 다룰 수 없다고 말하는 것은 과장입니다. 자라면서 미래에 대해 생각하고 예측하는 능력이 발달하지만, 같은 또래의 다른 아이들만큼 앞서 있지는 않습니다. 시간과 미래를 인식하고 생각하고 다루는 이 문제는 성인기까지 계속됩니다. ADHD를 앓고 있는 사람은 일상 생활에서 사건과 행동의 시간, 시기 및 시기적절성을 일상적으로 처리하는 능력이 떨어집니다. 물론 이것은 또한 그들이 시간 관리에 관여할 가능성이 훨씬 적다는 것을 의미합니다. 시간 관리는 본질적으로 우리가 시간, 마감일, 미래에 대한 약속 및 가능성 있는 미래 사건과 관련하여 우리 자신을 관리하는 방법입니다.

아이들이 자라면서 마감일, 약속, 목표, 과제 및 업무 약속과 같은 시간에 따른 책임을 효과적으로 처리해야 하기 때문에 이것은 중요하고 심각한 문제입니다. 실제로, 아이들이 커갈수록 그들이 완료해야 할 시간과 미래의 일부 요소를 포함하는 작업이 더 많아집니다. 부모로서 당신은 문제를 자세히 볼 수 있습니다. 미국 어린이를 대상으로 한 전국적인 설문 조사에서 저는 부모에게 자녀의 집행기능을 평가해 달라고 요청했습니다. 그들은 ADHD를 앓고 있는 아이들이 일반 아이들보다 시간 관리에 두 배나 더 많은 어려움을 겪고 있다고 보고했습니다. 대부분의 ADHD 아동은 일반 아동의 93%보다 시간 관리가 훨씬 더 좋지 않았습니다! ADHD를 앓고 있는 성인에 대한 우리의 연구에서 또한 90% 이상이 시간 관리에 효과적으로 참여하는 능력에서 인구의 하위 7%에 속한다는 것을 보여주었습니다.

ADHD 아동은 자신의 행동을 통제하기 위해 시간 감각을 사용할 수 없습니다. 분명히 문제는 이 아이들이 시간 인식에 문제가 있다는 것이 아닙니다. 한 연구에서 우리는 ADHD를 앓고 있는 사람들에게 불이 꺼진 전구를 보도록 요청했습니다. 그리고 나서 우리는 짧은 간격으로 그것을 켰다가 다시 껐습니다. 우리가 그들에게 같은 시간 동안 불을 켜도록 요청했을 때, 그들은 보통 같은 나이의 일반 사람들보다 이 과제의 수행을 두 배 더 못하는 것으로 나타났습니다. 그러나 흥미롭게도 ADHD를 앓고 있는 사람들은 그들이 본 표본 기간의 길이를 우리에게 말할 수 있었습니다. 단지 그 지식을 사용하여 자신의 행동(이 경우에는 그 간격을 염두에 두고 간격을 정확하게 재현하는 것)을 규제할 수 없었을 뿐입니다. 요컨대, 그들의 주요 문제인 작업을 수행하는 동안 자신의 행동을 안내하는 데 시간 감각을 사용하는 것입니다. 물론, 자신을 통제하는 데 시간 감각을 사용할 수 없다면 시간의 길이를 정확하게 인식할 수 있는 것만으로는 무엇을 해야 할지 결정하는 데 도움을 주기에 충분하지 않습니다.

ADHD를 앓고 있는 아이들의 마음속에서 시간은 더 느리게 움직이는 것 같습니다. 직관적이지 않지만, ADHD를 앓고 있는 사람들은 시간이 실제보다 훨씬 느리게 움직이거나 다른 사람들이 시간이 지나가는 것으로 인식하는 것보다 심리적으로 시간이 더 느리게 움직이는 것처럼 보입니다. 이로 인해 몇 가지 중요한 문제가 발생합니다:

■ 그들은 어떤 일을 끝내는 데 걸리는 시간을 과대평가합니다. ADHD를 앓고 있는 아이들은 일반적으로 해야 할 일을 할 시간이 충분하다고 생각하지만 실제로는 생각만큼 많은 시간이 없습니다. 따라서 마감일은 아이의 예상보다 훨씬 빨리 다가옵니다. ADHD를 앓고 있는 아이가 잠잘 때 갑자기 다음날 학교에 가져가기 위해 화산 모형을 만들어야 한다고 말할 때, 여러분은 의심할 여지 없이 분노로 반응한 것입니다. 당신은 아마도 당신의 아이가 이 마감일을 예상하지 못했다는 것을 믿을 수 없을 것입니다. 하지만 이것은 ADHD의 시간맹증에 대한 일반적인 징후입니다: 여러분들의 아이는 과제를 완수하는 데 필요한 시간보다 더 많은 시간이 있다고 생각하기 때문에 빈둥거리거나, 다른 일에 집중하지 못하거나, 보통 그렇게 해도 괜찮다고 생각하기 때문에 시간을 낭비합니다. 그리고 나서요. 쾅! 실제 기간은 끝났고, 미래가 도래했으며, 당신의 아이

는 그것을 할 준비가 거의 되어 있지 않습니다.

■ 그들은 *기다리라*고 하면 매우 조급해집니다. ADHD를 앓고 있는 아이들은 어떤 일이 일어나기를 기다려야 하는 것에 대해 불평하고 지름길을 택하거나 기다리는 상황에서 벗어나려고 하는 것으로 유명합니다. 그들에게 점심을 먹으러 갈 준비를 하기 위해 교실 벽에 줄을 서라고 요청하세요. 그들이 꼼지락거리거나, 다른 사람을 짜증나게 하거나, 팔꿈치를 대고 줄의 맨 앞으로 가거나, 그냥 그곳으로 곧장 가길 예상하세요. 그들이 말을 걸고, 문을 열려고 노력하고, 기다리는 것에 대해 징징대고, 얼마나 빨리 갈 수 있는지를 요구하고, 그렇지 않으면 그냥 기다리라는 이러한 요구에 대한 조급함을 표현할 것으로 예상하세요. 그들과 함께 할 긴 자동차 여행이 있습니까? 그들이 참을 수 없을 것으로 예상하십시오. "아직 도착하지 않았나요?"라는 공통된 질문이 끊임없이 제기될 것입니다. 기다려야 하는 것은 그들의 조바심과 좌절감뿐만 아니라 그들의 과잉행동을 증가시킵니다. 만지작거리기, 몸부림치기, 물건을 가지고 노는 것, 다른 사람을 만지는 것, 그리고 다양한 장난이 그들이 기다려야 할 때 증가할 가능성이 있습니다. 그것이 시간을 표시하는 그들의 방식입니다. 그리고 특히 학교, 교회 또는 상점과 같이 가만히 있어야 하고 기다리는 동안 할 일이 없는 장소에서는 매우 파괴적일 수 있습니다. ADHD를 앓고 있는 한 십대가 나에게 말했듯이 "기다리는 것은 지옥입니다!"

ADHD를 앓고 있는 아이들은 프로젝트의 시간이 길 때 계획을 세울 수 없습니다. 독후감 과제를 예로 들어 보겠습니다. 지침은 다음과 같을 수 있습니다. "2주 동안 이 책을 읽고 보고서를 제출해야 합니다. 선생님이 과제를 채점하는 데 며칠이 걸리고, 그런 다음 이 과제에 대한 점수를 알게 될 것입니다." 일반적인 아이들도 이러한 수준의 시간 관리 및 자기 관리에 어려움을 겪습니다. 하지만 ADHD를 앓고 있는 아이는 18초의 간격

조차 잘 관리하지 못하는데, 2일에서 2주의 간격이 주어졌습니다. ADHD
를 앓고 있는 아이에게 수행하도록 요청하는 프로젝트에 시간 지연을 부
여할 때마다 아이가 작업을 수행하는 데 사실상 장애가 됩니다. 그는 단
지 그 시간 간격을 염두에 두고 미리 계획을 세운 다음 예정대로 계획에
따라 작업을 완료할 수 없습니다. 원칙 7에서 언급한 바와 같이, 이것은
비디오 게임이 ADHD를 앓고 있는 사람들에게 큰 매력을 느끼는 한 가
지 강력한 이유입니다. 행동과 결과(특히 보상) 사이의 시간 간격은 매우
짧습니다.

> **해법**: 시간을 표면화한 다음 분해하십시오.

자녀의 내부 시계 결핍을 보완할 수 있는 매우 구체적인 방법이 많이 있습
니다. 그러나 이 문제를 다루기 전에 다음과 같은 중요한 지침을 유념해야
합니다: ADHD를 앓고 있는 자녀를 위해 어떤 일이든 시간 제한을 둘 때마
다 자녀를 무력화시킨다는 것을 기억하십시오. 가혹하게 들릴 수 있지만
이는 ADHD를 앓고 있는 모든 아이들의 시간 관리에 접근하는 핵심입니
다. 먼저, 한 가지를 분명히 해두겠습니다: 우리는 시간을 관리하지 않습
니다. 시간은 시간입니다. 그것은 우리의 물리적 우주의 차원입니다. 그래
서 우리가 시간 관리에 관여한다고 말할 때 그것은 정확하지 않습니다.
대신에 우리가 실제로 하는 것(그리고 용어가 의미하는 것)은 시간의 흐름
에 따라 우리 자신의 행동을 관리하는 것입니다. 우리는 계획을 실행하
고, 목표를 달성하고, 미래를 준비하는 데 가능한 한 효과적일 수 있도록
가장 적절한 시간에 줄을 서서 행동에 참여하려고 노력합니다. 그러나 이

미 살펴본 바와 같이 ADHD를 앓고 있는 아이들은 이 능력이 부족합니다. 이것은 여러분이 아이에게 무언가를 할 수 있는 제한 시간을 줄 때마다, 여러분은 자동적으로 아이를 무력화시킨다는 것을 의미합니다. 여러분은 아이의 장애가 아이가 또래의 다른 사람들처럼 잘 할 수 없다는 것을 보장하는 무언가를 하도록 아이에게 요구하는 것입니다.

짧은 과제에 외부 시계를 사용하십시오

과제를 수행할 때 내부 시계가 그들을 잘 안내할 수 없기 때문에 ADHD를 앓고 있는 아이들은 다른 사람들보다 시간의 흐름을 보여주는 외부 시계에 더 의존해야 하며, 이를 위해 부모의 도움이 필요합니다. 따라서 자녀에게 1시간 이하와 같이 비교적 짧은 시간을 포함하는 과제를 하도록 요청해야 할 때는 다음과 같은 유형의 시간 관리자를 자녀 앞에 배치해야 합니다:

스프링식 요리 타이머. 이것은 할머니가 부엌에서 쓰던 것과 같습니다. 시간 간격("시간이 15분 남았습니다.")과 관련된 지침을 제공하고, 해당 기간의 타이머를 설정한 다음, 아이 앞에 놓기만 하면 됩니다.

자신만의 타이밍 장치. 15분 또는 20분과 같은 특정 시간 간격에서 0까지 역으로 카운트하는 디지털 레코더의 녹화와 같은 사용자 고유의 타이밍 장치입니다. 아이가 해야 할 일이 있을 때 작동시키십시오. 그것을 만드는 데는 약간의 시간이 걸리지만, 그것의 참신함은 아이들이 시간의 흐름에 주의를 기울이도록 도울 수 있습니다. 즉, 시간의 시각적 표현이 청각적 표현보다 낫습니다.

스마트폰 스톱워치 타이머. 전원을 절약하기 위해 화면이 보이는 상태를 유지하고 짧은 시간 후에 전원이 꺼지지 않는지 확인하십시오. 아날로그(원형) 알람시계는 디지털 알람시계와 마찬가지로 작은 시간 간격이나 시간이 얼마나 지났는지, 얼마나 남았는지 한 눈에 잘 보이지 않기 때문에 이 특정 용도로는 좋아하지 않습니다. 그러나 30분에서 1시간과 같은 더 긴 간격의 경우 큰 아날로그 시계가 좋습니다(아래 참조).

큰 시간 타이머. 이 장치는 ADHD를 앓고 있는 사람들을 위해 특별히 고안되었습니다(주문 정보는 책 끝에 있는 자원를 참조하십시오.) 이것은 빨간 디스크가 들어 있는 시계입니다. 최대 1시간 동안 타이머를 설정할 수 있으며(시계가 빨간색으로 표시됨), 시간이 지남에 따라 빨간색인 디스크 부분이 작아집니다. 이것은 눈에 잘 띄는 시간 관리자가 도움이 되는 과제, 집안일, 숙제 또는 다른 활동을 할 때 유용합니다. 또한 얼마나 많은 시간이 지났는지, 마감 시간까지 얼마나 남았는지를 한 눈에 볼 수 있습니다.

태블릿, iPad 또는 스마트폰용 온라인 스톱워치 및 타이머 앱을 다운로드할 수 있습니다. 여기에는 전통적인 시계 모양, 시한폭탄, 달리기 경주를 하는 만화 캐릭터, 가상 모래시계 등이 포함됩니다(주문 정보는 참고자료를 참조하십시오). 여기서 요령은 아이가 일하는 동안 타이밍 장치가 보이도록 하는 것입니다.

장기 프로젝트 과제의 시간차(지연)를 줄이거나 없애십시오

지침을 준수해야 하는 시점, 그리고 지속적인 준수로 인한 결과 사이에 큰 시간 차이가 있을 때마다 ADHD를 앓고 있는 아이들은 그들의 일에서 실패하는 경향이 있습니다. (위에서 언급한 독후감 예시를 기억하시나요?) 그들은 자신에게 주어진 시간(또는 시간이 얼마나 적은지)에 대해 인식하지 않고, 지루해하며, 과제를 하지 않고, 안절부절하고, 순응하지 않게 됩니다. 작업은 완료되지 않으며 완료되더라도 제 시간에 제출되지 않을 수 있습니다. 해결책은 제가 원칙 7에서 제안한 것중의 또 하나입니다: 각각이 작업을 짧은 시간 간격(보이는)과 완료에 대한 보상이 있는, 더 작은 덩어리로 나누어 지연을 줄입니다.

프로젝트를 마감일까지 남은 일수로 나누십시오. 다음 2주 동안 독후감을 작성해 봅시다. 책의 분량을 13일로 나눕니다. 자녀에게 매일 조금씩 책을 읽고 보고할 것이며 각 부분을 완수하면 좋아하는 보상을 받을 수 있다고 말하십시오. 이 보상은 작업이 완료된 직후에 주어져야 합니다. 이제 자녀가 매일 저녁 책의 12분의 1을 읽고 몇 가지 메모를 적어보도록 하십시오. 아이는 문구나 단어 대신 낙서나 다른 그림을 사용할 수도 있습니다. 믿거나 말거나, 우리는 단어나 글로 된 설명보다 우리가 그린 것, 심지어 단순한 낙서들을 기억할 가능성이 더 높습니다. 이제 아이가 메모에서 방금 읽은 내용에 대해 몇 문장을 작성하게 합니다. 아이는 이것을 워드 프로세서에 입력하거나 아이가 아직 워드 프로세서 사용에 능숙하지 않은 경우 여러분이 아이를 대신해 입력할 수 있습니다. 13일 동안 매일 이 작업을 수행하면 독후감을 작성하는 데 필요한 자료를 얻을 수 있습니다. 14일째 되는 날 저녁에는 자녀가 보고서를 검토, 수정, 맞춤법 검사 및 다듬는 것을 돕는 데 시간을 보냅니다. 이제 아이는 다음날 보고서를 제출할 준비가 되었습니다.

여러 단계의 프로젝트에는 8cm×15cm 파일 카드를 사용하십시오. 각 카드에 단계를 적은 다음 수행할 순서대로 배치합니다. 자녀와 함께 그 단계를 수행할 날짜와 시간을 카드 상단에 적으십시오. 대신 스티커 메모에 이러한 단계를 작성하고 각 메모를 한 눈에 볼 수 있는 달력에 적절한 날짜와 시간에 넣을 수도 있습니다. 어느 쪽이든 작업은 단계로 분류되고 각 단계를 완료할 시간이 선택됩니다. 자녀나 청소년(그리고 여러분)이 보기 쉬운 위치에 보관하고 다음 단계가 언제 완료되는지 자주 참조하십시오.

자녀가 수행하는 데 어려움을 겪는 짧은 과제를 세분화하십시오. 야간 수학 과제를 생각해 보십시오. 당신의 자녀는 과제로 30개의 수학 문제를 풀라는 지시를 받았습니다. 이것은 ADHD를 앓고 있는 아이가 한 번에 하기에는 많은 양의 작업입니다. 위의 독후감에 대해 수행한 작업을 수행하기만 하면 여기에서 아이의 시간관리에 대한 어려움을 제거할 수 있습니다. 자녀가 5–6개의 문제를 풀게 하십시오. 그에게 작은 보상이나 포인트 또는 토큰 시스템의 일부 포인트를 제공하십시오. 그런 다음 몇 분 동안 짧은 휴식을 취하게 하십시오. 이제 아이에게 다음 5–6개의 문제를 풀라고 하십시오. 그 다음 아이에게 보상하고 다시 아이에게 1–2분의 휴식 시간을 줍니다. 이 과정을 반복하면 전체 과제가 순식간에 완료됩니다. 그러나 그것은 한 번이 아니라 대여섯 번에 걸쳐 이루어졌습니다(아래 상자 참조). 사실상 5-10분 이상 걸리는 모든 과제는 원칙 3 장에서 논의한 자녀의 ADHD 및 30%의 집행기능 연령 지연에 더 적합하도록 이러한 방식으로 세분화할 수 있습니다.

학교생활에 대한 일일 시간표를 만듭니다. 시간표는 긴 종이 한 장(또는 테이프로 붙인 여러 장)입니다. 더 어린 아동의 경우 여기에는 아동이 평일에 매일 수행하는 각 일상 활동의 사진이 함께 포함될 수 있습니다. 각 사진의 상단 테두리에 이러한 작업이 수행되는 일반적인 기간을 적습니다. 더 큰 아이들의 경우, 이것은 단지 두 개의 열로 된 목록일 수 있습니다. 두 번째 열은 하루의 섹션으로 세분될 수 있는 일반적인 하루의 활동을 설명합니다. 각 과제 또는 하위 섹션 옆의 첫 번째 또는 왼쪽 열에서 일반적으로 수행할 시간을 지정할 수 있습니다. 이 시간표를 아이의 방이나 부엌에 걸 수 있습니다. 예를 들어, 다음 목록에는 자녀가 일반적인 수업일에 수행해야 하는 간단한 과제가 포함되어 있습니다.

- 일어나기
- 씻기
- 옷 입기
- 아침식사
- 책가방 가져오기(필요한 경우 도시락 가방 포함)
- 차에 타기 (또는 버스 정류장으로 가기)
- 학교 출석(수업일이 일정한 경우 이를 시간표에 추가할 수 있음)
- 방과 후 간식 먹기

- 놀기

- 저녁식사 (또는 숙제하기 전에 저녁식사)

- TV 시청 또는 게임

- 엄마나 아빠와 함께 책 읽기

- 양치하기

- 잠옷으로 갈아입기

- 수면

나이가 많은 어린이의 경우 방과 후 아이가 어떤 집안일이나 과제를 해야 하는지 보여주는 방과 후 시간표를 부엌에 둘 수 있습니다. 이 짧은 시간표를 냉장고 문이나 수납장 문과 같이 눈에 잘 띄는 곳에 두십시오. 당신은 또한 토요일 아침의 집안일 시간표를 만들어서 그곳에 게시할 수 있습니다.

당신의 시간은 어떻습니까?

예, 이런 식으로 작업을 나누면 전체 과제가 다른 아이가 요구하는 것보다 조금 더 오래 걸리게 되며 이는 여러분의 시간도 많이 차지한다는 것을 의미합니다. 그러나 ADHD를 앓고 있는 아동이 일반적으로 소요하는 시간만큼 오래 걸리지 않을 것입니다. 또한 작업을 더 작은 할당량으로 분할함으로써 모든 노력들을 긍정적으로 유지할 수 있습니다. 당신은 자녀가 능력과 자신감을 얻도록 돕고, 그가 그 과제를 하는 것이 쉽게 가능하다는 것을 깨닫게 하고, 작은 보상으로 그에게 동기를 부여하며, 전체적으로 그 과제를 덜 부담스럽게 느끼게 합니다. 이 모든 것이 자녀와 더 긍정적인 관계를 형성합니다.

달력을 사용하여 자녀에게 특정 활동 또는 이벤트가 발생하기 전까지 며칠이 남았는지 보여주세요(생일, 명절, 휴가 등). ADHD를 앓고 있는 어린이가 미래의 사건이 일어나기를 기다릴 때 시간은 정말 천천히 움직인다는 것을 기억하십시오! 자녀가 매일 아침 날짜를 표시하여 남은 일수를 눈으로 확인할 수 있도록 하십시오.

대기 시간 관리: 활동으로 자녀의 주의를 분산시키세요

기다림이라고 하면, 의사 진료 대기실에서, 물건을 사기 위해 줄을 서거나, 아이가 좋아하는 일을 하러 가기 전에 기다려야 하는(영화를 보러 가는 등) 것처럼 무언가를 기다리는 것이 불가피할 때가 있습니다. 자녀가 기다리도록 돕기 위해 무엇을 할 수 있습니까?

즐거움을 주는 물건을 가져가세요. 많은 현대 가정에서, 부모들은 자녀들이 기다리는 동안 즐길 수 있는 재미있는 비디오나 단어 게임을 설치할 수 있는 스마트폰을 가지고 있습니다. 또는 아이가 가지고 노는 것을 즐기는 작은 장난감을 가지고 다니면 시간을 보내는데 도움이 됩니다.

예상치 못한 기다림의 경우 창의력을 발휘하여 빠르게 행동하십시오. 즐거움을 주는 물건을 가져오지 않았더라도 할 일을 생각해 볼 수 있습니다. 모든 부모님들은 음식이 나오거나 식당에 도착하는 데 너무 오래 걸릴 때 무언가 그릴 것을 찾기 위해 가방을 뒤지는 것에 익숙합니다. 또는 교통 체증으로 인해 차에 너무 오래 앉아 있을 때 노래를 부르거나 도로 여행 게임을 할 수 있습니다. 당신의 상상력과 자녀의 기분 전환에 대한 지식을 사용하되, 자녀가 짜증을 내거나 투덜거리기 전에 이를 실행하십시오.

작업 기억이 작동하지 않는다
부하를 낮추고 물리적으로 만들기!

> **문제**: ADHD를 앓고 있는 아이들은 작업을 완료하는 데 필요한 정보를 기억할 수 없습니다.

작업 기억의 가장 간단한 정의는 무엇을 해야 하는지를 기억하는 것입니다. 서론에서 언급했듯이, ADHD를 앓고 있는 아이들은 이 특별한 종류의 기억에 문제가 있습니다. 이 기억은 목표와 미래를 향한 행동을 유도하는 데 사용된다는 점에서 자동차의 GPS와 같습니다. GPS와 마찬가지로, 이 특별한 기억은 목표를 향한 우리의 행동을 통제하기 위해 우리의 마음 속에 적극적으로 나타나는 이미지(뒤늦은 깨달음과 예측)와 단어들(자기 지시)를 사용합니다. 그러나 ADHD를 앓고 있는 아이들은 그러한 이미지와 지시를 기억해내지 못합니다. 그리고 점점 산만해짐에 따라 아이의 어떤 작은 작업 기억도 지워지게 됩니다. 작업 기억이 없다면 아이는 현재 재미 있어 보이는 일만 하면서, 잘못된 GPS를 장착한 자동차처럼 목적지 없이 떠날 것입니다.

ADHD는 당신이 아는 것은 하지만, 해야할 것은 알지 못하는 질환입니다.

작업 기억의 약점은 우리에게 ADHD에 대해 정말로 중요한 것을 가르쳐 주었습니다. ADHD는 기술이 아닌 실행의 장애입니다. 대부분의 경우, ADHD를 앓고 있는 아이들은 같은 나이대의 다른 아이들이 알고 있는 것들을 역시 알고 있습니다. 그러나 그 지식을 특정 상황에서 자신의 행동을 이끌고 통제하는 데 사용할 수는 없습니다. 10살 Josh는 스케이트보드를 타고 도랑을 가로질러 날아가려고 하였으나, 이전에 이것을 시도했다가 넘어졌다는 사실을 기억할 수 없기 때문에 맨 무릎으로 인도에 추락했습니다. 이전의 시도 당시, 그는 그 도랑의 폭이 6피트이고 울퉁불퉁한 거리에서 충분한 속도를 낼 수 없다는 것을 깨달았습니다. 하지만 그는 그가 같은 불운한 시도를 계속 하는 것을 막기 위해 깨달았던 것을 예측으로 바꿀 수 없었습니다. 물론 생각 없이 행동하는 경향은 심지어 그가 처음으로 이 도약을 시도했을 때도 그가 이전 스케이트보드 경험으로부터 얻은 지식이나 또는 빠르게 거리를 판단하는 타고난 능력에 접근할 수 없었다는 것을 의미합니다. 불행하게도, ADHD를 앓는 아이들은 종종 그들의 실수로부터 배우기 위해 깨달은 점을 사용하는 것을 피하는데, 그 이유는 그들이 더 잘 알았어야 했다는 것을 반복적으로 인정하는 것이 사기저하로 이어지기 때문입니다. 그래서 그들은 보통 다음 충동으로 넘어갑니다.

당신의 아이는 지능이 부족하지 않습니다.

아래의 뇌 그림은 ADHD가 매우 실제적인 의미에서 뇌의 두 부분을 서로 분리시킨다는 것을 이해하는 데 도움이 될 수 있습니다—즉 '앎'이 발생하는 뒤쪽 절반과, '실행'이 발생하는 앞쪽 절반으로 말입니다. ADHD를 앓고 있는 대부분의 아이들은 무언가를 아는 것에는 아무런 문제가 없습니다. 이 아이들이 종종 사기가 저하되어 그런 느낌을 피하려고 하는 것은 당연합니다. 많은 사람들은 그들의 행동하는 방식이 지능이 부족하다는 것을 의미한다고 생각합니다. 반대로, ADHD를 앓는 아이들은 같은 나이와 지역 사회의 다른 아이들이 알고 있는 것을 역시 꽤 많이 알고 있습니다! 그들은 우리가 전체 인구에서 보는 것과 같은 범위의 지적 능력을 가지고 있습니다.

지식 대 실행 장치로서의 뇌

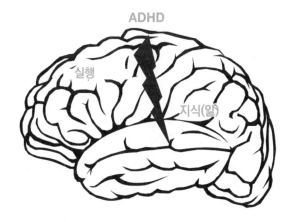

당신의 아이는 '나쁘지 않습니다'.

만약 당신이 종종 ADHD를 앓는 아이에게 화를 낸다면, 그것은 아마도 당신의 아이가 멍청하지 않다는 것을 알기 때문일 것입니다. 그렇다면 왜 아이는 본인에게 기대되는 것을 하기 위해 알고 있는 지식을 사용하지 않을까요? 슬프게도, 일부 부모들과 다른 권위자들은 그 아이가 단순히 무책임하고, 악의적이며, 그저 명백한 '나쁜' 사람이어야 한다고 결론을 내립니다. 그렇기 때문에 자녀의 행동은 '하지 않음'의 문제가 아니라 '할 수 없음'의 문제라는 것을 스스로에게 상기시키는 것은 자녀와의 지속적인 긍정적인 관계를 증진시키는 데 매우 강력합니다 - 즉, 자녀의 능력을 최대한으로 도울 수 있는 관계인 것입니다. ADHD를 앓는 아이들은 충동적으로 행동하지 않기 위해 다양한 상황에서 행동하는 방법에 대해 그들이 알고 있는 것을 무시합니다. 그들은 작업 기억과 충동 조절에 대해 뇌 기반적인 내재적 문제를 가지고 있습니다.

지식과 기술을 가르치는 것으로 아이를 '고칠' 수 없습니다.

ADHD를 앓고 있는 아이들과 십대들을 대상으로 한 기술 훈련에 대한 수십 년간의 연구는 그것이 효과적이지 않다는 것을 보여주었습니다. 그럼에도 불구하고 많은 교사들과 전문가들은 ADHD를 앓고 있는 아이들이 그들만큼 행동을 잘 하지 못한다고 생각하기 때문에 이 길을 계속 가고 있습니다. "당신의 아들이 친구가 없고 다른 아이들 사이에서 형편없이 행동한다면, 그를 사회적 기술 집단에 참여시킵시다." "만약 따님이 정리

정돈이나 시간 관리가 잘 안 된다면, 정리 능력에 대한 치료적인 도움을 받도록 합시다." 겉으로 보기엔 말이 됩니다. 하지만 기술과 지식은 여기서 진짜 문제가 아닙니다. 필요한 '때'와 '장소'에 맞춰 기술을 사용하는 것이 문제입니다. 이 아이들이 기술을 배울 수 있을까요? 가능합니다. 이 기술들에 대한 교육이 필요할까요? 아마 아닐 것입니다. 특정 기술에 대한 교육들이 작은 도움을 줄 수는 있겠지만, 정작 그들이 필요한 상황에서 기술을 제대로 사용할까요? 아닙니다.

여기서 결론은 ADHD를 앓는 아이들의 뇌는 실제 상황 속 언제 어디서 중요한지 접근하고 사용하기 어려우므로 지식과 기술을 가르치기 위해 노력하는 것은 시간과 에너지를 낭비한다는 것입니다(이것은 당신이 아이를 개인적으로 돕는 방법뿐만 아니라 기술 훈련과 지식에만 초점을 맞춘 치료법과 특별한 교육 방법에도 적용됩니다). 대신, 그들이 알고 있는 것을 보여줄 수 있도록 수행 지점을 변경하세요. 수행의 요점은 그 지식이나 기술을 사용하는 것이 도움이 되었을 자연적인 환경에서의 장소입니다. 그 설정을 수정해서 당신의 아이에게 메시지와 신호를 보내고 바로 '그 순간', '그 자리'에서 지식을 보여주고 사용한 것에 대해 보상해주도록 하세요. 모든 효과적인 부모의 도움과 모든 효과적인 치료는 수행 단계에서 이루어집니다.

이 조언은 당신의 자녀가 ADHD의 집행기능 결함을 대부분 극복하도록 돕는 데 적용됩니다. 자녀가 취약한 작업 기억을 극복하도록 돕는 것에 관한 한, 해결책은 간단합니다. 작업하는 동안 자녀가 필요한 모든 지식과 기술을 기억하거나 염두에 두도록 요구하지 마십시오.

> **해법**: 작업 기억의 부하를 줄이고 물리적으로 만듭니다.

자녀가 특정 작업이나 과제를 수행할 때 알아야 하거나 기억해야 할 사항을 생각해 보세요. 그리고 당신의 아이가 당면한 일을 하는 동안 그것을 기억하지 못한다는 것을 명심하세요.

필요한 정보를 자녀의 뇌 밖에 있는 눈에 보이는 저장 장치로 전송하기. 아이가 이런 종류의 정보를 반드시 기억하고 명심해야 한다고 요구하기보다는 중요한 정보를 종이에 옮기거나 스티커 메모, 파일 카드 또는 차트에 놓아보세요. 물리적으로 설정하고 자녀가 필요할 때 볼 수 있는 위치, 즉 해당 작업을 수행하는 지점에 배치해보세요.

목록 만들기. 일상적으로 '할 일' 목록을 작성하는 것은 아이디어를 저장하고 더 쉽게 기억할 수 있도록 다른 물리적 공간(종이)에 기록(내려놓는)하는 작업입니다. 목록을 자주 볼 수 있는 곳에 배치하세요. 이 모든 것들은 당신이 무엇을 해야 하는지 기억하도록 도와줍니다. 우리 모두가 할 일 목록을 작성하여 도움을 받으나, ADHD를 앓고 있는 당신의 자녀는 그것들을 정말로 필요로 합니다. 따라서 집안일, 숙제, 집안 규칙 및 자녀가 혼자서 할 수 없을 때 그가 명심해야 할 다른 모든 것에 대한 짧고 간단한 목록을 작성하고 자녀가 필요로 하는 곳에 놓은 뒤 그런 종류의 일을 해야 할 때 확인하세요. 자녀가 자주 볼 수 있는 냉장고에 집안 규칙을 적어놓고 집 전체에 적용된다는 것을 상기시키세요. 등교 준비절차를 자녀의 옷장 문이나 학교로 출발할 때 통과하는 문 뒤(또는 둘 다!)에 부착하세요. 욕실 거울에 세수하는 단계 또는 칫솔질 단계(또는 둘 다) 목록을 표시하세요. 스티커 메모는 이러한 목적을 위해 고안된 것입니다—언제, 어디서 해야 하는지 기억해야 하는 작업을 상기시키기 위해. 'Focus on the Family' 웹사이트에서 연령별로 분류된 많은 무료 할일 목록들을 찾을 수 있습니다. 또한 특정 연령대에 적합한 집안일을 나열하는 반면, 다른 웹 사이트는 가사 목록을 추가로 구성하기 위해 다운로드할 수 있는 차트를 제공합니다. ADHD를 앓고 있는 아이의 경우, 당신은 각 집안일을 아주 구체적인 단계로 세분화할 필요가 있을지도 모릅니다.

그림 순서를 만들기. 일부 장치에 정보를 저장하는 것이 단어나 목록에만 해당될 필요는 없습니다. 그림은 똑같이 또는 더 잘 작동할 수 있으며 구두 지시보다 더 쉽게 상기될 수 있습니다. 그것은 특히 어린 아이들이나 ADHD와 함께 자폐스펙트럼장애를 앓는 아이들에게도 해당됩니다. 그래서 아이가 할 일이 있을 때 카드에 단계를 적어놓고 함께 보관하게 할 뿐만 아니라 단계별로 간단한 그림을 그려 그림 순서를 만들 수도 있습니다. 당신은 또한 인터넷에서 이미 만들어진 많은 그림 순서들을 찾을 수 있으며, 그중 많은 것들은 아이들이 완료해야 하는 대부분의 일상적인 작업을 위해 무료입니다. '아이들을 위한 그림 순서'를 구글에 검색하면 당신은 많은 것들을 찾을 수 있을 것입니다. 자폐스펙트럼장애나 지적 장애가 있는 아이들을 대상으로 하는 경우에도 목욕, 옷입기, 양치질, 손 씻기, 침실 정리 등 일상적인 작업이 이루어지는 주요 위치에 표시되는 그림 순서를 통해 모든 아이들이 도움을 받을 수 있습니다. 여기서 중요한 것은 아이에게 이 시간에 이 장소에서 해야 할 일을 상기시키기 위해 약간의 물리적인 신호를 사용하는 것입니다.

작업에 대한 명시된 규칙을 제공하기. 당신의 아이는 아마 부엌 식탁에 앉아서 숙제를 하려고 할 것입니다. 그녀는 어떤 일반적인 단계를 따라야 할까요? 다음의 단계들이 포함될 수 있습니다:

1. 과제를 조사합니다.
2. 지시문을 읽습니다.
3. 첫 질문에 답합니다.
4. 내용을 적습니다.
5. 정확성을 검토합니다.
6. 다음 질문으로 넘어갑니다.
7. 반복합니다.

이 단계를 수행할 순서대로 카드에 기록하기를 반복하세요. 단계를 올바르게 따르고 할당된 작업을 완료한 것에 대해 카드에 일종의 보상(원칙 7 참조)을 추가하는 것도 도움이 됩니다. 그 다음 이 카드를 아이가 일하는 동안 참조할 수 있도록 아이 앞에 두세요. 분명히, 위의 목록과 마찬가지로, 이 전략은 아이들이 카드에 쓰여진 규칙을 읽고 이해할 수 있을 만큼 충분히 나이가 들도록 요구됩니다. 어린 아이의 경우 위의 그림 순서 제안을 참조하세요.

집안일 카드를 만들기. 당신은 또한 당신이 아이에게 부탁하는 일상적인 집안일—거실에 널린 장난감을 치우고, 방을 정리하며, 식기세척기를 비우고, 애완동물에게 물을 주고, 저녁식사를 위해 식탁을 차리는 것—을 위해 이것을 할 수 있습니다. 각 작업에는 고유한 파일 카드가 있을 수 있으며, 각 카드에는 해당 작업을 수행하기 위해 아이가 따라야 하는 단계가 포함되어 있습니다(원칙 7 참조). 아이가 해야 하는 거의 모든 일들은 그들의 더 단순한 단계들로 나눌 수 있고, 그 다음에 이 단계들은 작업하는 동안 아이 앞에 있도록 카드에 적을 수 있습니다. 예를 들어, 침실을 청소할 때 부모는 다음 단계를 나열할 수 있습니다:

- 침대를 정리하세요: 침대 위로 윗면 시트를 다시 끌어올리고, 그 다음 이불이나 침대보를 침대 위로 다시 올리세요. 베개를 침대 머리에 놓으세요.

- 바닥과 침대에 있는 더러운 옷을 주워 빨래 바구니에 넣으세요.

- 장난감들을 장난감 상자, 통 또는 보통 그것들을 보관하는 선반에 다시 놓으세요.

- 쓰레기, 먹지 않은 음식, 음식 포장지, 휴지를 주워 쓰레기통에 넣으세요.

- 더러운 접시는 부엌으로 가지고 가서 싱크대 옆에 두세요.

다시 말하지만, 이 전략은 이미 읽고 이해할 수 있는 아이들을 위한 것입니다; 어린 아이들의 경우, 그림 순서(위에서 설명)를 사용합니다.

큰 소리로 자기대화를 하도록 격려하기. 당신이 자녀의 작업 기억을 강화시키기 위해 할 수 있는 또 다른 일은 어떤 일을 해야 하는지에 대해 그 일을 하는 동안 아이가 큰 소리로 혼잣말을 하도록 하는 것입니다. 그는 당신이 파일 카드에 넣은 규칙이나 단계를 읽고 암송하여 그 규칙이나 지시를 유념할 수 있습니다. 작업하는 동안 작업 중인 단계와 다음 단계를 알려주는 메시지를 표시할 수도 있습니다. 이것은 아이들을 일에 집중할 수 있게 도와줍니다. 자기대화는 5세 이상의 아이들에게 가장 좋습니다.

어린 아이들에게, 자기 말하기는 아직 행동을 통제하거나 지도하는 능력을 습득하지 못했습니다. 대신에, 당신은 아이가 직면한 과제 전체에 걸쳐 부드럽게 주기적인 주의사항을 제공할 필요가 있을 수도 있습니다.

　행동 계약 만들기. 더 나이가 많은 아이들과 십대들에게, 행동 계약을 만드는 것은 기억력과 동기 모두에 매우 도움이 될 수 있습니다. 자녀와 함께 앉아서 자녀가 완수하는 데 어려움을 겪는 특정 과제나 목표에 대해 논의해보세요. 과제가 무엇인지, 얼마나 자주 해야 하는지, 얼마나 많은 시간을 들여 해야 하는지, 요청이 있을 때 해야 하는지를 명시한 계약서를 함께 작성합니다. 그 다음 계약서에 자녀가 그렇게 하면 얼마를 벌 수 있는지 명시하세요. 이것은 돈, 점수, 토큰, 전자 기기와 같은 좋아하는 활동에 소비되는 시간 등이 될 수 있다. 계약서에는 보상금만 포함될 수도 있고, 자녀가 요청한 대로 작업을 수행하지 않을 경우 자녀가 잃게 될 금액도 포함될 수 있습니다. 이 벌칙은 아이가 그 일을 하지 않은 것에 대해 벌금을 부과 받는 일종의 토큰 또는 점수 시스템에 있을 때 가장 효과적입니다(원칙 7 참조). 그렇지 않다면 계약서에 명시된 결과의 보상 부분만 가지고 시작한 다음, 나중에 필요한 경우 처벌 부분을 추가할 수 있습니다. 계약서가 작성된 후에는 자녀에게 서명을 하게 하고, 당신도 서명해야 합니다. 그 다음 냉장고 문처럼 눈에 보이는 곳에 부착하세요.

　스마트 기술은 어떨까요? 스마트 기술이 우리의 삶과 아이들의 삶에서 얼마나 흔한지를 고려할 때, 아이를 구성하고, 무엇을 해야 하는지, 어떻게 해야 하는지, 특히 언제 해야 하는지를 알려주는 장치, 앱 및 웹 사이트를 검색하는 것은 매우 유혹적입니다. 스마트폰이나 태블릿을 위한 일부 기기와 앱은 하루 중 특정 시간에 처방된 ADHD 약을 복용하는 것과 같이 어떤 일을 해야 할 때를 간단히 상기시키는 데 도움이 될 수 있습니다. Joseph Biederman 박사와 그의 동료들은 언제 약을 복용해야 하는지, 특히 ADHD를 앓고 있는 성인과 아이, 청소년의 부모들에게 처방전을 언제 다시 받으러 가야하는지에 대해 상기시켜줄 수 있는 앱을 개발했습니다. 하지만 그것은 정말로 아이들을 직접적으로 돕기 위한 것이 아닙니다. 또 다른 자원인 WatchMinder도 도움이 될 수 있습니다. 이것은 약속 장소에 도착하거나 약을 복용하는 것과 같은 어떤 일이 필요할 때 간단한 주의사항을 보내는 디지털 디스플레이가 있는 시계입니다. 요즘 스마트폰에는 이러한 목적에 도움이 될 수 있는 미리 알림 기능이 있는 달력 앱이 있습니다. 당신은 브라우저에서 '앱 + ADHD'를 구글링 하기만 하면 ADHD용 다른 앱을 보여주는 다양한 웹사이트를 찾을 수 있습니다. 하지만 나의 임상 경험과 많은 동료들의 경험에 비추어 볼 때, 이러한 장치와 앱은 다양한 이유로 작업 기억과 타이밍 감각을 지원하는 데 생각만큼 효과적이지 않습니다:

- 누군가는 기기가 충전되어 있는지 확인하고 심지어 현재 기기와 코드가 어디에 있는지도 알아야 합니다(ADHD를 앓는 사람들은 그러한 것들을 잘못 배치하고 충전하는 것을 잊어버리는 것으로 악명 높습니다).

- 누군가는 처음에 앱이나 장치를 찾고, 구입하고, 설치한 다음 중요한 정보(날짜, 시간, 해야 할 일, 기타 세부 정보 목록 등)를 입력해야 합니다. ADHD를 앓고 있는 사람은 달력이나 목록을 새로운 주요 정보로 업데이트 해야 할 때마다 신뢰성 있게 완전히 업데이트할 수 없습니다.

■ 무엇을 언제 해야하는지 상기시켜야 하는 시점에 아이들이 그 장치를 들고 있어야 합니다 (위에서 언급한 바와 같이 ADHD를 앓고 있는 사람들은 기기를 가지고 가는 것을 자주 잊어버리는 반면, 종이 목록, 카드, 메모 및 기타 단서는 그러한 상황에서 즉시 볼 수 있도록 필요한 곳에 배치될 수 있습니다).

■ 주요 정보는 알림이 활성화되는 순간까지 앱이나 기기에 그대로 숨겨져 보이지 않습니다. (ADHD를 앓는 사람들은 시야에 계속 보이고 남아있을 때 큰 이득을 볼 수 있습니다-아직 관련 작업을 할 시간이 되지 않았더라도 반복적으로 볼 수 있습니다).

이러한 이유들과 다른 이유들로, 자녀 환경의 주요 지점—책상, 부엌 테이블 위에 올려져 있거나 냉장고나 문에 붙어있는—에 배치된 한 페이지 목록, 스티커 메모, 파일 카드와 같은 종이 보조 도구는 스마트 기술과 그 응용 프로그램보다 훨씬 더 효과적인 것으로 보입니다.

미리 알림을 너무 많이 보내지 마십시오!

원칙 7에서, 저는 보상이 과도하게 사용될 가능성을 주의하라고 경고했습니다. 보상이 아이가 해야 하는 모든 일에 적용되거나, 아이가 보상을 받는 성취보다 보상 체계 전체에 더 관심을 갖게 될 가능성을 말입니다. 당신은 과도한 세부사항 또는 일을 해야 하거나 지시를 따라야 하는 장소에서 너무 많은 메모와 주의사항으로 불필요하게 자녀를 압도하고 싶지 않을 것입니다. 사용하는 외부 저장장치에는 아이가 이미 알고 있는 것과 해야 할 일의 기본 사항을 상기시키기에 충분한 정보가 포함되어 있어야 합니다. 목표는 기술 매뉴얼을 제공하거나 정보를 처음부터 가르치는 것이 아닙니다. 단일 단어, 짧은 문구, 그림 단서 또는 순서는 아이가 특정 상황에서 무엇을 해야 하는지에 대해 이미 알고 있는 것을 상기시키기에 충분할 수 있습니다. 저는 한 제약회사의 영업사원이었던 ADHD 성인환자의 차에 탄 적이 있습니다. 그의 대시보드 전체가 스티커 메모로 덮여 있는 것을 눈치채지 않을 수 없었습니다. 그는 이것들을 그가 해야 할 일들이나 특정한 시간에 그가 있어야 할 장소들을 상기시키기 위해 사용했지만, 아마도 100개가 있었을 것입니다! 위에서 보여준 과제의 7단계 목록은 자녀의 주의사항에 있는 언어가 얼마나 간단하고 간결해야 하는지를 보여줍니다. 아이들을 위한 집안일 목록과 다른 주의사항들을 만드는 것에 대한 추가적인 도움을 위해 '아이들을 위한 집안일 목록'을 구글에 검색하면, 나이별로 다양한 목록과 차트를 제공하는 많은 웹사이트들이 나타날 것입니다.

조직화하기

ADHD를 앓는 아이들이 조직적이지 않다고 말할 필요가 없습니다. 당신은 아마도 이 특정한 실행기능 저하의 증거들을 매일 마주할 것입니다. 어질러진 아이 침실부터 구겨진 종이로 가득 찬 책가방까지 아이의 가정 환경은 끊임없이 어수선합니다. 자녀의 선생님들도 ADHD의 이러한 측면에 대해 알고 있습니다. 자녀의 '완성된' 과제가 누락되고, 책이 사라지며, 부모님의 서명을 위해 집으로 보낸 서류는 다시는 찾아볼 수 없습니다. 만약 당신과 당신의 자녀가 보상 시스템을 활용하기 시작했다면(원칙 7), 당신의 자녀는 과거보다 더 많은 동기를 부여받아서 자신의 물건을 함께 보관할 수 있을 것입니다. 자녀가 내부 시계 대신 외부 시계를 사용할 경우(원칙 8), 최근에는 실제로 더 많은 과제가 완료될 수 있습니다. 그러나 조직화하는 것은 항상 힘든 일이 될 것입니다.

> **문제점**: ADHD는 자기 조직화를 방해합니다.

ADHD를 앓고 있는 아이들의 주요한 문제는 그들이 일상적인 책임과 그들의 일과 삶에 관련된 다른 요구들을 충족시키는 데 더 효율적이고 시기 적절하며 효과적일 수 있도록 하는 '조직화에 대한 어려움'입니다. 그렇습니다, 우리 모두는 주기적으로 비조직적일 때가 있습니다. 요즘은 삶에서 요구되는 것들이 너무 많아서 시간을 내서 효율성을 극대화하기 위해 조직화하기가 어렵습니다. 그러나 ADHD를 앓고 있는 아이들은 차원이 다른 수준입니다-같은 연령대의 하위 7% 아이들의 조직화 수준을 보입니다. 서론에서 설명된 많은 집행기능 결함(조직화, 계획 및 문제해결에 대한 특정 문제뿐만 아니라)은 ADHD를 앓는 아이들이 비조직화 되게끔 만들어버립니다.

그들의 정신 필터는 구멍으로 가득 차 있습니다. 조직화 문제는 ADHD를 앓는 아이들이 그들의 생각을 뒤죽박죽인 것으로 묘사하는 마음에서 시작됩니다. 인간의 마음은 모든 곳에서 우리의 의식 속으로 들어오는 여러 가지 생각들을 수용하여, 밀접하게 또는 막연하게 연관된 모든 종류의 생각들을 종합하고, 그에 따른 연결을 형성할 수 있도록 설계되어 있습니다. 정신이 어떤 목표나 과제를 성취하는데 투입되지 않을 때, 이 정신적인 활동은 방해받지 않고 계속됩니다. 어떤 것이 우리의 집중된 관심을 요구할 때, 우리 대부분은 관련 없는 입력을 일시적으로 차단하면서 그것에 집중할 수 있습니다. 그러나 ADHD에서, 이리저리 방황하는 마음의 자연스러운 경향을 차단하는 것은 훨씬 더 어렵습니다. ADHD를 앓고 있는 자녀가 해야 할 일에 대해 생각하려고 할 때-실제로 자녀는 노력하는데도 불구하고-다른 생각이 주의를 산만하게 할 수도 있습니다. 공상이 그를 지배하고, 약간의 정신활동만 완료될 뿐입니다.

작업 기억 결함으로 돌아가보면… 당신이 원칙 9로부터 알고 있듯이 ADHD를 앓는 아이들은 목표에 도달하는 방법을 생각하는 동안 정보를 기억하는 것이 어렵다는 것을 발견할 수 있습니다.

… 그리고 시간 관리 결함도 존재합니다. 원칙 8은 자녀가 시간관리에 어려움을 겪는 이유를 설명했습니다. 하지만 그것은 또한 왜 시간관리를 하기 위해 아이가 생각하고 있는 행동들을 올바르거나 가장 효율적인 순서로 수행하는 것을 어렵게 생각하는지 이해하는 데 도움이 됩니다. 결국, 시간이라고 하는 것은 일련의 사건들이므로 당신은 시간 순서를 맞추는 것에 어려움을 겪을 것입니다.

주의력과 자제력에 관한 일반적인 문제들은 균형을 깨뜨립니다. 만약 이러한 문제들이 ADHD를 앓고 있는 아이들의 비조직화를 설명하는데 충분치 않다면, 부주의와 약한 충동 조절력이 아이가 주변에서 일어나고 있을지도 모르는 산만한 사건들을 무시하는 것을 굉장히 어렵게 함으로써 아이가 곁눈질하도록 만들기에 충분하다는 사실을 덧붙이세요. 그러한 사건들은 그들의 관심과 그에 따른 반응을 포착하는데 더 설득력이 있습니다.

그리고 자기 동기를 부여할 수 있는 강력한 능력이 없다면 조직화의 가능성이 없습니다. 위에서 설명한 다양한 어려움 외에도, 당신의 아이는 종종 그의 삶을 조직하는 데 필요한 동기 부여 수준을 갖지 못할 것입니다. 그는 가능한 최소한의 노력을 기울이면서 일을 해내는 지름길을 찾을 것입니다. 그가 사용하던 것들을 제자리에 다시 놓는 것보다 방금 사용했던 곳에 떨어뜨리는 것이 훨씬 더 쉽게 느껴질 것입니다. 따라서 ADHD를 앓고 있는 아이의 마음만 엉망이 되는 것이 아니라 집, 직장, 학교, 생활까지 전반적으로 엉망이 되는 것입니다. 물건을 정리하고 원래 있던 곳으로 되돌리는 것은 나중에 더 큰 효율성으로 보상을 받더라도, 지금 당장은 약간의 추가적인 시간과 노력이 필요할 수 있습니다. 하지만 안타깝게도, '나중에'라는 개념은 ADHD를 앓는 누군가의 즉각적인 생각 속에 포함되어 있지 않기 때문에 조직화 해야 하는 설득력을 가지지 못합니다. 그것이 ADHD를 앓을 때 조직화되기 어려운 이유입니다.

해법: 자녀가 수행 시점에서 조직화 될 수 있도록 돕기

자녀가 시간과 작업 기억의 관점에서 부족한 부분을 보완할 수 있도록 돕는 것과 마찬가지로, 작업이 필요한 곳에서 바로 해결책을 적용하는 것이 핵심입니다. 그래서 ADHD를 앓고 있는 아이가 조직화되도록 돕는 첫번째 단계는 당신의 아이가 현재 비조직적인 곳이 어딘지, 그리고 그의 집, 직장, 학교, 또는 사회생활에 부정적인 영향을 미치는 곳이 어딘지를 조사하는 것입니다. 어디서 문제가 발생합니까? 이러한 장소와 공간을 자녀와 함께 신속하게 분류하고 어떤 것이 먼저 정리되어야 하는지 우선 순위를 지정하세요. 그리고 '수행 시점'에는 장소뿐만 아니라 시간-즉, 조직력 부족으로 인해 문제를 겪고 있는 작업 기간도 포함됩니다. 각 작업 공간은 서로 다르며 효율성을 극대화하기 위해 서로 다르게 구성해야 할 수도 있지만 자녀의 작업 공간을 구성할 때 준수할 수 있는 몇 가지 일반적인 규칙이 있습니다.

그 일을 어디서 하고 있습니까? 여기가 그것을 하기에 가장 좋은 장소입니까? 주의를 산만하게 하는 것이 거의 없는 ADHD에 친화적 환경입니까? 당신이나 선생님이 자주 지도감독을 할 수 있습니까? 그렇지 않은 경우 위치를 변경하거나 이러한 요구 사항을 충족하도록 다시 설정하세요. 제가 아는 한 아이는, 원래 책상이 위치해 있는 침실 벽면보다는 거실의 움푹 들어간 벽면 쪽이 더 나은 숙제 공간인 것으로 밝혀졌습니다. 그의 침실에는 장난감들이 가득 차 있어 쉴 새 없이 산만해졌고, 거실은 그의 부모님이 많은 시간을 보내는 부엌 옆에 있었습니다. 거실의 움푹 들어간 공간은 원래 엄마의 사무실 공간으로 지정되어 있었지만, 그녀가 정기적으로 아이를 확인할 수 있는 알맞은 곳이라는 것을 알았을 때 그 공간을 아들에게 넘겨주어서 기뻤다고 합니다.

이러한 유형의 작업을 수행하는 데 자주 사용되는 자료는 무엇입니까? 누군가의 업무, 학교, 또는 과제하는 책상을 보면 연필에서 종이, 스티커 메모지, 파일 카드, 자, 스테이플러, 테이프, 종이 클립, 심지어 계산기, 스탠드 조명에 이르기까지 일반적으로 중요한 자료들을 찾을 수 있을 것입니다. 자녀의 나이에 따라 컴퓨터나 태블릿도 있을 수 있습니다. 작업에 상관없이 이러한 재료와 장치는 많은 다양한 작업의 수행을 지원합니다. 그 외에도, 사람들은 보통 달력을 보며 해야 할 일들이 무엇인지 볼 수 있습니다. 또한 '할 일' 목록이 인쇄된 작은 줄로 된 노트패드가 있을 수 있고, 이는 종종 복잡한 특정 작업을 수행하기 위해 따라야 하는 단계입니다. 이것들은 일반적으로 단순화 및 압도되지 않기 위해 작업을 더 작은 단계 또는 작업 할당량으로 세분화한 것이며, 따라서 작업을 완료할 가능성이 더 높아집니다. 그렇다면 아이의 작업 공간은 어떻습니까? 부엌 식탁에서 숙제를 하든, 아니면 다른 곳에 있는 전용 책상에서 하든, 이 모든 자료들이 가까이에 있는가, 아니면 부엌의 선반 위에 있거나 책상 위의 보관함 안에 있습니까? 아이를 현재 작업 공간에서 지켜보고 있는 것뿐만 아니라 자료들을 잘못 배치했기 때문에 종종 다른 곳에서 찾아내야 하는 것("엄마, 내 가위는 어디에 있어요?")에 대해서도 고려하세요. 당신과 자녀는 각 공간에서 작업에 항상 사용할 수 있어야 하는 항목의 목록을 만들 수 있습니다. 다음은 그 예시입니다.

- **책상**: 종이, 펜과 연필, 미술용품, 숙제를 위한 할 일 목록(지울 수 있는 보드가 좋습니다), 숙제를 할 때는 숙제기록장, 보상 기록(원칙 7 참조), 타이머(원칙 8 참조) 등

- **책가방**: 대부분의 부모들은 아이가 매일 학교에 가지고 가는 가방은 아이가 아침에 나가는 문 근처나 선반과 같은 특별한 장소에 있어야 하고, 그 안에 들어갈 필요가 있는 모든 것들은 전날 밤에 이미 그 안에 있거나 그 장소에서 정리되어야 한다는 것에 동의할 것입니다. 무엇이 들어가야 하는지 확인 목록을 작성해보는 것도 좋습니다.

- **스포츠 용품**: ADHD를 앓는 아이들은 다른 아이들보다 운동을 통한 발산 수단을 더 필요로 하지만, 그들은 그들의 장비 일부 없이 체육관에 도착하곤 합니다. 이 물건들을 위해 집 안의 특정 장소를 배정해 줄 수 있습니까? 아이를 데리고 연습장에 갈 때 꼭 지나쳐야 해서 놓칠 수 없는 선반이 차고에 있습니까가? 자녀가 연습하기 위해 가져가야 하는 것에 대한 확인 목록 역시 효과적이며, 각 장비를 보관해야 하는 선반마다 표지를 붙일 수도 있습니다.

- **침실**: 자녀의 나이에 따라 많은 것이 달라지지만 깨끗한 옷, 더러운 빨

래, 장난감 및 책 등을 보관할 수 있는 시스템(작업 기억을 보조하기 위한 표지와 함께)을 구성하세요.

■ 학용품: 자녀의 나이에 따라 가능한 경우 자녀의 교실 책상 및 사물함을 정리할 필요가 있는지 확인하는 것이 종종 도움이 됩니다. 또한 가정에서 사용할 경우 공책, 파일홀더, 볼펜통 등과 같이 자녀의 작업을 구성하는 데 도움이 되는 자료가 있는지 확인하세요.

이런 종류의 일은 언제 하는 것이 가장 좋을까요? 학교에서는 수업이 진행되고 선생님이 교실 내의 작업을 할당했을 때 이루어져야 합니다. 하지만 집에는 약간의 융통성이 가능합니다. 따라서 자녀가 필요한 작업을 기꺼이 수행할 수 있는 가능성이 가장 높은 시기를 생각하세요.

■ *ADHD를 앓고 있는 아이들은 집에 돌아오자마자 숙제를 하도록 요구되어서는 안 됩니다. 그들의 동기부여 배터리는 하루종일 학교 공부와 그들의 자율 규제에 대한 다른 요구로 인해 소진되었습니다. 그들의 실행 연료 탱크는 고갈되어 보충이 필요합니다. 대부분의 부모들은 아이들이 방과 후에 간식을 먹게 하고, 잠시 놀러가게 하고, 그래서 그들의 동기부여 배터리를 충전하게 할 것입니다. 그러면 부모들은 아이들에게 저녁 식사 직전 또는 직후에 학교 숙제를 하도록 요구할 수 있습니다.*

■ 침실 정돈과 같은 집안일을 하기에 가장 좋은 시간은 보통 주말이고, 그 다음에는 아이가 여가 활동을 하기 전입니다. 물론 모든 아이들은 다르기 때문에, 하루와 일주일 동안 아이의 에너지 수준과 가장 강한 집중력을 가질 때를 생각하고 그에 따라 일을 계획해야 합니다. 아마도 간단하고 쉬운 집안일은 저녁 식사 후 또는 TV를 보기 전에 할 수 있지만, 더 큰 집안일은 토요일 아침까지 기다려야 합니다. 또는 아이가 토요일에 스포츠나 다른 활동에 시간 보내는 걸 중요시하기 때문에 큰 집안일을 평일에 해야 할 부분으로 나누어야 할 수도 있습니다.

또한, ADHD를 앓는 아이들은 그들의 작업 공간처럼 놀이 공간에서도 비조직적일 수 있다는 것을 잊지 마세요. 이 주제에 대해서 인터넷에 좋은 비디오와 웹사이트가 많이 있습니다. 장난감 선반, 보관함, 그리고 침실과 놀이방을 더 잘 정돈하고 잘 유지하도록 돕는 다른 물품들도 있습니다.

다시 말하지만, 이 장의 목적은 주로 자녀의 작업과 놀이의 공간을 조직화할 수 있도록 도움될 수 있는 많은 구체적인 것들을 제공하는 것이 아닙니다. 이 장의 요점은 ADHD를 다룰 때 명심해야 할 원칙과 그것들을 알아야 하는 이유에 대해 교육하는 것입니다. 일단 그 이유를 알게 되면, 그 방법은 더 쉽게 보이고 구현할 수 있습니다. 하지만 만약 당신이 그 원칙들과 그 뒤에 숨겨진 '이유'를 모른다면, 무엇을 해야 하는지에 대한 세부사항들은 거의 명확하지 않거나 효과적이지 않을 것입니다. 그리고 당신은 아이와 함께 원칙을 다루는 방법에 대해 당신 자신의 창의적인 아이디어를 탐구하지 않을 것입니다.

ADHD를 앓고 있는 아이가 질병을 가지고 있고, 그것이 그를 이렇게 높은 수준의 비조직화로 이끈다는 것도 기억해야 합니다. 그리고 정기적으로 관찰하지 않으면 아이는 되돌아갈 것입니다. 즉, 아이가 작업하는 동안 더 면밀하게 자주 감독하고, 필요에 따라 방향을 바꾸도록 돕고, 동기를 부여하는 방법을 찾으며, 조직적인 상태를 유지하도록 주기적으로 그의 작업 공간 및 다른 장소들을 점검해야 합니다. 만약 이런 방식으로 감독되지 않는다면, 시간이 지남에 따라 ADHD를 앓는 아이들은 혼란의 상태로 되돌아갈 것입니다.

인터넷의 도움으로 조직화하기!

수많은 웹 사이트와 기타 온라인 자료는 ADHD를 앓는 자녀들의 조직화에 도움이 되는 팁을 제공합니다. ADDitude 매거진(ADHD를 위한)에서 제시하는 조직화 단계의 목록은 다음과 같습니다.

침실에서
■ 침대를 치우세요.
■ 책상을 자세히 살펴보세요.
■ 쓰레기를 버리기 위한 깨끗한 장소를 마련하세요.
■ 책꽂이를 정리하세요.
■ 독서장소를 설정하세요.
■ 헷갈릴 때는 표지를 붙이세요.
■ 침대 밑에 있는 '괴물들'(정리되지 않는 물건들)을 정리하세요.
■ 계절에 맞지 않는 옷들은 옷장의 별도 구역에 보관하세요.
■ 세탁물을 앞과 가운데에 놓으세요.
■ 옷을 분류하세요.
■ 신발장을 만드세요.

놀이방에서
■ 장난감들을 위한 장소를 만드세요.
■ 낡은 장난감은 버리세요.
■ 놀이 장소를 만드세요.

작업 공간에서
■ 벽을 사용하세요.
■ 일정계획표를 만드세요.
■ 학교 전용 선반을 만드세요.
■ 가방 안을 깨끗하게 유지하세요.
■ 물건들을 분류하세요.
■ (가방 속에 무엇이 들어있는지) 지도를 그려보세요.

■ 학교 교과서 한 세트를 더 달라고 하세요(숙제 공간에 둘 수 있도록).
■ 작업 공간에 자녀의 최고의 작품들을 전시해둡니다.
■ 공부하는 공간을 지정합니다.
■ 일관된 숙제 시간을 계획합니다.

조직화가 목적을 압도하지 않도록 하세요

조직화에 너무 집중하는 것은 과도하게 깔끔해질 수 있고 실제로 아이들이 해야 할 일이나 다른 과제들을 효율적으로 수행하는 데 방해가 될 수 있습니다. 조직화에 너무 많은 시간을 할애하는 것은 합리적인 시간 내에 작업의 흐름에 따라 실제로 완료하는 데 너무 적은 시간을 할애하는 것입니다. 폴더 표지를 인쇄하고, 책상 위의 물건들을 완벽하게 정렬하고, 장식과 색상 및 패턴에 초점을 맞추고, 연필을 완벽하게 깎는 것은 생산성을 향상시키는 데 아무런 도움이 되지 않습니다. 대신 그들은 일 그 자체 대신에 일을 끝내는데 필요한 도움에 초점을 맞췄습니다.

또한, 몇몇 연구들은 약간 충동적이고 비조직적인 것이 창의성에 기여할 수 있다는 것을 보여줍니다. 이는 더 조직적이고 강박적으로 목표 지향적인 사람들이 알아채지 못했을 프로젝트의 아이디어나 부분들을 결합하는 새로운 방법들을 탐구할 수 있게 해주기 때문입니다. 그들은 실제로 목표에 집중하기 위해 무의식적으로 또는 의식적으로 그러한 특이한 정신적 연관성을 억제했을 것입니다. 분명히, 목표에 집중하는 것과 상상력이 혁신을 생각할 수 있는 충분한 자유를 갖도록 하는 것 사이의 적절한 선을 식별하는 것은 항상 쉬운 일은 아닙니다. ADHD를 앓는 아이들의 부모들에게 이 경계선을 찾는 열쇠는 그들의 아이가 어떻게 일하고 생각하며 어떤 모습을 보여주는지 세심한 주의를 기울이는 것입니다. 주의사항은 원칙 5를 참조하세요. 그리고 창의력을 증진하는 것이 당신의 목표가 아닐 때도, 아이가 가지고 있는 자원들과 자연스럽게 창의적인 마음을 통해 흐르는 아이디어들을 마음껏 즐기도록 격려하는 시간을 찾아보세요. 이런 휴식은 두 사람 모두가 활력을 찾도록 도와줍니다. 그리고 혼란에 대한 인내심이 한계에 다다랐을 때, 좌절과 스트레스를 완화하는 데 큰 도움이 될 수 있습니다.

문제해결을 구체화하기

당신은 자녀의 비조직적 경향에 익숙하지만(원칙 10), '문제해결'에 대한 문제들도 잘 알 것입니다. 아마도 당신의 6살 아들은 좋아하는 아이스크림 하나를 고를 수 없을 것 같아서 아이스크림의 모든 맛을 보지 못한다는 것에 좌절할 것입니다. 아니면 당신의 8살 딸이 친구를 사귀는 데 어려움을 겪는 이유는 아이들이 모두 다르게 행동하기를 원할 때 어떻게 타협해야 할지 모르기 때문입니다. 많은 부모들은 아이들이 그들의 정력적인 충동을 따르는 것과 관련된 위험을 평가할 수 없고 그들 자신의 안전을 보호하는 행동을 선택할 수 없기 때문에 지속적으로 상처를 받는다고 보고합니다.

신체적 위험 외에도, 취약한 문제해결력은 종종 정서적인 붕괴를 야기하는데, 그 이유는 아이가 잘못된 선택을 하거나 심지어 선택을 전혀 하지 못하는 결과를 겪어야 하기 때문입니다. 부모로서 당신은 자녀의 실망에 공감할 수 있지만, 당신의 지도, 기술 훈련, 교육에도 불구하고 자녀가 계속해서 잘못된 결정을 내린다는 사실에는 공감할 수 없을 것입니다. 당신이 앞의 원칙들을 읽었다면, 세상의 모든 지식과 기술이 자녀의 ADHD

관련 집행기능 결함을 없애지는 못할 것입니다. 하지만 그렇다고 해서 문제해결의 약점을 가진 자녀를 돕기 위해 당신이 할 수 있는 일이 아무것도 없다는 것을 의미하지는 않습니다. 원칙 2-4를 통해 당신이 연민 어린 태도를 취하고 아이의 좌절스러운 행동이 신경학적인 문제에서 비롯된다는 사실을 더 깊이 이해하는 데 도움이 되기를 바랍니다. '하지 않는 것'이 아니라 '할 수 없다'는 것입니다. 이것은 당신과 당신의 아이 사이에 쐐기를 박는듯한 좌절감을 주는 문제해결 실패를 막는 데 큰 도움이 될 수 있습니다.

하지만, 물론 그것이 당신의 아이가 필요로 하는 장소와 시간에 문제를 해결하는 데 반드시 도움이 되는 것은 아닙니다. 이는 이 장의 나머지 부분에 관한 것입니다. 그리고 원칙 12에서는 새로운 기술을 가르치는 것이 아니라 그 빈도를 줄이기 위해 아이가 자주 무너져내리는 환경을 다시 계획하고 조정함으로써 정서조절기술의 약점에서 비롯되는 정서적 붕괴를 예방하는 데 도움을 찾을 수 있습니다.

문제해결은 일상 생활의 모든 영역에서 그리고 아이들이 성장함에 따라 점점 더 정교해질 것이 요구됩니다. 심지어 아기들조차도 매우 원시적인 종류의 문제해결을 하고 있습니다-울고 있을 때 부모가 바로 반응하지 않는다면 더 크게 우는 것처럼 말입니다. 어린 아이가 자신이 가지고 있는 블록이나 레고로 무엇을 만들 수 있는지 알아냄으로써 문제해결에 몰두하고 있습니다. 초등학교에 다니는 한 아이가 수학 숙제를 할 때 말 그대로 문제를 풀고(해결하고) 있습니다. 자녀가 청소년기에 접어들면 지역사회의 법을 지키고, 가족의 기대를 충족시키며, 개인적인 목표를 달성하기 위해 노력하면서 자신이 하고 싶은 일을 하는 방법을 찾기 위해 복잡한 문제풀이를 시작해야 합니다. 하지만 문제해결의 중요한 기능은 ADHD를 앓는 사람들에게는 조직화보다 훨씬 더 어려운 일입니다.

> **문제**: ADHD를 앓고 있는 아이들은 문제를 해결하기 위해 무언가를 염두에 두고 그것들을 조작하는 데 어려움을 겪습니다.

당신과 저는 그것을 '문제해결'이라고 부릅니다. 아이들은 그것을 '놀이'라고 부릅니다. 아이들이 놀 때 그들은 손으로 직접 물건을 분해하는 것으로 시작하는데, 이것이 사실 우리가 '분석'이라고 알고 있는 것입니다. 그것은 아이들이 (장난감, 퍼즐, 도구 또는 간단한 기계 안에) 어떤 부분이 관련되어 있는지 그리고 어떻게 그것들이 기능을 수행하기 위해 함께 작동하는지 볼 수 있게 해줍니다.

결국 그들은 이 분해조각들을 다양한 방법으로 재결합시키려고 하며 놀 것입니다. 이것을 '통합'이라고 합니다. 어린 아이들은 실제 퍼즐 조각이나 블록을 가지고 놀며, 구조나 그림을 만드는 데 도움이 되는 다양한 조합을 시험합니다. 대부분의 조합들은 그렇게 유용하지 않지만, 몇몇 독특한 조합들은 아이들이 레고 구조물을 만들거나 그림 퍼즐을 완성하는 것을 도울 수 있습니다.

이러한 분석과 통합 과정을 통해, 아이들은 자신의 세계가 분해될 수 있고, 그 결과로 만들어진 부분들이 새로운 방식으로 재결합될 수 있다는 것을 배웁니다. 그것은 우리가 일생 동안 따라가는 과정입니다. 그것이 어떻게 작동하는지 이해하기 위해 우리가 분해하는 모든 것들은 우리에게 개별적인 요소들에 대해 무언가를 가르쳐주고, 우리는 그 이해를 통해 다시 조립합니다. 성인이 될 때까지, 우리는 문제해결에 사용할 수 있는 정보를 꽤 많이 가지고 있게 됩니다.

아이들은 이러한 분석과 통합을 수동으로(손을 통해) 시작하지만, 그들이 성숙함에 따라 시각적 형상화를 위한 정신적 능력을 발달시켜 수동 조작을 건너뛰고 머릿속의 이미지들을 움직이기 시작합니다. 예를 들어, 4세 또는 5세의 어린이는 몇 가지 이미지를 기억할 수 있습니다. 기억에서 무언가를 그리려면 마음속에 그리는 이미지를 저장한 다음 해당 이미지를 활성화하여 도면의 템플릿으로 사용해야 하기 때문입니다. 하지만 이 나이의 아이들은 아직 새로운 아이디어를 창조하기 위해 마음속의 이미지들을 분해하고 재조합 할 수 없습니다. 그것은 몇 년 후부터 가능해지며, 청소년기에 확실히 가능해집니다. 아이는 이전의 발달 과정에서 여러 번 손으로 물체를 조작해보았으므로, 결국에는 물체를 이리저리 움직여서 다른 조합을 시도할 필요가 없습니다; 오히려 그는 그것들을 움직이는 이미지를 회상해서 원하는 결과를 얻기 위해 효율적으로 움직일 수 있습니다. 그는 수작업을 함으로써 그가 좋아하는 조합을 찾았고, 이제 그가 유사한 문제에 직면했을 때 가장 먼저 적용하는 조합들이 될 것입니다. 그들이 성숙해짐에 따라, 아이들은 문제를 해결할 수 있을 듯한 어떤 조합을 찾을 때까지 그들이 마주치는 점점 더 많은 문제의 요소들을 정신적으로 가지고 놀 수 있습니다. 그들은 이제 수동적인 것에서 주로 정신적인 놀이와 문제해결로 나아갑니다.

문제해결능력 개발의 다음 단계는 정신적인 이미지화뿐만 아니라 우리가 풀어야 할 문제를 나타내는 단어들을 조작하는 것입니다. 우리의 문제는 우리가 조작해야 하는 물건들, 즉 배수구를 열고, 단추를 꿰매고,

옷장을 다시 정리하는 것에 국한되지 않습니다. 우리는 또한 주어진 상황에서 무엇을 쓰거나 말할 것인지를 결정하기 위해 우리의 머리 속의 단어들을 조작할 필요가 있습니다.

아이들은 그들이 다양한 필요에 대한 선택의 보물창고를 그들의 작업 기억에 저장할 수 있도록 분석과 통합을 통해 배우려고 한다는 것을 의식적으로 알지는 못합니다. 그들은 단지 그것이 본질적으로 재미있기 때문에 하는 것입니다.

전형적인 아이들은 그들이 이동하고 환경과 상호작용하면서 본능적으로 분석하고 통합할 것이며, ADHD를 앓고 있는 아이들도 마찬가지일 것입니다. 하지만 서론에서 기억하겠지만, ADHD를 앓고 있는 사람들은 집행기능의 발달이 떨어집니다. 불행하게도, 이것은 그들이 일반적인 아이들처럼 일찍부터 시각적 형상화를 이용하거나 마음속으로 단어를 조작하지 않는다는 것을 의미합니다. 그리고 그들이 결국 이러한 정신적 능력을 발달시킬 때, 그들은 전형적인 아이들보다 그것들에 덜 능숙할 수밖에 없습니다. 그것은 또한 주어진 문제를 해결하는 단계를 수행하는 데 있어 그들의 집행기능 결함으로 인해 방해를 받는다는 것을 의미합니다:

ADHD를 앓고 있는 아이들은 행동을 목표로 이끌기 위해 정보를 기억하는 데 어려움을 겪습니다. 정보를 기억해두는 것(작업 기억)이 문제해결의 기본입니다. 선물 포장, 커피 내리기, 옷 입기 등 간단한 작업을 수행하려고 할 때—마지막으로 '문제'를 해결하기 위해 어떤 단계를 수행했는지 또는 필요한 도구가 어떻게 작동하는지를 기억하지 못한다면 어떨지 상상해 보시오. 당신은 엉성하게 포장된 선물상자, 맛이 너무 약하거나 또는 강한 커피, 구겨지고 상황에 맞지 않는 옷차림으로 끝날 수 있습니다.

ADHD를 앓고 있는 아이들은 다른 아이들처럼 정보를 분석하고 통합할 수 없습니다. 그들이 필요한 정보를 마음속에 간직하고 그것에 집중할 수 없다면, 그들은 그것을 분해하거나 혹은 다른 방법으로 문제를 해결 또는 성취할 수 있는 방법을 생각해 낼 수 있는지 보기 위해 그것을 가지고 놀 수 없습니다. 앞서 언급했듯이, ADHD를 앓고 있는 아이들은 종종 그들의 마음을 '뒤죽박죽'으로 경험합니다. 마치 어떤 방식으로도 서로 맞지 않는 퍼즐 조각 더미처럼 말입니다. 분석과 통합을 통해 문제와 해결책을 정신적으로 시뮬레이션하는 능력이 부족하기 때문에, 그들은 다양한 해결책을 수동으로 시도해볼 수 밖에 없습니다─삶의 문제를 다루는 느리고 좌절적이며 종종 성공적이지 못한 방법들.

ADHD를 앓고 있는 아이들은 전형적인 아이들만큼 단어를 정신적으로 잘 다룰 수 없습니다. ADHD를 앓고 있는 아이와 함께 사는 것을 통해 알 수 있듯이, 이것은 이 뇌발달 장애를 가진 아이들에게 또 다른 취약한 영역입니다. 그들은 종종 명확하게 쓰지 않고(학교 과제에 문제를 일으키기도 합니다.) 부적절한 말이나 질문을 불쑥 내뱉는 경향이 있고, 이는 모든 종류의 상호작용에서 문제를 일으키며, 사회적인 문제를 낳기도 합니다. 단어를 시각적 이미지에, 시각적 이미지를 유형적인 물체에 연관시키려고 애쓰다가 언어적인 형태로 나타나는 문제가 종종 그들을 멈춰 세우고, 결국 뒤죽박죽으로 끝납니다.

결과적으로, 그들은 그것으로부터 배우지 않고 같은 시행착오적인 행동을 반복하는 것처럼 보입니다. ADHD를 앓고 있는 아이들은 매번 같은 대담한 속임수를 시도하고 실패하지만 여전히 그것을 계속하고 있습니다. 수학 문제를 풀 때 백 개의 같은 문제를 풀어도 항상 맨 처음부터 시작할 것이며, 정답에 효율적으로 도달하기 위해 문제를 푸는 과정에 결코 동화되지 않을 것입니다(항상 같은 실수에 갇히게 될 것입니다). 아이가 줄의 맨 앞에서 밀거나 또는 손을 들지 않고 선생님의 질문에 대답을 큰소리로 외치다가 선생님에게 계속 질책을 받을 수도 있습니다. 실수로부터 배우지 않는 이러한 모든 사례는 분석, 통합, 정보 기억 및 사용 가능한 선택지를 고려하기 위해 문제의 구성 요소를 조작하는 제한된 능력에서 비롯됩니다.

당신이 가구의 재배치를 고려할 때를 생각해 보세요. 당신이 좋아하는 배치을 찾을 때까지 당신은 가구를 물리적으로 움직이지 않습니다; 일반적으로, 사람들은 다른 장소에 있는 다른 가구들을 마음속으로 시각화합니다. 그리고 나서 어떤 하나의 아이디어가 효과적이라 생각한다면, 실제로 가구를 그 장소로 옮길 수도 있습니다. 우리의 마음의 눈으로 다른 배열을 생각하는 것이 얼마나 많은 시간과 노력을 절약할 수 있는지 주목하세요! 우리는 마음 속에서 환경을 시뮬레이션 하면서 모든 물리적 노동을 절약할 수 있습니다.

이 능력은 우리에게 많은 시간과 노력을 절약해줄 뿐만 아니라 실수로부터 우리를 구해줍니다. 이는 우리가 어떻게 오류가 발생할 수 있는지를 마음속으로 볼 수 있고 현실에서 실수를 피할 수 있기 때문입니다. 만약 우리가 거의 모든 다른 생명체들이 그렇듯이 현실 세계에서 시행착오를 통해서만 배운다면, 우리의 실수는 우리에게 해를 끼치거나 심지어 죽을 수도 있습니다. 우리가 행동하기 전에 정신적으로 사건에 대한 시뮬레이션은 심사숙고하는 과정의 일부입니다. 그것은 실제 생활이 아닌 우리의 마음속에서 시행착오적으로 학습하는 것이며, 오래된 문제에 대한 새로운 해결책으로 이어질 뿐만 아니라 우리를 많은 피해로부터 구할 수 있습니다. 물론, 사람들은 정신적인 이미지뿐만 아니라 단어와 문구를 마음에 두고 이런 유형의 놀이를 할 수 있습니다. 우리는 실제로 무언가를 말하거나 쓰기 전에 가장 좋은 조합을 선택하기 위해 우리가 말하고 싶은 것이나 쓰고 싶은 것을 마음의 목소리로 가지고 놀 수 있습니다—예를 들어, 저도 이 책을 쓰면서 이것을 꽤 많이 했습니다.

그리고 거기엔 주의산만이 있습니다. ADHD를 앓고 있는 아이들이 작업 기억에 정보를 저장하고 특정 문제를 해결하기 위한 선택지를 고려할 때에도, 더 흥미로운 무언가가 아이의 주의를 산만하게 하고 해결책에 도달하는 데 필요한 정신적 단계를 탈선시킬 가능성이 항상 있습니다.

ADHD를 앓고 있는 아이들은 쉽게 산만해지고, 그렇게 되면 그들은 정신적인 정보를 잃고 다시 시작해야 합니다. 그들은 문제를 해결할 수 있을 만큼 오랫동안 그 문제에 집중할 수 없습니다. 그리고 나서 그들은 그들의 생각을 다시 시작하거나 그 문제를 해결하기 위해 노력하는 것을 그만두고 더 재미있고 흥미로운 것을 계속해야 합니다. 그들은 환경을 수동으로 사용하는 초기 단계, 덜 성숙한 단계에 머물러 있습니다. 그것은 정신적 문제해결을 발달시키는 데 필요한 단계이지만, 위에서 언급했듯이, 더 성숙한 형태의 정신적 문제해결에 비해 그다지 효율적이지 않습니다.

그렇다면 ADHD를 앓고 있는 아이들이 이런 종류의 정신적 문제를 해결하는 것을 어떻게 도울 수 있을까요? 그들이 자라면서, 학업에서 그리고 직업적으로 점점 더 이 정신적 능력에 의존할 필요가 있기 때문에 이 문제는 굉장히 중요합니다.

> **해법**: 문제를 물리적, 수동적으로 해결하세요.

자녀가 앞서 말한 것처럼 집행기능 발달에 30% 정도 뒤처져 있다면, 여전히 머리가 아닌 손으로 문제를 해결하려고 노력하고 있을 가능성이 높습니다. 비록 당신의 아이가 작업 기억과 정신적 문제해결 능력을 발달시키기 시작하더라도, 그의 손으로 문제를 해결하도록 함으로써 그의 성공은 향상될 수 있습니다. 당신의 목표는 당신의 아이가 포기할 정도로 낙담하지 않고 정신적 문제해결 능력을 발달시킬 수 있는 시간을 주는 것입니다. 핵심은 그가 이미 할 수 있는 일, 즉 문제의 부분을 수동으로 조작함으로써 그가 성공할 수 있도록 하는 것입니다.

자녀가 해야 할 수학 숙제나 영어 수업을 위해 작문해야 할 과제가 있다고 가정해보세요. 그림 퍼즐에서처럼 문제의 관련 조각들을 물리적으로 만드는 방법을 생각할 수 있습니까? 외부에서 수동으로 조작할 수 있도록 할 수 있습니까? 아니면 아이가 문제의 요소를 표현하고 이러한 유형의 문제를 해결하는 데 도움이 되도록 조작하는 데 사용할 수 있는 물리적인 물체를 생각할 수 있습니까?

다음은 수학 문제를 외부화하는 몇 가지 방법입니다.

■ 자녀의 책상 위에 있는 긴 줄자를 아이에게 준다면, 아이는 숫자 줄을

따라 앞뒤로 세는 것만으로 간단한 숫자를 더하고 뺄 수 있습니다. 음의 숫자도 배우고 있다면, 두 개의 자를 함께 놓아서 중심점이 0이고 왼쪽에 음의 숫자 -1부터 -20까지 순서대로 적을 수 있습니다.

■ 자녀에게 포커 칩, 구슬, 레고 블록을 주고, 수학 문제에서 손을 사용하여 칩의 초기 개수를 세게 합니다. 그러면 자녀는 답을 얻기 위해 두 번째 칩의 수를 더하거나 뺄 수 있게 됩니다. 이는 종종 우리가 처음에 아이들에게 수학을 가르치는 방법입니다.

■ 계산기를 사용하도록 허용합니다. 이 도구는 모든 작업을 더 쉽게 만들 수 있지만, 선생님들은 아이들이 계산기를 통해 지름길로 가기보다는 덧셈이나 뺄셈과 같은 작업을 배우기를 선호합니다.

■ 자녀가 종이에 문제를 풀도록 하세요.

작문 과제는 어떻습니까? 당신의 자녀가 짧은 이야기나 챕터를 읽고 그것에 대한 짧은 글을 써야 한다고 가정해보세요. 언어를 수동적이고 구체적으로 만들기 위해, 당신은 다음을 시도할 수 있습니다.

■ 아이가 먼저 전체 이야기를 훑어보도록 하세요. 자료와 페이지에 있는 것(단어, 그림 등)을 그냥 읽으세요.

■ 그런 다음 첫 번째 단락이나 짧은 부분만 읽게 합니다.

■ 이제 방금 읽은 것에 대해 큰 소리로 말하도록 하세요. 당신은 '누가? 무엇을? 왜? 어디서? 언제? 어떻게?' 라는 질문이 적힌 카드를 앞에 놓음으로써 아이가 더 깊이 생각하게 할 수 있습니다.

■ 그런 다음 아이에게 자신의 생각 중 몇 가지 또는 그 질문들에 대한 답을 적도록 하세요. 아이는 도움이 된다면 몇 단어 또는 문구를 사용하거나 간단한 그림을 그릴 수도 있습니다. 자세히 설명할 필요는 없습니다. 요점은 단지 아이가 그 단락에서 중요했던 것을 기억하도록 도와

주는 것입니다.

- 이제 아이에게 본인이 쓴 것을 복습하게 하여 이야기를 더욱 철저하게 기억하게 합니다.

- 그리고 나서 아이에게 다음 단락을 읽게 하고 같은 일을 하게 하세요.

읽고, 낭독하고, 쓰고, 복습하세요. 이제 자녀가 이 자료에 약 4번 노출되었으므로 그것을 유지하는데 도움이 될 수 있습니다. 그는 또한 일반적인 단일 단어 질문을 사용하여 내용에 대해 스스로 질문하는 법을 배웠습니다. 또한, 우리는 아이에게 몇 가지 메모를 적거나 간단한 그림을 만들어 내용을 수동화하거나 외부화하도록 했을 뿐만 아니라, 아이들에게 그것을 소리내어 읽도록 만들었습니다. 그것은 정보를 외부적이고 물리적인 형태로 만드는 또 다른 방법입니다. 작업 기억에 관한 장에서 언급했듯이, 우리가 그것들을 하는 동안 기억하려고 노력하는 것들을 큰 소리로 말하는 행위는 목표에 대한 작업 기억과 우리가 어떻게 그것들에 도달하기를 원했는지에 대한 작업 기억을 강화할 수 있고, 목표를 향해 계속 나아가게 할 수 있습니다.

이제 이야기를 다 읽었다면, 아이는 노트를 보고 그 정보를 사용하여 이야기에 대한 문장들을 쓸 수 있을 겁니다. 먼저 무슨 일이 일어났는지에 대한 문장을 쓰는 것을 시작으로, 그 다음에는 무슨 일이 있었는지 문장을 적고, 노트 내용을 이동하면서 계속 그렇게 해나갈 수 있습니다. 더 나아가 많은 아이들은 심지어 그 이야기에 대한 문장들을 컴퓨터의 워드 프로그램에 타이핑할 수 있는데, 이것은 정보를 물리적인 형태로 만드는 또 다른 방법입니다. 이제 아이는 문서를 더 잘 읽기 위해 내용을 편집, 확장, 복사, 붙여넣기 및 이동하여 문서에 있는 내용을 조작할 수 있습니다. 그리고 그 프로그램은 단어의 철자를 확인하는 것을 도울 수 있고 심지어 동의어 메뉴 옵션을 통해 사용할 다른 단어들을 제안할 수 있습니다. 마지막으로, 아이에게 이 이야기에 대해 어떤 생각을 했는지, 그것에 대해 좋아하거나 좋아하지 않는지, 혹은 어떤 점을 느끼게 했는지에 대해 한 두 문장을 쓰도록 하세요. 다시 말해, 아이는 이제 그 이야기를 평가할 수 있습니다.

모든 해결책을 위한 4단계

해결해야 할 어떤 종류의 문제에 직면했을 때, 자녀들이 사용하도록 가르칠 수 있는 몇 가지 일반적인 전략들이 있습니다.

1단계. 문제를 큰 소리로 말하기.

자녀가 무엇을 하도록 요구받거나 생각하고 있습니까? 예시: 방 청소하기

2단계. 분해하기.

더 작은 단계로 명시할 수 있습니까?

예시:

- 장난감 치우기
- 더러운 세탁물을 주워 바구니에 넣기
- 침대 정리하기

3단계. 브레인스토밍!

자녀가 문제의 요소에 대해 생각하고 자유롭게 관계하도록 격려하세요. 아이가 이 문제에 대해 생각할 때 어떤 생각을 떠올립니까? ADHD를 앓고 있는 아이의 경우, 각 아이디어를 스티커 메모지나 8 cm × 15 cm 파일 카드에 적도록 하세요. 자유롭게 연관된 생각은 날아다니는 오리나 나비와 같은 것입니다. 당신은 그 생각들이 날아갈 때 잡을 필요가 있습니다. 그렇지 않으면 그 생각들은 마음속에서 바로 날아가 다시 돌아오기 어렵거나 불가능할 것이기 때문입니다. 이 부분이 ADHD를 앓고 있는 아이가 매우 취약점 입니다–자신의 생각을 붙들어 둘 수 없습니다. 그러니 시도하라고 강요하지 마세요. 작업 기억에 대한 원칙 9를 기억하십시오–그것을 다른 저장장치에 내려놓으세요.

예시:

- 나는 캡틴 아메리카 복장을 나중에 입고 싶으니까 밖에 빼놓을 거야.

- 나는 그 잠옷은 몇 번 더 입을 수 있으니까 빨래 바구니 대신 침대위에 둘 거야.

- 내 여동생 Lisa는 여기서 장난감 말들과 놀고 있으니, 그녀는 나중에 그것들을 치워야만 해.

- 나는 시작한 게임을 끝낸 후에 내 방을 청소할 수 있어.

> **당신의 아이와 브레인스토밍을 하는 동안 그 생각이 아무리 억지스럽거나, 어리석거나, 우스꽝스럽거나, 미친 것일지라도 절대로 결과를 비판하지 마세요.** 결국 목적은 마음속에서 가능한 한 많은 내용을 꺼내는 것입니다. 예시의 아이디어가 당신이 도달하길 원했던 곳이 아닐 수도 있지만, 원칙 4를 기억하세요. 당신은 완벽하게 정돈된 침대 또는 토요

일 오전 9시까지 당신의 기준에 맞게 청소된 방과 같은 것들을 놓아줄 수 있습니다. 또한 당신은 아이디어에 대해 비평함으로써 창의성과 브레인스토밍을 망칠 수 있습니다. 완벽주의적인 아이들(ADHD를 앓고 있는 아이들에게는 거의 문제가 되지 않음)이나 자존감이 낮은 아이들(ADHD에서 다소 더 흔함)은 브레인스토밍을 하는 동안 자신을 스스로 비평할 가능성이 있습니다. 그러니 그들의 마음속에 있는 비평가들을 막고, 문제에 자유롭게 접근할 수 있도록 격려하세요. 요약하자면, 비록 바보 같고 비현실적일 수 있는 아이디어가 당신을 웃게 만들더라도, 이 단계에 편안하게 재미를 느껴보도록 하세요.

4단계. 당신이 적어놓은 아이디어를 비평하고 분류하기.

어떤 브레인스토밍된 아이디어가 문제에 도움이 되고 어떤 것이 불필요한지 당신의 아이가 결정하도록 도우세요. 아이디어에 대한 비평은 다음 순서를 따릅니다.

- 먼저 자녀에게 각각의 아이디어의 장점들과 어떤 점이 마음에 드는지 서술하도록 합니다.

- 그 다음 아이가 그것의 단점, 한계 또는 비실용성에 대해 생각하고 서술하도록 돕습니다.

- 이제 당신의 자녀는 자녀가 도움이 되는 항목을 조직적으로 계획할 수 있고, 그것이 그에게 주어진 문제를 해결할 수 있는지 시험해 볼 수 있습니다.

SOAPS 방법으로 생각하기:

상황을 서술하고 그것을 분해하세요.
(**S**tate the situation and break it down)

선택지를 나열하세요.
(List the **O**ptions)

장점을 기록하세요. 그 다음 단점 혹은 각각에 대한 문제를 기록하세요.
(Note the **A**dvantage. Then note the disadvantages or
Problems with each)

해결책이 명확한지 확인하세요.
(Then see if a **S**olution is evident)

예시:

■ 나는 컴퓨터 게임(태블릿)을 나중에 하고 싶은데 충전이 필요할 수도 있으니, 지금 가지고 노는 동안 플러그를 꽂은 다음, 저녁식사 등 다른 일을 하는 동안 부엌 테이블 위에서 충전을 해놓을 거야.

 • 장점: 충전되기를 기다릴 필요가 없다.

 • 단점: 충전되지 않는다면 게임을 할 수 없게 되어 나는 미치게 될 것이다. 하지만 부엌 테이블 위에서 플러그를 꽂아 놓으면 엄마가 저녁 요리를 준비하는데 방해가 될 수도 있다. 그럴 경우 나는 소파로 가져와 충전시킬 것이다.

■ 그 잠옷은 몇 번 더 입을 수 있으니 빨래바구니 대신 침대 위에 둘거야.

 • 장점: 잠옷은 내가 사용할 곳에 있을 것이다.

 • 단점: 내 침대는 지저분할 것이고, 정리정돈 하기가 어려워진다.

■ 내 여동생 Lisa는 여기서 장난감 말들과 놀고 있으니, 그걸 치우는 사람은 Lisa여야만 한다.

- 장점: 내가 Lisa의 정리정돈을 대신 할 필요가 없고, 모든 장난감이 제자리에 정돈될 수 있다.

- 단점: Lisa는 빨리 치우지 않을 것이므로 나를 방해할 것이다. Lisa는 아마 말들을 제자리에 다시 두지 않을 것이므로, 나는 그녀가 제 역할을 할 수 있을 때 내 방을 청소할 것이다.

■ 나는 시작한 게임을 끝낸 후에 내 방을 청소할 수 있다.

- 장점: 나는 청소하는 것을 멈추고 다시 놀고 싶은 유혹을 받지 않을 것이다.

- 단점: 내가 언제 그 게임을 끝낼지는 모르겠지만, 그것은 새로운 게임이므로 나는 영원히 게임을 하고 싶을 것이다. 게임한 흔적들이 내 방에 지저분하게 남을 것이고, 엄마는 화가 날 것이다.

- 해결책: 방 청소를 미루고 물건을 치우지 않고 두는 것은 효과가 없을 거야. 그일은 결코 끝나지 않을 것이고, 엄마와 나는 하루 종일 그것에 대해 싸우게 될거야.

그래서 내가 할 수 있는 일은 :

- 나는 소파에서 태블릿을 가지고 노는 동안 태블릿을 전원에 연결해 두어야 한다. 그래야 다른 사람에게 방해가 되지 않고 내가 재생하지 않을 때에도 계속 충전된다.

- 나는 내 더러운 옷을 먼저 빨래 바구니에 넣어야 한다. 왜냐하면 만약 내가 장난감을 먼저 치우기 시작한다면 그것들을 가지고 놀고 싶어서 집중력이 분산될 수도 있기 때문이다.

- 내 침대 곳곳에 장난감들이 있으므로, 침대를 정리하기 전에 장난감들을 먼저 치워야 한다.

- 장난감을 침대에서 꺼내어 원래 있던 곳에 보관하는 대신, 장난감을 가지고 노는 것을 막기 위해 나는 침대 정리 전에 장난감 하나를 가지고 놀 시간을 스스로에게 5분 줄 것이다.

- 나는 엄마에게 그 장난감을 치우고 침대를 정리할 때가 언제인지 알 수 있도록 나를 위해 타이머를 맞춰달라고 부탁할 것이다.

- 침대를 완벽하게 정리할 필요는 없고, 내가 할 수 있는 만큼만 깔끔하게 하면 된다.

이 아이는 태블릿을 가지고 노는 것과 방을 청소하는 일(일의 절반을 미루는 것이 태블릿을 부엌 테이블에 두는 것처럼 엄마를 화나게 할 것이라는 것을 인식함으로써) 둘 다에 대한 잠재적인 갈등을 줄이기 위해 그의 역할을 하려고 노력했고, 그와 엄마는 분명히 타협에 익숙해졌습니다. 만약 당신이 이러한 가치 있는 전략들에 대해 재상기할 필요가 있다면, 우선순위를 정하는 것(완벽하게 정돈된 침대 기준을 포기하는 것)과 아이가 책임감을 가질 수 있도록 돕는 것에 대한 원칙 4-6, 그리고 시간을 현실로 만드는 원칙 8로 돌아가세요.

기타 수동적, 구체화, 외부화를 통해 해결해야 할 다른 문제점들

사회성 문제. ADHD를 앓고 있는 아이들은 종종 친구를 사귀고 유지하는 데 문제가 있습니다(그들의 충동성, 과잉행동, 무질서, 그리고 잘 조절되지 않는 감정은 다른 사람들에게 부담을 줄 수 있습니다). SOAPS 방법을 사용하여 모든 종류의 사회적 문제에 대한 다양한 옵션을 살펴볼 수 있습니다:

- 데이트나 파티에서 적절하게 행동하기
- 형제 및 반 친구들과 나눠가지기
- 스포츠 팀이나 그룹게임에서 점잖게 행동하기

- 명절 기념행사에서 친척들의 가정규칙을 준수하기
- 식당, 종교예배, 영화, 라이브공연에서 적절히 행동하기
- 낯선 사람들과 상호작용하기

당신은 당신의 자녀와 역할 놀이를 함으로써 많은 사회성 문제들을 모의실험 할 수 있습니다. 당신은 아이가 문제를 겪었던 사회적 상황을 시행하는 척하면서, 아이가 어떻게 행동할지 볼 수 있도록 다양한 연기 방법을 시험해보거나 놀이를 해볼 수 있습니다.

자기-도움 및 자기-돌봄 기술. 당신은 옷을 입고, 목욕하고, 양치질을 하는 등의 문제를 해결하기 위해 SOAPS를 사용할 수 있고, 어떤 경우에는 역할놀이도 할 수 있습니다.

독립적으로 책임을 처리하기. 버스시간에 제때 도착하고, 숙제를 하고, 통금 시간을 맞추고, 특정한 집안일을 하는 것 등에 대해서도 마찬가지입니다. 각각은 순차적으로 조각들이나 단계들로 분해될 수 있고 그리고 나서 행동 계획을 형성하기 위해 함께 결합될 수 있습니다. 각 단계를 기록하거나 그림을 만드는 것은 문제의 단계를 물리적으로 만드는 한 가지 방법이므로 행동 계획을 위한 올바른 순서를 만들기 위해 기억하고 조작하기가 더 쉽습니다.

정신적인 문제를 수동적, 물리적으로 만드는 아이디어들

ADHD를 앓고 있는 자녀가 생각만으로가 아니라 손으로 (그리고 목소리로) 문제를 해결할 수 있도록 어떤 식으로든 정신적 문제를 수동적이고

물리적으로 만드는 많은 영리한 방법들이 있습니다. 때때로 인터넷에서 그림이나 그림 순서들을 검색하면 특정 종류의 문제에 대해 이 작업을 수행하는 방법에 대한 아이디어를 얻을 수 있습니다. 문제의 일부를 적는 것만으로도 그것들을 더 잘 보고 생각하는 데 도움이 될 수 있다. 자세한 내용은 책 뒤에 있는 참고자료를 참조하세요.

사전에 대비하기
집과 바깥에서 어려운 상황에 대한 계획

ADHD를 앓는 아이와 함께 생활하는 것은 대부분의 경우 압도적으로 보이고, 최소한 스트레스가 많은 것처럼 보일 수 있습니다. 단 한 시간 동안에도 당신의 자녀는 집에서 해서는 안 되는 일을 시작하여 형제자매들을 성가시게 하고 위험한 활동에 참여하게 될 수 있습니다. 임상에서 만난 부모들은 자녀들이 부엌 싱크대 아래에 있는 독성 세제, 차고의 전동 공구, 부모의 약품 사물함에 손을 댄다고 말했습니다. 그들은 장난감이나 TV에서 무엇을 볼 것인지에 대해 형제자매와 말다툼을 하고, 밀치거나 일방적으로 거칠게 다루었다고 보고했습니다. 저는 또한 집에서 차도로 향하는 경사로에서 자전거를 타다가 뛰어내리려고 하거나, 주방 칼을 전기 소켓 속에 밀어넣거나, 도로에서 스케이트 보드를 타거나, 날카로운 깡통 뚜껑이나 전동 톱날을 프리스비처럼 사용하거나, 말 그대로 불장난을 하는 아이들의 이야기를 들었습니다. ADHD 아동은 문제해결 및 실험의 기초가 되는 원칙 11에 설명된 발달적으로 건강한 탐색 놀이를 훨씬 뛰어넘는 것으로 알려져 있습니다. 예를 들면, 컴퓨터나 TV에 초콜릿 소스를 붓기, 옷 바구니에 표백제를 붓기, 침실 카펫에 엄마의 모든 화장품을 섞기, 망치로 가구를 부수기, 개에게 양말을 먹이기, 반려 고양이를 창 밖에 꼬리로 매달기, 값비싼 흰색 SUV에 영구 마커로 그림을 그리는 행위들이 그것이며, 이것들 모두는 단지 그렇게 하면 무슨 일이 일어날지를 보기 위한 것입니다. 이러한 부모의 보고에 따르면 ADHD는 자폐증을 포함한 아동의 거의 모든 다른 심리적 장애보다 가족 내에서 더 많은 스트레스를 유발합니다.

ADHD를 앓는 어린이와 청소년은 자제력이 거의 없기 때문에 종종 더 많은 "다른 통제"가 필요합니다. 또래의 어린이처럼 스스로 행동을 관리할 수 없을 것 같으면 다른 사람들이 나서서 자신의 행동을 관리하는 데 도움을 주어야 합니다. 물론 이 작업은 주로 부모인 당신에게 맡겨집니다. 자녀의 문제 행동의 불을 끄려고 애쓰며 불에서 불로 돌진하는 데 많은 시간을 보내는 소방관처럼 느낄 수 있습니다. 이러한 빈번한 행동의 혼란 사이에서 숨을 고르고 감정적으로 회복하려고 애쓰면서 다음 문제가 나타나기를 기다리는 자신을 발견할 수 있습니다.

흥미롭게도 여기서 문제는 자녀의 자제력 부족이 아닙니다. 이는 ADHD의 일부일 뿐이며 자녀가 어떻게 할 수 없는 것입니다. 문제는 당신이 그것에 어떻게 반응하느냐입니다.

> **문제**: ADHD 아동의 부모는 종종 반응적 방식으로 작동합니다.

소방관들은 화재 예방에 대해 대중을 교육하려고 노력하지만, 그들은 일반적으로 반응적 방식에 있을 수 밖에 없습니다. 그들은 화재를 미리 예상하고 발생을 막을 수 없습니다. 그들은 단순히 그것을 끄기 위해 긴급 호출에 응답합니다. 항상 손상 관리를 하고 있다고 느낄 수 있지만 실제로는 그렇지 않습니다. 하나의 위기에서 다음 위기로 돌진할 때, 당신은 대부분 반응적인 육아 방식에 들어갑니다. 즉, 일이 일어나기를 기다렸다가 일이 일어나면 대응하는 것입니다. 그것은 지치고 당신이나 당신의 자녀 또는 당신 사이의 관계를 어디로도 데려가지 않습니다. 다행히 반응적 방식에 대한 대안이 있습니다.

> **해법**: 사전에 대비하세요.

선제적이라는 것은 미리 생각하고, 문제 상황에 대해 계획하고, 문제를 줄이거나 제거할 수 있기를 바라면서 미리 계획을 실행하는 것입니다. 원칙 4에서는 관련 문제를 크게 줄이거나 제거하기 위해 사전에 특정 상황이나 설정을 처리하는 연습을 했습니다. 그 장에서 우리는 문제를 일으킬 수 있는 전형적인 시간대나 통상적인 것에 초점을 맞췄습니다. 당신은 자녀가 무엇을, 어떻게, 언제 해야 하는지에 대해 싸우고 있었기 때문에 주로 그 기간 동안, 집에 있을 때 당신과 ADHD 자녀 사이의 갈등으로 끝나게 된다는 것을 확인했습니다. 그 장에서 제시된 주된 해결책은 그 기간 동안 해야 할 일 목록의 우선 순위를 정하고 자녀에게 부과되는 요구 사항의 수를 줄이는 것입니다. 이 원칙을 실천에 옮겼다면 학교 갈 준비, 숙제, 주말 집안일 또는 잠자리에 들 준비와 같은 일상과 관련된 스트레스가 이미 줄어들었을 것입니다. 그러나 이러한 규칙적인 일상 또는 주간 일과는 ADHD 아이들의 유일한 문제가 아닙니다. 쇼핑, 식당, 친척 및 친구 집과 같이 집을 떠나야 하는 경우도 있으며, 명절 저녁 식사나 자녀의 생일 잔치와 같이 집에서의 드물지만 예측 가능한 이벤트들도 있습니다. 무엇을 해야 할까요? 다음 전략은 주로 집 밖의 문제 상황을 대상으로 하지만 원칙 4에 따라 우선 순위를 정하는 방법에 더해 일상에서도 사용할 수 있습니다.

집이나 공공 장소에서의 문제 상황 목록을 만드세요. 시간이 허락한다면, 아마도 ADHD 자녀가 잠자리에 든 저녁에 앉아서 반복되는 문제 상황의 목록을 작성하세요. 이러한 문제가 발생할 가능성이 가장 높은 곳은 어디입니까? 우선순위를 정했음에도 불구하고 집에서 특정 행사(방문객이 있을 때, 전화 통화 중일 때, 숙제 시간, 취침 시간, 자녀가 집안일을 하라고 할 때 또는 그냥 자유 시간)에 여전히 문제가 있는 경우를 적어 두세요. 또한 상점, 식당, 예배당, 공원 및 운동장, 친척 및 친구의 집과 같이 집에서 떨어진 장소와 이벤트들을 고려하세요.

하나의 문제 상황을 선택하고 일반적으로 발생하는 일에 대해 생각해보세요. 그 상황에서 일반적으로 어떤 일이 발생합니까? 예를 들어 식료품점에서 쇼핑을 해보세요:

- 당신이 가게에 들어갈 때, 아이가 뛰쳐나와 통로를 따라 당신에게서 멀어지고 있습니까?

- 자녀가 눈에 보이는 모든 것들을 만지고 있습니까? 원하지 않는 물건을 바구니에 담았습니까?

- 아이가 먹을 것을 사달라고 하거나 카운터나 선반에서 방금 본 장난감을 사달라고 요구하고 있습니까?(매장에서 사탕과 다른 매력적인 품

목을 계산대에 두는 이유는 무엇이라고 생각합니까?)

문제 행동을 방지하기 위해 그 이전이나 그 상황에서 할 수 있는 일을 생각해 보세요. 이제 무슨 일이 일어나고 있는지 이해했으므로 이 책의 다른 원칙이 도움이 될지 생각해 보세요.

■ 당신은 자녀의 집행기능 연령(6세)이 실제 연령(9세)보다 약 30% 뒤쳐져 있음을 기억하고, 의류 또는 화장품 또는 식료품을 사기 위한 이 쇼핑에 아이를 데리고 가서 직접 사야 했는지 당신 스스로에게 물어보는 것으로 시작할 수 있습니다. 6살짜리 아이를 여성복 가게에 데려가야 할까요? 아이에게 얼마나 지루할지 생각해 보세요. 당신이 안심하고 쇼핑할 수 있도록 베이비시터를 대기시켜 놓으면 어떻습니까?

■ 당신은 원칙 2를 고려하고 자녀에게 질병이 있음을 떠올릴 수 있을 것입니다. 이 가게에서 그의 자제력 부족은 의도적이지 않습니다; 이는 ADHD의 일부입니다. 당신은 반응 방식을 변경할 수 있고, 일부 문제 행동을 방지하기 위해 미리 계획을 세울 수 있지만 그게 전부입니다. 현실을 받아들이면 상점에 들어가기 전에 스트레스가 어느 정도 가라앉고 쇼핑 여행을 처리할 수 있는 더 많은 자원을 남길 수 있습니다.

■ 매장에 있을 때는 원칙 4에 따라 우선순위를 정하세요. 즉, 실제로 해야 할 일을 결정하고 일이 잘 풀리지 않을 경우에는 필수적인 것만 구매할 준비를 하세요. 갈등을 줄이고 가능한 한 빠르고 침착하게 할일을 하기 위해 매장에서 자녀의 행동에 대한 기준을 낮추는 방법에 대해 생각해 보세요.

■ 원칙 8을 기억하고 아이의 시간맹과 조급함을 고려하여 매장에 들어갈 때 스마트폰에 디지털 타이머(스톱워치 기능)를 설정하여 아이에게 건네주면 쇼핑하는 동안 시간이 경과하는 것을 아이가 보면서 이 활동이 오래 지속되지는 않을 것이라는 사실을 이해할 수 있게 됩니

다. 시간이 흐르는 것을 보면 자녀가 끝날 때까지 더 쉽게 기다릴 수 있습니다. 더 나은 방법은 직접 시간 관리를 더 잘하는 것입니다. 식료품 쇼핑을 하고 있었다면 해당 매장에서 온라인으로 필요한 것을 주문한 다음 배달 시간을 설정하여 지정된 주차 장소까지 차를 몰고 가서 이미 포장이 된 식료품을 신속하게 가져갈 수 있습니까?

■ 원칙 7에서 배운 내용을 사용하여 쇼핑할 때 장보기 목록 대신 자녀에게 주의를 기울이고 자녀에게 어떻게 행동해야 하는지 상기시키고 부드러운 손길로 관심을 갖도록 하세요.

전환 계획을 개발합시다. 전환 계획은 해당 문제 상황에 진입하거나 전환하기 직전에 취할 일련의 단계입니다. 그러려면 다음을 결정해야 합니다.

■ **규칙들.** 앞으로의 상황에서 자녀가 준수하기를 기대하는 두세 가지 규칙을 유지하세요. 예를 들어, 가게에 갈 때 자녀에게 (1) 당신의 곁에 있을 것, (2) 어떤 것이든 물어보기 전에는 아무것도 만지지 말 것 (3) 아무것도 사달라고 하지 말 것을 이야기 하세요.

■ **보상.** 당신이 정한 규칙을 따르면 귀하의 자녀는 무엇을 얻을 수 있습니까? 토큰 체계를 사용하여 쇼핑하는 동안 아이가 여행이 끝날 때 무언가(사탕, 아이스크림, 치즈버거 등)를 사는 데 사용할 수 있는 칩을 줄 계획입니까? 아니면 그녀가 좋아하는 곳으로 바로 데려가시겠습니까? 요컨대, 자녀가 당신의 규칙을 따르도록 유도하는 동기는 무엇입니까?

■ **벌.** 자녀가 규칙을 어기거나 잘못된 행동을 하는 경우 징계를 위해 무엇을 할 계획입니까? 토큰을 가져가시겠습니까? 아이를 상점의 조용한 구석에 있는 타임아웃 장소에 두시겠습니까? 어떤 특권을 박탈하겠습니까?

▪ **자녀가 할 수 있는 어떤 일.** ADHD를 앓는 아이에게는 바쁜 손이 행복한 손입니다. 다음은 다양한 문제 상황에 대해 고려할 수 있는 몇 가지 아이디어입니다:

- 쇼핑을 할 때. 비디오 게임, 게임이 설치된 휴대폰, 트랜스포머장난감, 마이리틀포니(작은 조랑말 인형) 또는 자녀가 손으로 조작하기 좋아하는 것 등 자녀가 가지고 놀 수 있는 것을 가져가세요.

- 아이에게 선반에서 특정 품목을 꺼내 카트에 넣으라고 요청하세요.

- 쇼핑하는 동안 아이를 카트에 담고 갈 수 있지만, 그녀가 거기에서 할 일이 있는지 꼭 확인하세요. 일부 식료품점에는 어린이가 카트 바로 아래나 앞에서 탈 수 있는 소형 자동차로 설계된 쇼핑 카트도 있습니다.

- 집에서 평소 가지고 있는 문제를 해결하기 위해 자녀가 적극적으로 무엇을 할 수 있는지 생각해 보세요. 이것은 아이가 당신의 일을 돕게 하는 것을 의미할 수 있습니다. 당신이 집안일을 하는 동안 아이가 마음대로 하도록 내버려두는 대신에, 아이가 버릇없이 행동할 수 있는 충분한 자유를 주는 대신, 아이에게 당신을 도와달라고 요청할 수 있습니까? 아니면 그림 그리기, 색칠하기, 찰흙 가지고 놀기, 블록으로 무엇인가 짓기 등과 같이 당신이 일하는 동안 옆에서 즐기는 일을 하도록 아이에게 부탁할 수 있습니까?

- 당신이 야외에서 일하고 있는 동안에, 아이가 갈퀴를 가지고 놀고 나뭇잎을 긁어모을 수 있습니까? 흙을 파낼 작은 정원 삽이 있습니까? 연중 그 시기에 있는 특정 곤충을 모으기 위한 항아리가 있습니까? 야외에서 작업하는 동안 베란다나 진입로에 (지워지는) 분필로 그리도록 하겠습니까? 신체 활동은 잠시 동안 ADHD 증상을 감소시키고 확실히 아이를 문제로부터 보호합니다. 따라서 자녀가 운동과 같은 간단한 일을 하게 하세요. 타이머에 맞춰 집 밖에서 뛰어

다니고 진입로에서 돌차기 놀이를 하도록 하세요.

전환 계획을 실행에 옮기세요. 문제 상황이 발생하기 전과 발생하는 동안 다음 단계를 따르세요.

- **그만!** 잠재적인 문제 상황에 들어가기 전에 멈추고 자녀에게 계획을 설명했는지 확인하세요. 예를 들어 상점에 갈 때 정문 바로 앞에서 멈춰서 전환 계획을 검토하세요. 계획 없이 상점 문 손잡이를 만지면 안 됩니다.

- **검토.** 생각해 낸 규칙을 간략하게 설명하세요. 자녀가 글을 읽을 수 있다면 8 cm × 15 cm 파일 카드에 기록하여 그 상황에서 자녀에게 건네줄 수 있도록 하세요. 위에 나열된 쇼핑에 대한 세 가지 규칙을 사용하는 경우 "가까이 서고, 만지지 말고, 조르지 말기"라고 더 간단하게 말할 수 있습니다.

- **반복.** 자녀가 규칙을 반복하게 하도록 하세요.

- **보상에 대해 설명하기.** 자녀에게 자신이 무엇을 벌 수 있는지 말하면서 상황 전반에 걸쳐 적절하게 행동할 동기를 상기시키기 위해 반복하세요.

- **처벌을 설명하기.** 무엇을 하려고 계획하든, 예를 들어 가게에 들어가기 전에 아이에게 미리 말하세요.

- **아이에게 즉시 할일을 주기.** 기다리지 마세요. 예를 들어 가게에 들어가자마자 아이에게 할 일을 줄 수 있을 것입니다.

- **상황 전반에 걸쳐 빈번한 피드백과 보상을 제공하기.** 쇼핑이 끝날 때까지 기다렸다가 자녀가 어떻게 행동했는지, 좋은 행동으로 얻은 것이 있는지를 평가하는 대부분의 부모처럼 되지 마세요. ADHD를 앓는 자녀는 좋은 행동에 대한 결과를 지연시키는 동안 기다릴 수 없습니다. 따라서 여행 내내 칭찬, 승인, 점수 또는 토큰을 자주 분배하세요.

공공 장소에서 타임아웃 사용하기

공공 장소에서 타임아웃을 사용하는 것을 두려워하지 마십시오. 타임아웃은 자녀가 그러한 장소에서 규칙을 준수하도록 가르치는 가장 효과적인 방법입니다. 아이에게 벌칙을 설명하고 공공장소에 들어가자마자 필요한 경우를 대비하여 편리한 타임아웃 장소를 찾아보세요.

다음은 편리한 타임아웃 장소입니다:

백화점에서

- 다른 사람이 많이 사용하지 않는 통로로 아이를 데려가 진열대의 지루한 쪽이나 구석을 향하게 하세요.
- 혹은 아동을 외투 보관 구역으로 데려가 외투 걸이를 향하게 하세요.
- 선물 포장코너의 구석이나 화장실의 구석을 사용하세요.
- 근처의 탈의실을 이용하세요.
- 수유실/유아방을 이용하세요(보통 그리 바쁘지 않고 동정심이 많은 엄마들이 있습니다).

식료품점에서

- 아이가 냉동 식품 진열대의 측면을 향하게 하세요.
- 아이를 가게의 가장 먼 구석으로 데려가세요.
- 인사말 카드 진열대를 찾고 카드를 보는 동안 아이가 진열대의 구석을 향하게 하세요.
- 대부분의 식료품점에서 타임아웃 장소를 찾기가 어려우므로 다음 상자에 나열된 타임아웃 대안 중 하나를 사용해야 할 수도 있습니다.

예배당에서

- 대부분의 교회에서 볼 수 있는 "울음방"으로 아이를 데려가세요.
- 현관이나 교회 입구를 이용하세요.
- 로비에서 떨어진 화장실을 사용하세요.

식당에서

- 화장실을 사용하세요.
- 아니면, 다음 상자에 나열된 대안 중 하나를 사용하세요.

다른 사람의 집에서

집주인에게 새로운 아이 교육 방법을 사용하고 있으며 잘못된 행동이 나타나면 아이를 의자에 앉히거나 구석 어딘가에 세워야 할 수도 있음을 반드시 설명하세요. 어디에서 사용할 수 있는지 물어보십시오. 이 작업을 수행할 수 없는 경우 다음 상자에 나열된 대안 중 하나를 사용하세요.

장거리 자동차 여행 중

자녀와 함께 규칙을 검토하고 자녀를 차에 태우기 전에 인센티브를 설정하세요. 여행 중에 자녀가 할 수 있는 게임이나 활동을 가지고 가세요. 아이에게 벌을 주어야 하는 경우 도로에서 벗어나 안전한 정류장으로 가서 아이를 뒷좌석 바닥에 앉히거나 차 밖의 근처 바닥 매트에 앉게 하세요. 아이를 차 안에 혼자 두지 말고 아이가 차 밖에 앉아 있을 때도 감독 없이 두지 마세요.

공공 장소에서 타임아웃을 사용하는 경우 최소 벌은 집에서의 일반적인 경우의 절반만 있으면 됩니다. 왜냐하면 공공장소에서의 타임아웃은 어린이에게 매우 효과적이기 때문입니다. 또한 자녀가 허락 없이 타임아웃을 벗어나면 토큰 체계의 일부인 토큰이나 점수를 가져가세요(원칙 7 참조).

자녀가 하고 있는 좋은 일을 무시하고 나쁜 일에만 반응함으로써 잘못된 행동을 할 기회를 자녀에게 주지 마세요.

■ **마지막에 상황을 평가하기.** 상황이 종료되면 상황이 어떻게 진행되었다고 생각하는지에 대해 자녀에게 추가 피드백을 제공하세요. 아이에게 그것이 어떻게 되었다고 생각하는지 물어보세요.그런 다음 상황이 특히 잘 진행된 경우 추가 보상을 주세요. 그리고 원칙 7의 규칙을 기억하세요. 말하지 말고 행동하세요: 덜 말하고, 더 많이 만지고, 자주 보상하세요.

공공장소에서 타임아웃을 사용할 수 없는 경우

잘못된 행동으로 인해 자녀를 구석에 두는 것이 불가능한 곳이 항상 몇 군데 있습니다. 다음은 몇 가지 대안이지만 시간 제한 영역을 찾을 수 없는 경우에만 사용해야 합니다.

1. 아이를 건물 밖으로 데리고 나와 벽을 바라보게 합니다.

2. 아이를 차로 데려가 뒷좌석 바닥에 앉히세요. 아이 옆이나 자동차 앞좌석에 앉으세요.

3. 작은 메모장을 가져갑니다. 공공 장소에 들어가기 전에 아이에게 잘못된 행동에 대한 모든 에피소드를 기록하고 집에 도착하자마자 잘못된 행동에 대해 타임아웃을 해야 한다고 자녀에게 말합니다. 자녀가 집에서 쉬는 시간에 사진을 찍어 메모장에 보관하면 도움이 될 것입니다. 공공 장소 앞에 있는 아이에게 이 사진을 보여주고 아이가 잘못 행동하면 집에 돌아왔을 때 이곳으로 갈 것이라고 설명합니다.

4. 볼펜이나 펠트펜을 가져갑니다. 공공 장소 앞에서 아이에게 잘못하면 손등에 횟수 표시를 할 것이라고 말하세요. 그런 다음 자녀는 손에 있는 각 횟수 표지에 대해 집에서 타임아웃의 시간이 결정됩니다.

공공 장소는 부모가 능동적이기보다는 반응적으로 행동하는 것으로 악명이 높은 장소입니다. 왜냐하면 당신이 여기 온 것에는 이유가 있기 때문입니다—달성해야 할 목표, 심부름, 해야 할 일 또는 만날 사람이 있습니다. 그러나 자녀가 한 주요 활동 유형에서 다른 활동으로 또는 한 모드에서 다른 모드로 전환할 때 언제 어디서나 이 전환 계획을 사용할 수 있습니다. 당신의 가족이 당신의 형제와 가족을 방문할 예정이며 ADHD를 앓고 있는 당신의 아들이 사촌들과 노는 것을 좋아하고 떠나고 싶어하지 않을 것이라는 것을 알고 있다고 가정해봅시다. 원활하게 집을 떠나서 긴 시간 동안 차를 타고 집으로 돌아가기 위해서, 규칙을 제시하는 전환 계획을 만들어 차에 타고 있는 동안 특히 착하게 행동하는 것에 대한 보상을 만드십시오. 자녀가 좋아하는 비디오 게임이나 야외 활동하는 것에서 벗어나 치과에 가거나 다른 좋아하지 않는 약속을 해야 하는 경우에도 똑같이 할 수 있습니다. 보상의 가치를 특정 전환에 따라 아이가 갖게 될 어려움에 맞게 조정하십시오. 그러나 상황이 너무 부정적으로는 되지 않도록 규칙을 따르지 않을 경우 일관된 처벌을 고수하십시오. ADHD 아동의 문제를 줄이기 위한 최선의 전략은 가능한 한 자주 선제적으로 행동하는 것이며, 자녀의 모든 문제에 단순히 대응하는 것이 아니지만 그렇게 해야 할 때도 있습니다. 당연히 즉석에서 대처해야 하고 반응적 양육에 의지해야 하는 예기치 않은 사건도 있을 것입니다.

능동적으로 대처하면 ADHD가 있는 자녀의 바람직하지 않은 행동을 많이 예방할 수 있습니다. 그러나 다른 아이들보다 ADHD가 있는 아이들에게서 더 많이 보이는 경향이 있는 정서적 붕괴는 어떻습니까?

> **문제**: ADHD가 있는 어린이는 감정을 조절하는 데 어려움을 겪습니다. 이것은 기술이 부족해서가 아닙니다.

서론에서 설명한 것처럼 ADHD 아동은 자신의 감정을 잘 조절하지 못합니다. 그들은 생생한 감정을 표현하는 데 더 충동적이고, 감정을 억제할 수 없으며, 우리 모두가 감정을 조절하기 위해 사용하는 현재 상황에 더 적합하고 갈등을 일으킬 가능성이 적은 장기적인 목표를 달성하는 데 도움이 될 가능성이 더 높은 전략을 덜 사용합니다. 부모가 이 결함에 대해 무엇을 할 수 있을까요? 위에서 읽은 내용 중 일부는 도움이 될 수 있습니다: 자녀가 실망, 분노, 좌절 또는 심지어 의기양양함을 느낄 가능성이 있는 상황을 예상하면, 정서적 붕괴를 막거나 상황을 바꾸거나 그것을 완전히 피해서 혼란을 야기하는 것을 방지할 수 있습니다. 전환 계획을 실행하는 것도 도움이 될 수 있습니다. 하지만 항상 그런 것은 아닙니다. 방해가 되는 행동을 제어할 수는 있지만 자녀가 강한 감정을 느끼고 격분하는 것을 반드시 막을 수는 없을 것입니다.

> **해법**: 강한 감정이 일어나기 전에 선제적으로 개입할 수 있도록 감정이 어떻게 작용하는지 배우십시오.

지금까지는 이 문제에 대한 연구가 거의 없고, 이 영역과 관련된 실행 부족을 개선하는 데 도움이 될 수 있는 심리학적 치료 방법이 많이 알려져 있지 않았습니다. 아이들에게 분노 조절 방법을 가르치는 사회 기술 훈련은 훈련 집단 상황 밖의 실제 세계로 일반화되지 않는 것으로 나타났습니다. ADHD는 앓는 아이들과 일대일로 일하면서 그들에게 정서적으로 흥분했을 때 스스로를 진정시키는 전략을 가르치는 것도 그다지 성공적이지 않았습니다. 그 이유는 앞서 설명했고 이 책 전반에 걸쳐 반복되는 동일한 문제일 수 있습니다. ADHD는 무엇을 해야할지 아는 문제가 아니라 아는 것을 사용하는 데 더 많은 문제가 있습니다. 감정 조절을 강화하기 위해 지금까지 수행된 몇 안 되는 연구는 모두 새로운 기술, 즉 무엇을 해야 하는지 가르치는 데 초점을 맞췄습니다. 실행이나 아는 것을 행하는 실제 문제들을 다루도록 설계되지 않았습니다. 따라서 분노 조절과 같은 감정 조절 기술을 가르치는 것은 그들이 실제 상황에서 감정적 자극에 직면했을 때 그러한 조절 전략을 사용하는 것에 도움이 되지 않을 것입니다.

그렇다면 이 문제를 해결하는 데 도움이 될 수 있는 적어도 시도해 볼 수 있는 것이 있을까요? 다행스럽게도 그렇습니다. 이러한 전략은 모두 우리의 감정이 어떻게 촉발되는지에 대한 이해와 따라서 이를 통해 감정을 관리하기 위해 어떻게 개입할 수 있는 것에서 나옵니다. 이 전략은 환경이나 잠재적으로 혼란스러운 상황에 대한 자녀의 생각을 수정하여 자녀가 강한 감정적 반응을 보일 가능성을 줄입니다. 이 발상은 앞서 논의한 것에서 자연스럽게 도출됩니다. 문제가 우리가 아는 것을 수행하는 것에 있다면(무엇을 해야 하는지 모르는 것이 아님) 수행 순간의 변경은 ADHD를 앓는 아이가 자신이 알고 있는 것을 보여주고 상황에서 감정을 더 잘 제어하는 데 도움이 될 수 있습니다.

우리의 감정이 어떻게 촉발되는지부터 시작해봅시다. 주어진 상황에서 우리는 무슨 일이 일어나고 있는지 주의를 기울이고 상황을 평가하며 다음과 같이 대응합니다.

상황 ⇒ 주의 ⇒ 평가 ⇒ 반응

ADHD를 앓고 있는 아이가 놀이터에 있는데 다른 아이가 가지고 놀고 있는 장난감을 빼앗거나 가지고 놀고 싶은 장비를 빼앗으려 한다고 가정해봅시다. 아니면 다른 아이가 당신의 아들을 놀리거나 심지어 모욕하는 말을 할 수도 있습니다. 잠재적인 정서적 촉발 사건이 이제 발생한 것입니다. 당신으로 치자면, 촉발 상황은 고속도로에서 다른 운전자가 갑자기 당신 앞에서 끼어드는 것일 수 있습니다.

일단 아이의 정서적 균형이 깨지면, 이 사건은 아이의 온전하고 전적인 주의를 끌게 되며, 이는 종종 매우 빠르고 어쩌면 배타적입니다. 아이는 더 큰 맥락에 대한 관심을 멈추고 촉발된 사건에 집중하게 됩니다. ADHD를 앓는 자녀가 도발을 향해 빠르게 고개를 돌리고, 눈을 크게 뜨고, 입을 벌리고, 반갑지 않은 놀라움의 징후가 분명히 얼굴에 나타날 때 이것을 볼 수 있습니다. 촉발 사건을 향해 완전히 집중하는 이러한 반응은 거의 반사적이지만 조용하지 않습니다. 만약에 당신에게 무례하고 위험한 운전자가 끼어들었다면 도로와 그외의 운전자가 아니라 갑자기 그에게 모든 관심을 집중하게 될 수 있을 것입니다. 만약 운전자가 당신의 차에 몇 미터만 더 가까이 끼어들었다면 어떤 일이 벌어졌을지 상상하면 가슴이 두근거릴 것입니다.

이제 뇌는 종종 매우 빠르게 이 촉발 사건을 공격해야 할 대상(분노) 또는 피해야 할 대상(공포), 싸우거나 도망가야 할 하나의 위협으로 평가하게 됩니다. 자녀에게 이것은 학교나 마당에서 노는 시간에 누군가가 장난감을 빼앗아가는 것과 같이 신속하게 좌절감과 반응적인 공격으로 이어지는 구체적이고 개별적인 사건일 수 있습니다. 그러나 그것은 또한 모든 사람이 큰 소리로 이야기하거나 웃거나 재미있는 시간을 보내는 시끄러운 생일 잔치와 같이 일반적으로 그의 각성도를 높이는 장기간의 사건일 수 있으며, 이는 시간이 지남에 따라 당신의 아이를 흥분시킬 수 있습니다.

그것이 무엇이든 뇌는 이 촉발 사건을 감정적 반응이 필요한 것으로 빠르게 평가합니다. 그리고 반응이 나옵니다-만약 ADHD를 앓는 자녀나 십대라면, 종종 다른 사람들에게서보다 더 빠르고(충동적이고) 더 강하게 나타납니다. 때때로 이 4단계의 과정은 심지어 무의식적으로도 몇 초 안에 발생할 수 있으며 자동적이고 반사적인 것처럼 느껴질 수 있습니다. 그리고 아이에게 ADHD가 있는 경우, 일단 그 감정이 촉발되면 뇌의 약한 실행 부분이나 합리적 사고 능력을 압도하게 되므로, 이 시점에서 아이에게 측정되는 추론은 그다지 도움이 되지 않을 것입니다. 집행 두뇌가 어느 정도의 평온함과 균형을 회복할 수 있기 전에 감정이 그 과정을 거쳐야 합니다.

우리 모두에게 다행스럽게도 이 모든 것이 단순히 자동적이지는 않습니다. 이 과정이 빠르게 발생함에도 불구하고 4단계로 전개되는 것을 보면 감정적 반응의 가능성을 변경하기 위해 개입할 수 있는 포인트를 알

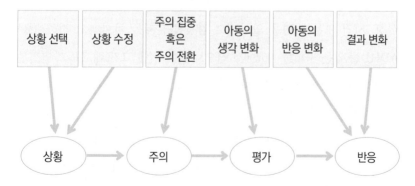

감정 조절의 실패를 피하는 6가지

| 상황 선택 | 상황 수정 | 주의 집중 혹은 주의 전환 | 아동의 생각 변화 | 아동의 반응 변화 | 결과 변화 |

| 상황 | 주의 | 평가 | 반응 |

이 도표는 1998년-2011년 사이의 Gross와 동료가 출간한 작업에서 나온 James J. Gross 의 감정 구조모델에 기초합니다.

수 있습니다.

위의 도표는 사건의 과정과 그것이 미래에 유발하는 감정을 어디에서 어떻게 바꿀 수 있는지를 보여줍니다. 그러나 한 가지 주의할 점은 연구에 따르면 이러한 개입을 더 빠른 단계에서 수행할수록 감정이 촉발되는 것을 방지하거나 감정이 생겼을 때 관리하는 데 성공할 가능성이 더 높다는 것입니다. 사실, 단계에 후반부에 개입하려는 시도는 감정적 자기 조절 능력을 어느 정도 개발할 시간이 있는 나이가 많은 어린이, 십대 및 성인에게만 효과적일 수 있습니다.

상황 선택하기

자녀가 부적절하게 행동할 가능성이 있는 부분을 고려할 때 위에서 한 것처럼 자녀에게 강한 감정을 유발할 가능성이 가장 높은 상황, 장소 또는 사건을 살펴보세요. 이제 대체할 만한 상황을 선택하세요. 만약 당신의 아이를 괴롭히는 것이 특정 날짜, 특정 시간에 놀이터에 있을 가능성이 있다면, 제발 그 시간에 그 놀이터에 가지 마세요. 감정적으로 도발적인 설정, 사건 또는 사람을 알아내고 감정적 문제를 차단하고 피하세요! ADHD를 앓는 자녀를 학교에서 집으로 가는 길에 그가 배고프고 안절부절 못하고 선반에서 사탕과 다른 간식을 집어들기 시작할 것이기 때문에 붐비는 시장에 데려가는 것을 피할 수 있는 것처럼, 자녀의 가장 큰 정서적 어려움이 말하자면, 좌절일지를 생각해 보십시오. ADHD가 있는 아이가 이미 피곤할 때 더 운동 능력이 뛰어난 형과 공놀이를 하도록 하게 하지 마세요. 처음부터 자극을 받거나 촉발되지 않는다면 자기 조절이 필요한 강렬한 감정은 없습니다.

당신이 무슨 생각을 하는지 압니다: 만약 우리가 단순히 그러한 상황을 피하고 그에게 대처하는 데 필요한 기술을 가르치지 않는다면, 우리 아이가 어떻게 감정 조절을 배우고 그러한 도발적인 상황에 동요하지 않고 직면할 수 있겠습니까? 다시 말하지만, 여기에서 가르치는 기술은 효과가 없을 것입니다. 자녀가 도움이 되었을 상황에서 여전히 기술을 사용하지 않을 것이기 때문입니다. 둘째, 정서적 자제력에 생물학적 결함이 있는 아동의 경우 이것은 건물에 들어가기 위해 경사로를 사용하는 휠체어를 탄 사람에게 "당신이 계속 그렇게 계단을 피하고 경사로에 의존하면, 어떻게 우리들처럼 계단을 사용하여 건물에 들어가는 법을 배울 수 있겠습니까?"라고 묻는 것과 같습니다. 이는 꽤 우스꽝스럽게 들리지 않습니까? 우리가 그녀에게 어떻게 하면 더 잘할 수 있는지 보여주기 위한 기술을 가르쳤다는 이유만으로 생물학적 문제는 그냥 사라지지 않을 것입니다. 대신 가능하면 자녀를 촉발 사건에 노출시키지 마십시오. 이 작업을 영원히 할 필요는 없지만 지금은 더 많은 두뇌 발달이 일어나고 자녀의 실행 능력이 향상되어 조금 더 감정을 제어할 수 있을 때까지 계속 하십시오.

상황을 수정하기

좋습니다, 당신와 당신의 자녀가 감정적으로 촉발되는 사건으로 이어질 수 있는 피할 수 없는 상황에 처했습니다. 무엇을 해야 할까요? 감정 유발 요인이 발생할 가능성을 줄이기 위해 상황을 수정하는 방법을 생각해보세요. 놀이터를 피할 수 없었다고 가정해 보겠습니다. 자녀의 친구들이 거기에 가고 싶어했거나, 괴롭히는 친구가 평소에는 없는 시간이나 날에 나타났습니다. 그런 경우에는 그 괴롭히는 친구가 잘 놀지 않는 운동장의 반대편으로 이동하거나 가능하면 돌아서서 운동장 밖으로 나가세요. 대신 마당이나 집에서 놀도록 아이들을 초대할 수도 있습니다. 또는 당신이 무슨 일이 일어나고 있는지 알기도 전에 당신의 아들이 그의 형과 잡기 게임을 시작했다고 하세요. 그리고 당신은 이미 경쟁이 벌어지고 ADHD를 앓는 당신의 아이가 좌절하고 화를 내는 것을 볼 수 있습니다. 큰 아이를 한 쪽으로 가도록 하고, 동생을 편하게 해달라고 부탁할 수 있습니까? 그들과 함께 놀면서 개입할 수 있습니까? 게임에 시간 제한을 설정한 다음 작은 아이가 이길 수 있는(또는 적어도 경쟁할 수 있는) 게임을 제안할 수 있습니까? 의심할 여지 없이 "상황"에는 장소뿐만 아니라 시간과 기간, 관련된 사람들, 정확히 무슨 일이 일어나고 있는지도 포함되므로 다음과 같이 수정할 수 있습니다.

- **위치를 수정하세요.** 놀이터 반대편으로 이동하거나, 자녀가 놀거나 공부할 수 있는 더 조용한 장소를 찾거나, 그냥 현장을 떠납니다.

- **시간 또는 기간을 수정하세요.** 감정 촉발 요인이 없을 경우(괴롭히는 친구와 다른 아이들이 모두 집에 갔거나, 야외가 그렇게 덥지 않을 경우) 다시 돌아오겠다는 약속을 하고 현장을 떠납니다. 또는 일을 짧게 쪼개세요. 일반적으로 자녀의 짜증을 유발하는 활동에 시간 제한을 두십시오. 중간에 휴식을 취하면서 활동을 나누세요.

- **상황에 있는 사람들을 수정하세요.** 형에게 동정적인 도움을 요청하고 (인센티브로 보상을 할 수 있을 것입니다), 자녀가 전체 무리가 아닌 한두 명의 친구들과 함께 활동하도록 하세요. 그의 자존심을 상하지 않게 하면서, 다른 성인을 활동에 참여시켜 상황을 진정시키세요.

자녀의 주의를 집중시키거나 전환시키거나

우리 모두는 때때로 이 전략을 사용합니다. 우리가 어떤 상황에 처해 있으며 감정적으로 도발적인 사건이 발생했다고 칩시다. 이제 어떻게 할까요? 그럴 때 우리는 그것을 보거나 듣거나 집중하는 것을 멈춥니다. 시선을 돌리고, 눈을 감고, 눈을 가리고, 뒤돌아볼 수도 있습니다. 감정적 반응을 예방할 가능성이 있지만, 그렇지 않더라도 감정의 격렬함을 가라앉히는 데 도움이 되고 감정에서 더 빨리 회복하는 데 도움이 될 수도 있습니다. 공포 영화의 가장 무서운 부분을 피하기 위해 귀를 막거나 눈을 감는 것을 기억합니까?

따라서 자녀를 감정적으로 만드는 반복되는 상황에 대해 생각할 때 어떻게 자녀의 주의를 도발적이거나 촉발시키는 사건에서 멀어지게 할 수 있을까요? 당신이 차를 타거나 쇼핑을 할 때 아이가 불안해하고 참을성 있게 기다리다가 종종 멘붕, 항의 또는 화를 내면 기다리는 행위로부터 아이의 관심을 돌리세요. 자녀가 가지고 놀 수 있는 물건이 있습니까? 그림을 그릴 종이 혹은 스마트폰 게임 앱도 좋습니다. 당신이 기다리는 동안 자녀가 엄마나 아빠와 이야기할 수 있도록 전화를 걸겠습니까? 자녀가 사진작가 놀이를 하고 원하는 사진을 찍을 수 있도록 전화기에 있는 카메라를 사용하는 것은 어떨까요? 자녀가 주의를 기울이고 있는 대상을 수정하는 것은 자녀가 정서적으로 도발적인 상황에 대처하는 것을 예방하거나 돕는 세 번째 방법입니다. 앞서 나열된 주의전환 방법은 감정이 부적절하게 표현되는 것을 미연에 방지하고 잘못된 행동을 방지하는 데 사용할 수 있습니다.

자녀의 주의를 산만하게 하거나 수정하기 위해 할 수 있는 일에 대해 미리 생각해놓는 것은 미래에 보상을 지불할 것입니다. 이미 그 상황에 처해 있다면 주의를 전환하기 위해 위해 스스로 생각해야 하므로 미리 생각해두는 것이 좋습니다. 사탕은 안 된다는 당신의 말에 폭발하기 직전인 4살짜리 아이와 함께 계산대에 있는 상황에서, 계산하는 동안 아이가 눈을 가리도록 같이 까꿍놀이를 할 수 있을까요? 웃기 위해 어린 소년의 스키 모자를 눈을 덮도록 끌어 내리는 게임을 할 수 있을까요? 자녀가 점원이나 앞에 줄을 서 있는 사람에게 말을 하게 해서 주의를 다른 곳으로 돌리게 할 수 있을까요? 또는 더 좋은 방법은 아이가 짜증이 나기 전에 재빨리 손을 뻗어 작은 사탕 패키지를 열어서 아이에게 오늘 당신과 함께 쇼핑하는 동안 너무 잘했기 때문에 이 보상을 받을 자격이 있다고 아이에게 말해주는 것입니다. 맞습니다, 멘붕은 없을 것입니다.

자녀가 상황에 대해 생각하는 방식을 바꾸기

ADHD를 앓는 어린 아이들과 이것을 시도하는 것은 권장하지 않습니다. 왜냐하면 유발 사건에 대해, 그것이 왜 그들을 화나게 하는지에 대해, 그리고 생각하는 것만큼 그것이 나쁘지 않은 이유에 대해, 그리고 강한 감정에 대처하는 데 도움이 되는 다른 사고 방식에 대해 그들과 이야기해야 하기 때문입니다. 당신은 여기서 생각의 중요성과 감정을 유발한 사건을 재평가해야 하는 일종의 추론을 가르치게 됩니다. ADHD가 있는 아이는 언어로 자기에 대해 말하기를 포함한 모든 실행 기능 문제 때문에 이것을 잘하지 못합니다. 그러나 더 나이가 많은 아이들이나 십대의 경우, 질문하고, 추론하고, 촉발 사건의 중요성을 줄이기 위해 그들이 스스로에게 말할 수 있는 것을 모델링하는 것이 효과가 있을 수 있습니다. 그러나 그럼에도 불구하고 이 접근 방식에 대한 연구 결과는 그다지 유망하지 않습니다. 이것은 인지행동치료이며 성인이나 심지어 불안이나 우울증이 있는 어린이에게는 더 효과적일 경우가 많습니다. 그러나 성인이 될 때까지 ADHD가 있는 사람들에게는 별로 효과적이지 않는 것 같습니다. 예를 들어, 우리가 어떤 사건에 대해 어떻게 생각하느냐에 따라 그 사건이 유발하는 감정이 크게 결정되지만 이는 아이가 화를 폭발시키거나 우는 일 또는 기타 강한 감정을 표현하는 중일 때 이해하기에는 6세 아이에게 지나치게 깊은 사고를 요합니다.

정서적 반응을 수정하기

강한 감정을 관리하기 위해 개입하는 모든 지점 중에서 이는 성공할 가능성이 가장 낮습니다. 그것은 감정의 순서의 일부이고 주로 성인인 일부 사람들이 이를 악물고 앉아 있는 테이블이나 의자의 측면을 잡고 감정 표현을 억제하거나 최소한 그에 따라 행동하기 위해 오래된 의지력을 사용하기 때문입니다. 당신은 여전히 그들의 얼굴에 감정이 표출되는 것을 볼 수 있지만, 그들은 다른 방식으로 그것을 육체적으로 표현하지 않으려고 열심히 노력하고 있습니다. 저는 이것이 이미 충동 조절 문제를 겪고 있는 ADHD가 있는 어린이나 십대에게 효과가 있을 것이라고 생각하지 않습니다.

그러나 이 전략을 실행할 수 있는 또 다른 방법이 있습니다. 바로 자녀에게 식약처 승인 ADHD 약물을 투여하는 것입니다. 연구에 따르면 그러한 약물은 주의력과 억제력을 향상시키는 데 그치지 않습니다. 그들은 감정 조절 장애를 포함하여 집행기능을 향상시킵니다. 항상 또는 모든 어린이에게 해당되는 것은 아니지만 이러한 약물을 복용하는 대부분의 개인에게 도움이 될 수 있습니다. 따라서 자녀의 감정을 더 잘 관리하는 데 도움이 되는 또 다른 옵션이 있습니다. ADHD 약물을 고려하세요.

감정의 결과를 수정하기

이 접근 방식은 단순히 오래된 행동 수정 방법을 사용하는 것입니다-잘못된 행동에 대해서는 부정적인 결과를 주어 다시는 발생하지 않도록 하고, 감정 조절이 잘 되었을 경우 강화를 제공하는 것입니다. 이것이 현재의 감정 폭발을 변화시킬 수 있다는 것을 의미하는 건 아닙니다. 그러나 그것이 또 일어날 수 있는 가능성을 작게 변화시키는 것입니다. 여기에 제시된 다양한 원칙에서 저는 ADHD가 있는 아동이나 청소년이 자신의 행동에 대해 더 많은 책임을 지게 하기 위해 보상과 훈육을 사용하는 많은 전략을 다루었습니다. 여기에는 확실히 감정에 따라 행동하는 것이 포함될 수 있습니다. 따라서 자녀가 잠재적인 촉발 사건을 잘 처리할 때 정서적 통제에 대해 보상할 수 있는 방법을 찾고 촉발 사건에 비례하지 않는 과도한 부정적인 감정에 대해 벌금 또는 타임아웃을 사용하는 것을 고려하세요. 그런 다음 인내심을 가지세요. 이러한 유형의 훈련이 자녀의 감정 조절을 향상시키는 데 성공하려면 시간이 걸릴 수 있습니다. 그러나 감정 조절과 관련한 생물학적인 문제를 완전히 제거할 가능성은 낮습니다.

결론
모든 것을 하나로 통합하기

이 책에서 저는 ADHD가 있는 자녀를 키우는 데 필요한 12가지 가장 중요한 원칙을 제시했습니다. 이러한 원칙은 수천 명의 가족들과 함께했던 제 작업, 그 가족과 함께 수행한 수많은 연구 조사, 그리고 40년 이상의 연구를 따랐습니다. 이 책의 서론은 ADHD를 이해하는 데 좋은 기초를 제공했으며, 더 자세한 내용은 현재 제4판인 'ADHD 책임지기'를 참조할 수 있습니다. 이 책에서의 제 목표는 자녀의 질환에 대처하고 관리하는 데 도움이 되는 유용한 사고 방식과 전략으로 가득 찬 도구들을 제공하는 것이었습니다. 자녀를 양육하고, 갈등이 최소화되며 가족이 원활하고 행복할 수 있도록 하는 것입니다. 제가 아는 부모들은 이러한 원칙을 채택함으로써, 자녀의 발달, 적응 및 사회적 효율성을 촉진하는 동시에 긴밀하고 지원적인 부모-자녀 관계를 육성한다는 사실을 발견했습니다.

관련 결점들을 해결하기 위해 논의된 12가지 원칙 모두 필요하지는 않을 수 있습니다. ADHD가 있는 아이를 만났다면 ADHD를 앓는 아이는 단 한 명뿐입니다. 당신의 자녀는 독특하고, 당신은 자녀를 가장 잘 압니다. 자녀가 성장함에 따라 계속해서 개별적인 원칙으로 전환하고 필요할 때 필요한 것을 찾길 바랍니다.

12가지 원칙을 기억하는 한 가지 방법은 아래 목록을 복사(또는 인쇄,
자세한 내용은 목차 끝 참조)하여 매일 볼 수 있는 예를 들어, 냉장고 문
또는 침실 옷장 문 안쪽, 욕실 거울에 붙여놓는 것입니다.

서론에서 제공한 ADHD에 대한 이해 외에도, 저는 40년이 넘도록
ADHD를 앓는 아이를 지금 그리고 성인으로 키우기 위한 기초의 중요한
부분이 용서라는 것을 발견했습니다. 원칙 2에서 설명한 것처럼 자녀에게
질병이 있음을 항상 기억하는 것이 중요합니다. 당신의 아이는 비정상적
으로 행동하고 때로는 파괴적일 수 있습니다. 12가지 원칙을 염두에 두고
이러한 혼란을 최소화하고 자녀를 보호하며 자녀의 적응력과 성공을 촉
진할 수 있습니다. 그러나 용서를 실천해야 할 때가 있을 것입니다. 자녀

ADHD 아이를 키우기 위한 12가지 원칙

원칙 1. 성공을 향한 열쇠 사용하기
원칙 2. 이것이 질병임을 기억하기!
원칙 3. 기술자가 아니라 목자 되기
원칙 4. 당신의 우선순위 똑바로 설정하기
원칙 5. 마음챙김의 양육: 거기에 있으면서 자각하기
원칙 6. 자녀의 자기인식과 책임감 증진시키기
원칙 7. 더 많이 접촉하고 더 많이 보상하며 더 적게 말하기
원칙 8. 시간을 현실로 만들기
원칙 9. 작업 기억이 작동하지 않습니다: 부하를 낮추고 물리적으로 만들기!
원칙 10. 조직화하기
원칙 11. 문제해결을 구체화하기
원칙 12. 사전에 대비하기: 집과 바깥에서 어려운 상황에 대한 계획

에게, 자신에게, 심지어 ADHD를 이해하지 못하는 자녀의 세계에 있는 사람들에게도 말입니다.

용서를 실천하기

자기 조절에 대한 신경발달장애가 있는 자녀의 부모로서 당신은 일반 자녀의 부모보다 훨씬 더 큰 수준의 양육 스트레스를 경험하게 될 것입니다. 당신의 자녀는 다른 아이들보다 훨씬 더 많은 구조, 감독 및 행동 관리가 필요하기 때문입니다. ADHD가 있는 아이의 부모가 되는 것은 일년 내내 휴일 없는 직업처럼 보입니다. 아이의 조절되지 않은 행동으로 인해 잘못될 수 있는 일에 대해 항상 경계해야 하는 것처럼 느낄 수 있습니다. 당신의 자녀가 분명히 의도적으로 당신을 적대시하거나 당신의 삶을 고통스럽게 만들지는 않지만 때때로 그렇게 느낄 수 있습니다. 언젠가 특수 교육 교사가 나에게 한 말을 기억하는 것이 도움이 될 것입니다. 우리의 사랑이 가장 필요한 아이들은 가장 있을 법하지 않은 방식으로 사랑을 보여줄 가능성이 높습니다. 자녀가 자기 조절 능력과 그에 필요한 실행 기능을 가진 두뇌 기반 문제를 가지고 있다는 지식을 당신이 갖게 되면, 공감과 연민뿐만 아니라 적절한 편의를 제공하고 가장 효과적인 증거 기반 치료를 찾아 문제를 해결하려는 의지를 이끌어낼 수 있게 됩니다.

그러나 이러한 장애 관점이 때때로 충분하지 않은 경우, 사고 방식을 바꾸고 자녀를 용서하는데 도움이 되는 한 가지 강력한 방법은 마치 ADHD가 있는 자녀가 당신에게 그것을 따르도록 간청하는 것처럼 12가지 원칙을 다시 표현하는 것입니다. 다음의 상자는 그것이 어떻게 들릴지 보여줍니다.

　당신의 자녀가 당신에게 이런 일을 하라고 애원하는 것을 상상했는데도, 눈에 눈물을 흘리지 않았고 목이 메지 않았고, 당신이 조금 더 더 이해심 많고, 자비롭고, 용서하는 부모가 되지 않았다면, 당신은 아마도 아이에 대한 공감능력이 거의 없는 것입니다. 하지만 그렇지는 않을 것입니다. 따라서 이러한 간청을 염두에 두고 ADHD가 있는 자녀나 청소년을 양육할 때 이 원칙을 진지하게 고려하길 바랍니다. 후회하지 않을 것입니다.

자녀를 용서하기

또한 당신이 자녀를 잘 용서한다면 후회하지 않을 것입니다. ADHD가 있다는 것은 다른 아이들보다 훨씬 더 많은 실수를 한다는 것을 의미합니다. 당신은 자녀가 이런 식으로 행동할 의도가 없다는 것을 알고 있습니다. 이것은 고의적인 선택이 아닙니다. 집행기능연령이 30% 더 어리다는 것은 자제력에 있어서 30% 더 어린 사람처럼 행동한다는 것을 의미합니다.

　그 차이 때문에, 아이가 저지른 실수에 대해 아이를 용서한다고 해서 아이가 더 잘 행동하도록 하지 않는다는 의미는 아닙니다. 이 책의 원칙들을 사용하면 그렇게 할 수 있습니다. 하지만 일단 자녀의 행동을 개선하도록 도울 계획을 세웠다면 최근의 실수가 촉발했을 수 있는 모든 감정을 내려놓고 대신 다음 번에 이 일을 더 잘할 수 있는 방법에 집중해야 합니다. 자녀와 함께 다음에 그 문제를 다루기 위한 계획이 무엇인지 파악하세요. 그런 다음 지난 일은 보내세요. 자녀가 자신이 한 일이 잘못되었음을 이해하고 실수로 인해 발생한 피해에 대해 사과하고 보상하도록 격려했다면 대신 해야 할 일을 가르치는 데 집중하세요. 그것으로 끝내세

당신 자녀 혹은 십대의 공개 서한

친애하는 부모님께: 제 ADHD에 대한 부모님의 도움과 이해가 절실히 필요해요.

1. 나는 내가 성공할 수 있다는 것을 알아요. 하지만 그러기 위해서는 엄마, 아빠의 사랑, 지원 및 추가적인 도움이 필요해요.

2. 나는 이렇게 되기로 선택하지 않았어요. 하지만 엄마, 아빠가 나를 있는 그대로 받아들여야 해요.

3. 내 ADHD가 나에 대한 모든 것을 정의하지는 않아요. 나는 많은 독특한 강점과 적성을 가지고 있고 나는 엄마, 아빠의 특별한 아이예요. 하지만 엄마, 아빠가 나를 보호하고 내가 성장할 수 있는 환경을 조성해야 해요.

4. 나는 항상 엄마, 아빠가 원하는 모든 것을 할 수 없으며 그것을 놓고 다투고 싶지도 않아요. 그러니 우리 둘 모두에게 그다지 중요하지 않은 몇 가지 일을 제쳐두고 중요한 일에 집중해요.

5. 나는 다른 아이들처럼 내 행동을 통제할 수 없어요. 하지만 내가 잘할 때 엄마, 아빠가 알아차려줬으면 좋겠고, 그래서 더 나은 행동을 하고 싶어요. 가끔은 그냥 엄마, 아빠와 함께 하고 싶고 인정받고 싶어요.

6. 내가 뭔가 잘못하고 있다는 사실을 항상 인지하고 있는 것은 아니예요. 자신을 더 잘 인식하고 모니터링할 수 있도록 도와주세요.

7. 나는 다른 아이들처럼 스스로 동기를 부여할 수 없어요. 더 많은 외부적인 결과, 피드백 및 책임을 제공해주시면(그리고 소리를 지르고 말하는 것을 줄여주시면) 제가 일을 계속하고 완수하도록 도와주실 수 있어요.

8. 엄마와 아빠, 저는 시간에 둔감해요. 그러니 인내심을 가지세요. 시간을 실제적으로(물리적으로) 만들고 나와 함께 큰 프로젝트를 작은 단계로 나누어 이 문제에 대처할 수 있도록 도와주세요.

9. 제가 건망증이 있다는 것을 알아요. 제가 해야 할 일을 기억하도록 도와주실 수 있는 방법들이 있어요.

10. 맞아요, 그래서 저는 잘 정리되어 있지 않습니다. 스스로와 제 물건들을 정리하는 방법을 가르쳐 주시면 더 잘 정리할 수 있어요.

11. 다른 사람처럼 내 마음의 문제를 해결할 수 없어요. 문제를 더 잘 해결할 수 있도록 문제의 조각들을 손에 쥐도록 도와주세요.

12. 집과 일상이 떨어져 있으면 집중하기나 무엇을 해야 할지 기억하기가 더 어려워지기도 해요. 모든 산만함과 유혹, 내 감정을 관리할 수 있도록 매장이나 다른 장소로 이동할 계획을 세워줄 수 있을까요?

ADHD를 혼자 감당할 수 없어요.
이것을 함께 해주세요.

요. 용서하세요.

이 접근법은 당신의 자녀뿐만 아니라 당신에게도 도움이 될 것입니다. ADHD를 앓는 자녀의 부모가 종종 하는 것처럼 자주 자녀에게 개입해야 하는 것은 많은 스트레스를 유발합니다. 일상에서의 빈번한 개입의 스트레스가 누적되면 과민함, 분노를 초래할 수 있습니다. 잦은 운동, 요가, 명상, "나만의 시간" 또는 혼자 있는 시간을 더 자주 마련하기, 배우자와 부모의 책임을 분담하기, 친구, 또는 교회 집단, 또는 취미와 같이 자신을 젊어지게 하는 방법 찾기 등 스트레스를 해소하는 많은 방법들이 있습니다. 원칙 5에서 소개한 마음챙김은 괴로움을 내려놓는 법을 배우는 데 특히 도움이 될 수 있습니다. 자기 관리 방법은 ADHD 책임지기 제4판에서 더 자세히 논의됩니다. 그러나 부모의 분노와 괴로움을 관리하는 확실한 방법은 분노를 일으키는 것처럼 보이는 자녀를 용서하는 것입니다.

따라서 자녀의 질병에 대해 자주 상기하시기 바랍니다. 연민과 건설적인 전략으로 그의 어려운 행동에 접근하려고 노력하세요. 가능하다면 그의 잘못된 행동에서 역설과 유머를 찾으세요. 그런 다음 그녀가 합리적으로 잘 행동하면 적절하다고 생각되면 그를 용서한다고 말하세요. 적어도 마음속으로 그렇게 하세요.

Paula Lawes가 LifeHack.org에 쓴 것처럼 용서는 자신에게 주는 선물이지 다른 사람에게 주는 선물이 아닙니다. 용서는 상대방을 쉽게 풀어주거나 상대방이 받을 자격이 없다고 느끼는 선물을 주는 것이 아닙니다. 그것은 분노, 상처, 슬픔, 억울함, 굴욕, 그리고 그저 다른 사람(이 경우에는 ADHD를 앓는 자녀 또는 십대)과의 상호 작용에서 비롯된 오래된 스트레스로 인해 마음에 쌓일 수 있는 정신적으로 유독한 독소를 분산시키는 수단입니다.

수년간의 임상을 통해 몇몇 부모는 정서적으로 균형을 유지하고 스트레스를 줄이며 ADHD가 있는 자녀를 용서하고 더 사랑스럽고 자비로운 부모가 되기 위해 노력하는 데 도움이 되는 몇 가지 사항을 나에게 가르쳐 주었습니다. 저는 이러한 대처 방법이 매우 유용하다고 생각하여 나중에 다른 부모들에게 전달했고 이제 여러분에게도 전달하였습니다.

냉장고 문에 아이의 좋은 사진을 붙여보세요. 한 어머니는 ADHD를 앓고 있는 자녀의 빈번한 잘못된 행동을 다룰 때 그녀가 상대적으로 침착함을 유지하는 데 정말 도움이 된 이 전략을 우연히 발견했다고 말했습니다. 어느 봄날 아이는 밖에서 놀다가 화단에서 따온 꽃 한 움큼을 가지고 돌아왔습니다. 아이는 엄마가 그것들을 선물로 받아드리기를 원했습니다. 어머니는 화단이 파괴된 것에 화를 내기보다 스마트폰을 들고 사진을 찍어 인화해 냉장고에 붙였습니다. 그 곳에서 그것은 그녀의 아이가 단지 장난꾸러기가 아닌 상냥하고 사려 깊고 친절한 아이라는 사실을 매일 상기시켜줍니다. 그녀는 아들 때문에 화가 나고 감정을 제어할 수 없게 되자 냉장고로 가서 그 사진을 오랫동안 열심히 들여다봅니다. 이것이 그녀의 진짜 아들이지, 그녀가 그날 아침 다양한 규칙 위반과 잘못된 행동에 대해 씨름해 온 이 순간적으로 사악한 쌍둥이가 아닙니다. 고려할 만한 좋은 발상입니다.

매일 나쁜 기억 잊기를 하세요! 또 다른 부모는 스트레스를 낮추기 위해 자녀의 빈번한 잘못된 행동을 처리하는 방법을 일상적인 나쁜 기억 잊기라고 불렀다고 말했습니다. 정오나 일과가 끝날 때(또는 둘 다!), 한 아버지는 휴식을 위해 종이와 연필과 좋아하는 음료를 들고 앉아서 그 날 지금까지 딸이 잘못한 모든 일의 목록을 작성합니다. 자신이 할 수 있는 한 목록을 작성했고, 그날까지의 딸과의 대립에 분풀이를 다 했다고 생각이 되면, 그는 심상치 않은 일을 합니다. 테라스로 나가서 성냥을 들고 불을 붙인 다음 종이의 아래쪽 모서리에 불을 붙이고 천천히 타는 것을 지켜봅니다. 그것이 그의 손끝에 가까워지면서 그는 그것을 놓아버리고, 그것과 함께 그날 딸에 대해 품고 있었을지도 모를 모든 힘든 감정도 함께 사라집니다. 그런 다음 그는 "저는 딸을 사랑하고 딸을 용서합니다."라고 말합니다. 끝났고, 사라졌고, 그의 마음과 삶에서 몰아냈습니다. 어쩌면 이 전략이 당신에게도 도움이 될 수 있습니다.

아이가 자는 모습을 지켜보세요. 이것은 깨어나면 당신이 하고 있는 일을 약간 오싹하게 느낄 수도 있는 십대보다는 어린 아이들에게 더 효과적입니다. 그리고 잠자는 십대는 우리가 여기서 찾는 이미지를 전달하지 못할 수도 있습니다. 한 어머니는 ADHD를 앓는 아이와 유난히 힘든 하루를 보냈을 때, 아이가 잠자리에 들고 잠이 든 후 침실 문을 살금살금 열고 그의 방 안으로 미끄러져 들어갈 만큼만 문을 열었다고 말했습니다. 벽에 등을 대고 바닥에 조용히 앉을 곳을 찾습니다. 그런 다음 그녀는 잠시 동안 아이가 자고 있는 것을 지켜봅니다. 잠자는 아이처럼 천진난만한 모습을 전달하는 것은 거의 없습니다. 마음이 녹지 않습니까? 그토록 천진난만하게 자는 모습을 보면서 어찌 하루의 번거로움을 놓지 않을 수 있겠습니까? 그리고 정말 스트레스가 많은 날에는 아이가 자는 동안 방에서 아이와 함께 평화를 찾으려고 애쓰는 동안 그녀는 와인 한 잔을 가져갈 수도 있습니다.

스트레스를 줄이고, 삶의 평화를 찾고, 육아의 스트레스를 떨쳐버릴 수 있는 사적인 순간을 찾는 당신만의 방법이 있을 것입니다. 좋아하는 스트레스 해소 음악을 배경으로 촛불 아래에서 거품 목욕을 하는 것일 수도 있습니다. 또는 반대로 아이들이 침대에 있고 배우자가 집에서 아이들을 감독하는 동안 헬스 클럽에서 운동을 하거나 장거리를 가거나 하는 것도 있습니다. 또는 그런 "나만의 시간"을 위해 좋아하는 장소에서 조용히 묵상하고 기도하거나 명상하는 시간입니다. 또는 하루 종일 대화할 수 있는 가까운 친구에게 전화를 걸거나 배우자와 대화할 수도 있습니다. 그 모든 것의 끝에는 하나의 마법 같은 행동, 즉 용서가 있습니다. 당신의 자녀는 당신에게 모든 것을 의지한다. 당신은 아이의 닻, 바위, 안내자, 치료사, 교사, 보호자, 제공자이며 무엇보다도 아이의 목자입니다.

자신을 용서하기

ADHD를 앓는 자녀에 대해 용서를 실천해야 하는 두 번째 이유는 자주 자신을 용서하기 위해서입니다. 왜냐고요? 자녀만 많은 실수를 할 뿐만 아니라 당신도 그럴 것이기 때문입니다. 부모의 역할과 관련이 있습니다. 완벽한 부모는 없습니다. 우리 모두는 자녀 양육에 있어서 실수를 합니다. 잘 적응된 자녀를 키우는 비결은 실수를 피하는 것이 아닙니다—그것은 불가능합니다. 다음에 상황이 다시 닥쳤을 때 바로 잡기 위해 노력하는 것입니다. 실수를 저지른 결과 더 나은 사람이 되려고 하는 것입니다. 그리고 그 충고를 따를 수 있는 유일한 방법은 자신의 실수에 대해 깊이 생각하지 않고 실수가 발생했음을 인정하고 학대했을 수 있는 사람에게 사과와 후회를 표현한 다음(물론 여기에는 자녀도 포함됨) 실수를 놓아주는 것입니다. 당신은 자기 용서의 행동으로 실수를 놓아주게 됩니다. 자신이 한 일이나 옳지 않은 말을 이제 깨달았다고 스스로에게 말할 수 있습니다. 당신은 당신이 되고 싶거나 당신이 될 수 있다는 것을 아는 부모가 아니었습니다. 다음에 더 잘할 수 있도록 노력하고 이 아이에게 더 나은 부모가 되겠다고 자신에게 다짐하세요. 그런 다음 이 실수에 대해 자신을 용서함으로써 괴로움을 떨쳐버리세요.

다른 사람을 용서하는 것에 관한 쪽지

당신은 자녀에게 신경유전적 발달장애가 있음을 알고 있습니다. 다른 사람들은 아마 그렇지 않을 것입니다. 따라서 당신의 자녀가 비정형적이고 파괴적인 방식으로 행동하는 것을 항상 도울 수는 없다는 것을 알고 있습니다. 다른 사람들은 그렇지 않습니다. 그리고 당신의 자녀는 장애로 인해 다른 아이들보다 더 많은 이해, 연민, 직접적인 보살핌과 관리가 필요하다는 것을 알고 있습니다. 다른 사람들은 그렇지 않습니다. 많은 경우, 특히 공공장소에 있거나 심지어 친구 및 가족 구성원과 함께 있을 때 다른 사람들이 자녀의 파괴적인 행동의 특성, 특히 그 원인을 잘못 해석할 수 있습니다. 그들은 자녀의 잘못된 행동뿐만 아니라 당신과 당신의 양육 기술도 가혹하게 판단할 것입니다.

ADHD 아동의 옹호자가 되더라도 이 사람들이나 사회 전반의 마음을 바꿀 수는 없을 것입니다. 따라서 마음의 평화를 되찾기 위해 해야 할 일은 한 가지뿐입니다. 바로 그들을 용서하는 것입니다! 그런다고 그들이 변하지는 않을 것이다. 그러나 적어도 당신의 스트레스를 줄일 수 있습니다.

누군가가 당신이나 당신의 자녀를 노려보거나 불쾌한 말을 할 때, 그 사람과의 정신적 논쟁, 심지어 비난과 복수의 생각을 불러일으킬 가능성이 있습니다. 그러나 그러한 반응은 단순히 당신의 분노를 자극하는 경향이 있습니다. 그래서 인지행동치료에서 자주 가르치는 정신 회복 방법을 제안합니다. 이 사람 자신의 비판적 반응이 어디에서 왔는지 살펴보세요. 거의 항상 ADHD에 대한 무지입니다. 이 사람은 당신이 겪고 있는 일, 특히 자녀가 겪고 있는 일을 제대로 이해하지 못합니다. 그리고 그것은 다른 사람의 잘못이고 다른 사람의 문제입니다. 그리고 당신은 그것을 당신의 것으로 만들 필요가 없습니다. 그런 다음 용서를 실천하십시오. 굳이 큰 소리로 말할 필요 없습니다. 그저 스스로에게 이렇게 말하세요: "내 아이의 질병에 대한 당신의 무지를 용서합니다. 우리 아이와 저에 대한 근거

없는 비난을 용서합니다." 많은 부모들은 이것이 분노, 후회, 심지어 굴욕
감을 내려놓는 가장 빠른 방법이라는 것을 알게 되었습니다. 그런 다음
계속 나아가세요. 그곳에서 벗어나세요. 자녀와 함께 다른 공간으로 이동
한 다음 정신적으로도 더 좋은 곳으로 이동하세요.

12가지 원칙이 충분하지 않을 때 약물 치료의 고려

때로는 부모가 이 책에 제시된 원칙을 따른다 하더라도 ADHD 아동이
경험할 수 있는 모든 증상과 장애를 완전히 또는 효과적으로 줄이기에는
충분하지 않습니다. 결국 그것은 신경 발달 장애입니다. 이는 어린 시절에
진단받은 대부분의 아동의 발달 전반에 걸쳐 이 상태가 어느 정도 영속적
이라는 것을 의미합니다. 이 12가지 원칙을 사용하는 것으로 충분하지 않
다면? 음, 질병이 ADHD와 같이 주로 생물학적 원인(예: 당뇨병 또는 간
질)인 경우 때때로 생물학적 요법 추가를 고려해야 합니다. 어린이 또는
십대의 ADHD가 너무 심해져서 해악을 끼치거나 조기 사망 또는 기대 수
명 단축으로 이어질 가능성이 있고 여기에 제시된 원칙을 사용하는 것이
여전히 어린이를 엄청난 위험에 빠뜨리는 경우 ADHD 치료로 승인된 생
물학적 제제로 치료하는 것이 옳지 않겠습니까? 부모로서 그것은 당신이
결정할 일입니다. 자녀에게 더 많은 도움이 필요하다고 생각되면 ADHD
약물에 대해 자세히 알아보기 바랍니다. ADHD 약물은 철저하게 연구되
었으며 Dr. Timothy Wilens 박사의 아동을 위한 정신의학 약물에 관한
직설과 저의 'ADHD 책임지기'에서 자세히 논의되었습니다. 그러나 저 또
한 부모들이 아이들을 위한 정신의학 약물 시도에 대한 불안을 이해하기
때문에, 수년 동안 많은 부모들로부터 들었던 오해들을 없애는 데 초점을

맞추려고 합니다. 또한 ADHD를 앓고 있는 어린 아들의 삶이 ADHD 약물로 바뀌는 것을 보는 한 부모의 이야기에 관심을 가질 수도 있습니다. Scary Mommy 웹사이트에서 Rita Templeton은 그녀의 아들이 약물에 어떻게 반응했는지 묘사합니다: "평생 동안 처음으로, Colin은 진정으로 이완되어 보였어요. 그러나 딱딱하고 연결이 끊어진 방식이 아니었어요; 편안한 방식으로요. 오랫동안 부당하게 안장을 얹었던 짐에서 마침내 짐을 벗은 사람 같았어요."

ADHD 약물에 대한 오해

1. *ADHD는 '실제 질병'이 아니므로 이를 관리하기 위해 약물을 사용하는 것은 잘못된 것이다.*

ADHD에 대한 수천 건의 과학적 연구에도 불구하고 이 주장은 여전히 등장하고 있습니다. '실제 질병'이란 인간에게 보편적인 생물학적 기반의 정신 능력의 결함을 의미하고, 이러한 결함이 해(더 큰 사망, 이환율 또는 주요 생활 활동의 손상)를 끼치는 것을 의미합니다. ADHD는 분명히 이러한 조건을 충족하므로 ADHD는 '실제 질병'입니다.

2. *ADHD는 실제 질병일 수 있지만 생물학적 문제의 결과는 아니다. 이는 식습관, 스크린 타임(컴퓨터, TV, 게임 등이 사용시간), 열악한 양육과 같은 사회적 요인의 결과입니다. 따라서 약물은 문제의 실제 원인을 가릴 뿐 보증된 것이 아닙니다.*

ADHD는 생물학 기반의 장애이므로 이를 해결하는 데 도움이 되는 약물과 같은 생물학적 제제를 사용하는 것은 심리 치료가 이를 해결하기에 충분하지 않을 때 보증됩니다.

3. *ADHD 약물은 뇌 손상을 일으킬 수 있는 강력한 향정신성 약물이다.*

수백 건의 신경 영상 또는 기타 연구에서 ADHD 약물을 처방대로 복용했을 때 아동의 뇌나 발달에 해로운 영향을 미친다는 증거는 없었습니다. 그렇습니다, 이러한 약물을 고용량으로 남용하고 주사 또는 흡입과 같은 다른 수단을 통해 장기간에 걸쳐 신체에 주입할 경우, 뇌에 약간의 변화와 손상이 발생할 수 있습니다. 그러나 이러한 약물이 ADHD에 사용되는 방식이 아니므로 손상이나 발달 장애의 증거가 발견되었다고 할 수 없습니다. 대신 ADHD 각성제 약물을 사용한 긴 기간의 치료가 종종 전형적인 뇌의 동일한 영역보다 작게 나타나는 ADHD와 관련된 뇌 영역에서 실제로 뇌 발달을 촉진할 수 있음을 보여주는 적어도 33개의 연구가 존재합니다.

4. *ADHD 약물은 미래에 다른 약물, 특히 다른 각성제에 중독될 위험으로 이끈다.*

제 종적 연구를 포함하여 현재 18개 이상의 연구에서 ADHD 약물로 어린이나 십대를 치료하는 것이 나중에 약물 사용 장애에 대한 위험을 증가시킨다는 증거를 발견하지 못했습니다. 사실, 몇몇 연구에서는 청소년기에 ADHD 약물을 계속 복용하면 특정 유형의 약물 사용에 대한 향후 위험이 감소한다는 사실이 밝혀졌습니다. ADHD 약물 치료를 받지 않은 ADHD 아동 및 청소년은 나중에 약물 사용 장애에 걸릴 위험이 훨씬 더 높다는 점을 이해하십시오. 따라서 나중에 중독이나 다른 물질 사용 문제에 대한 위험을 증가시키는 것은 ADHD 약물이 아니라 ADHD입니다. ADHD를 치료하면 이러한 위험을 줄일 수 있습니다.

5. *ADHD 약물을 시도하기 전에 대체 요법이나 자연 요법을 시도하는 것이 가장 좋다.*

이것이 사실이었으면 좋겠습니다. 연구에 따르면 많은 부모(60% 이상)가 의사와 ADHD에 대해 논의하기 전에 자녀의 ADHD에 대한 대체 요법 또는 자연 요법을 시도한 것으로 나타났습니다. 그러한 치료법이 효과적이라면 ADHD 약물 사용에 대한 쉽고 저렴한 대안을 제공할 것입니다. 그러나 식약처 승인 ADHD 약물만큼 많은 사람들에게 ADHD 관리에 효과적인 천연, 약초, 대체 또는 기타 형태의 치료법은 없습니다.

6. *아이의 ADHD에 대한 약물 치료를 고려하기 전에 아이와 심리 치료를 먼저 시도해야 한다.*

이것은 실제로 오해가 아닙니다. 확실히 질병 통제 예방 센터, 미국 소아과 학회 및 기타 조직에서 권장한 것입니다. 그리고 치료가 시급하지 않은 경미한 ADHD가 있는 어린이에게는 이것이 어느 정도 의미가 있을 수 있습니다. 그러나 중등도에서 중증 ADHD의 경우 또는 장애를 오랫동안 치료하지 않고 방치하면 아동이나 청소년에게 해가 임박한 경우에는 이러한 접근 방식이 적합하지 않습니다. 심리 치료는 약물보다 효과를 내는 데 훨씬 오래 걸릴 수 있고 약물보다 개선 효과가 적으며 일관된 실행이 필요한데, 이는 모든 상황에서 가능하지 않을 수 있습니다. (예: 청소년이 운전하는 동안)

완전한 순환: ADHD가 있는 자녀를 이해하고 돌보는 방법을 바꾸기 위해 마음자세를 바꾸기

이 책의 원칙은 처음에 설정한 목표, 즉 ADHD를 이해하고 ADHD를 가진 행복하고 건강한 아이를 키우는 데 도움이 되는 성공의 열쇠를 사용하는 데 도움이 되도록 설계되었습니다. 처음 몇 가지 원칙은 ADHD와 자녀에 대한 사고 방식을 바꾸는 데 중점을 두었습니다. 저는, 다른 많은 임상 과학자들과 제가 이해하게 된 것처럼 ADHD를 실행기능과 자기조절과 관련된 신경 발달 장애로 이해하기를 원했습니다. 당신의 자녀는 잘못이 없고 다른 자녀보다 자신의 행동을 통제하는 능력이 훨씬 떨어진다는 사실 때문에 당신은 자녀를 관리하고 보호하기 위해 일반 자녀의 부모보다 훨씬 더 많이 개입해야 했습니다. ADHD를 이런 식으로 이해했다면 이 책을 쓰는 나의 다른 목표 중 몇 가지가 달성되었는지도 모르겠습니다.

그중 하나는 자녀가 원하는 모습이 아니라 있는 그대로의 자녀를 받아들이도록 하는 것입니다. 기술자가 아니라 목자라는 시각을 심어주기 위해서였습니다. 당신은 당신의 아이들을 설계할 수 없으며 ADHD를 없애기 위해 그들을 재설계할 수 없습니다. 또 다른 목표는 부모가 자녀를 더 잘 돌보고, 평가하고, 보상하고, 지원하고, 자녀가 더 잘 적응하도록 도울 수 있도록 양육에 대한 보다 신중한 접근 방식을 촉진하는 것이었습니다. 저는 또한 ADHD에 대한 더 깊고 깊은 이해와 자녀나 십대에 대해 목자가 된다는 개념을 통해 자녀에 대한 연민과 용서의 감각을 개발하기를 바랐습니다. 이 책에 있는 12가지 원칙을 읽고 적용하기 시작했다면 ADHD가 있는 자녀를 양육하기 위해 더 정확하고 도움이 되며 스트레스가 덜한 마음가짐을 개발했을 것입니다.

우리의 정신적 틀은 인생과 이 경우에는 우리 아이들에 대한 이해를 조직화하기 때문에 우리 삶에 강력한 영향을 미칩니다. 그렇게 함으로써 그것들은 우리가 삶의 요구 사항을 충족하고 자녀를 양육하는 데 있어 우리가 내리는 결정과 행동의 종류를 결정합니다. 자녀의 ADHD에 대한 새로운 관점을 통해 당신은 이제 자녀가 ADHD로 인한 장애가 덜하도록 필요한 편의를 제공할 수 있는 더 나은 위치에 있게 되었습니다. 다시 말해, 12가지 원칙에서 나오는 전략은 자녀가 적응하고 기능하며 성공하는 데 도움이 될 수 있습니다. 그것들은 또한 당신이 더 효과적이고 사랑스러운 부모가 될 수 있도록 당신 자신의 행동을 수정하는 데 도움을 줍니다. 그리고 자녀가 부모와 긴밀한 관계를 유지하면서 해야 할 일을 더 성공적으로 수행할 수 있도록 자녀의 행동을 수정하는 데 도움이 되는 방법을 제공합니다.

당신을 위한 저의 바람

ADHD를 앓는 자녀 또는 십대에게 이러한 기본 원칙을 성공적으로 적용하기를 바랍니다. ADHD가 있는 자녀나 십대를 더 잘 관리하는 데 도움이 되기를 바랍니다. 임상의와 임상 연구원이 받을 수 있는 칭찬 중에서 당신과 같은 부모가 이 분야에서 내 평생의 노력을 통해 도움을 받았다는 사실을 아는 것보다 더 좋은 칭찬은 없습니다. 또한 이러한 원칙을 사용함으로써 당신이 자녀의 ADHD 및 관련 장애를 감소시킬 뿐만 아니라 더 중요하게는 자녀와의 관계를 크게 개선하고 강화하기를 바랍니다. 그 관계는 평생에 걸쳐 두 사람을 지탱시킬 수 있을 것입니다.

참고문헌

ADHD 아동을 둔 부모를 위한 추가 정보, 지원 및 조언을 얻을 수 있는 많은 자료들은 인터넷을 통해 확인할 수 있습니다. 다음의 목록은 이 책의 원칙에 따라 분류되었습니다.

원칙 1. 성공을 향한 열쇠 사용하기

ADDitude magazine:
  www.additudemag.com/adhd-success-stories-6-superstars-with-attention-deficit
  www.additudemag.com/adhd-success-stories-teacher
  www.additudemag.com/slideshows/famous-people-with-adhd
Beyond Book Smart: *www.beyondbooksmart.com/executive-functioning-strategies-blog/overcoming-the-challenges-of-adhd*
Child Mind Institute: *https://childmind.org/blog/adam-levine-speaks-out-about-hisadhd*
Healthline: *www.additudemag.com/slideshows/famous-people-with-adhd*
Understood: *www.understood.org/en/learning-thinking-differences/child-learning-disabilities/add-adhd/adhd-success-stories*

원칙 2. ADHD가 질병임을 기억하기!

Attention Deficit Disorders Association: *www.add.org*
Centre for ADHD Awareness, Canada: *www.caddac.ca*
Child Mind Institute: *www.childmind.org*
Children and Adults with ADHD: *www.chadd.org*

Help for ADHD: *www.help4adhd.org*
Russell A. Barkley, PhD (Fact Sheets): *russellbarkley.org*
World Federation for ADHD: *www.adhd-federation.org*

원칙 3. 기술자가 아닌 목자 되기

Scientific American: *www.scientificamerican.com/article/parents-peers-children*
Very Well Mind: *www.verywellmind.com/what-is-nature-versus-nurture-2795392*

Books
Pinker, S. (2002). *The blank slate*. New York: Penguin.
Rich Harris, J. (2009). *The nurture assumption*. New York: Free Press.

원칙 4. 당신의 우선순위 똑바로 설정하기

Families.com: *www.families.com/what-should-a-good-parents-priorities-be*
KidsHealth: *https://kidshealth.org/en/parents/nine-steps.html*
Parent Circle: *www.parentcircle.com/article/5-priorities-for-good-parenting/*
Parenting the Modern Family: *www.parentingthemodernfamily.com/rule-2-be-a-purposeful-parent-parent-with-priorities*
Parenting: The Biggest Job: *www.biggestjob.com/about/the-10-priorities*

원칙 5. 마음챙김의 양육: 거기에 있으면서 자각하기

Aha! Parenting: *www.ahaparenting.com/parenting-tools/peaceful-parenting/mindful-parenting*
Child Mind Institute: *https://childmind.org/article/mindful-parenting-2*
Goop.com: *https://goop.com/work/parenthood/the-four-keys-to-mindful-parenting*
Gottman Institute: *www.gottman.com/blog/mindful-parenting-how-to-respond-insteadof-react*
Greater Good Magazine: *https://greatergood.berkeley.edu/article/item/mindful_parenting_may_keep_kids_out_of_trouble*
Huffington Post: *www.huffpost.com/entry/the-5-main-tenets-of-mindful-parenting_n_4086080*

Mind Body Green: *www.mindbodygreen.com/0-29429/9-mindful-parenting-tips-forwhen-youre-about-to-lose-your-cool.html*
Mindful: Healthy Mind, Healthy Life: *www.mindful.org/5-mindful-tips-for-parenting-conundrums*
PsychAlive: *www.psychalive.org/benefits-of-mindful-parenting*
Washington Post: *www.washingtonpost.com/news/parenting/wp/2014/08/26/how-i-learned-to-be-a-more-mindful-parent/?noredirect=on*

Books

Bertin, M. (2015). *Mindful parenting of ADHD*. Oakland, CA: New Harbinger.
Kabat-Zinn, J. (2005). *Wherever you go, there you are*. New York: Hachette Books.
Kabat-Zinn, J., & Kabat-Zinn, M. (1998). *Everyday blessings: The inner work of mindful parenting*. New York: Hachette Books.
Race, K. (2014). *Mindful parenting: Simple and powerful solutions for raising creative, engaged, happy kids in today's hectic world*. Spokane, WA: St. Martin's Griffin.

원칙 6. 자녀의 자기인식과 책임감 증진시키기

Self-Awareness

Exploring Your Mind: *https://exploringyourmind.com/4-ways-promote-self-awareness-children*
Leaderonomics: *https://leaderonomics.com/personal/child-self-awareness*
Learning Works for Kids: *http://cdn2.hubspot.net/hub/287778/file-231442306-pdf/improving_self-awareness.pdf%3Cb%3E%3C/b%3E*
MomJunction: *www.momjunction.com/articles/teach-self-awareness-to-yourchild_00359060/#gref*
Parent Tool Kit (tips for kindergarten age children): *www.parenttoolkit.com/socialand-emotional-development/advice/self-awareness/kindergarten-self-awareness-tips*
Psychology Today: *www.psychologytoday.com/us/blog/the-moment-youth/201508/self-awareness-how-kids-make-sense-life-experiences*

Roots of Action: *www.rootsofaction.com/self-awareness-meaning-purpose*
Understood: *www.understood.org/en/friends-feelings/empowering-your-child/self-awareness/the-importance-of-self-awareness*
You Are Mom: *https://youaremom.com/education/self-awareness-children*

Accountability

Aha! Parenting: *www.ahaparenting.com/parenting-tools/character/responsibility*
Center for Parenting Education: *https://centerforparentingeducation.org/library-of-articles/responsibility-and-chores/developing-responsibility-in-your-children*
Empowering Parents: *www.empoweringparents.com/article/how-to-create-a-culture-of-accountability-in-your-home*
A Fine Parent: *https://afineparent.com/building-character/personal-accountability.html*

Books

Barkley, R. A., & Benton, C. (2013). *Your defiant child: 10 steps to better behavior.* New York: Guilford Press.
Barkley, R. A., Robin, A. R., & Benton, C. (2013). *Your defiant teen.* New York: Guilford Press.
Bertin, M. (2011). *The family ADHD solution.* Spokane, WA: Griffin.

원칙 7. 더 많이 접촉하고 더 많이 보상하며 더 적게 말하기

American Psychological Association (parenting tips): *www.apa.org/helpcenter/communication-parents*
Child Development Institute (20 Ways to Talk So Your Kids Will Listen): *https://childdevelopmentinfo.com/how-to-be-a-parent/communication/talk-to-kids-listen*
Parents.com: *www.parents.com/parenting*
Peaceful Parent: *https://peacefulparent.com/peaceful-parenting-basic-principles*
Psychology Today: *www.psychologytoday.com/us/basics/parenting* and *www.psychologytoday.com/us/blog/the-mindful-self-express/201209/worst-mistakes-parents-make-when-talking-kids*

Raising Children Network: *https://raisingchildren.net.au/toddlers/connecting-communicating/communicating/communicating-well-with-children*

Today's Parent: *www.todaysparent.com/family/age-by-age-guide-to-getting-your-kid-totalk*

Very Well Family: *www.verywellfamily.com/how-do-you-talk-to-your-child-620058*

원칙 8. 시간을 현실로 만들기

Great Schools: *www.greatschools.org/gk/articles/time-management-for-kids*

Scholastic.com: *www.scholastic.com/parents/family-life/parent-child/teach-kids-to-manage-time.html*

Timers: *www.timetimer.com; www.online-stopwatch.com/classroom-timers; www.lakeshorelearning.com/products/ca/p/EA165*

Very Well Family: *www.verywellfamily.com/how-to-teach-your-kids-time-management-skills-4126588*

원칙 9. 작업 기억이 작동하지 않는다: 부하를 낮추고 물리적으로 만들기!

ADDitude magazine: *www.additudemag.com/working-memory-exercises-for-children-with-adhd*

Charlotte Parent: *www.charlotteparent.com/CLT/Helping-Your-Forgetful-Child-Remember*

Developing Minds: *https://developingminds.net.au/blog/2016/11/15/fixes-for-forgetful-kids*

Family Matters: *www.ronitbaras.com/family-matters/parenting-family/how-to-cure-a-forgetful-kid*

Focus on the Family: *www.focusonthefamily.com/parenting/age-appropriate-chores*

MetroKids: *www.metrokids.com/MetroKids/January-2010/A-Forgetful-Child-Strategy*

Parenting: *https://parenting.firstcry.com/articles/15-ways-to-help-forgetful-kids-remember-stuff*

Positive Parenting: *https://positiveparenting.com/parenting-forgetful-behavior*

Scholastic: *www.scholastic.com/parents/books-and-reading/raise-a-reader-blog/what-todo-when-your-child-cant-remember-what-he-reads.html*

Understood: *www.understood.org/en/school-learning/learning-at-home/homework-study-skills/8-working-memory-boosters*

WatchMinder: *www.watchminder.com*

WebMD: *www.webmd.com/parenting/features/chores-for-children*

원칙 10. 조직화하기

Alejandra: *www.alejandra.tv/home-organizing-videos/kids-toys-back-to-school-organizing-ideas*

Clutterbug: *www.youtube.com/watch?v=AnQHLeK4cto*

Coolmompicks: *https://coolmompicks.com/blog/2017/09/12/creative-kids-workspaceideas-how-to-make*

Good Housekeeping: *www.goodhousekeeping.com/home/organizing/tips/g340/organizing-tips-for-kids*

HGTV (recommendations for organizing broken down by age group): *www.hgtv.com/design/rooms/kid-rooms/get-your-kids-organized-at-all-ages*

House Beautiful: *www.housebeautiful.com/home-remodeling/g2270/10-genius-storageideas-for-your-kids-room*

KidsHealth.org: *https://kidshealth.org/en/parents/child-organized.html*

Organized Home: *www.organized-home.com/posts/childrens-rooms-workspace-roundup*

Parents: *www.parents.com/kids/education/back-to-school/how-to-create-homework-hq*

Scholastic: *www.scholastic.com/parents/school-success/homework-help/school-organization-tips/design-kid-friendly-workspace.html*

원칙 11. 문제해결을 구체화하기

All Pro Dad: *www.allprodad.com/10-ways-to-teach-your-children-to-be-problem-solvers*

Big Life Journal: *https://biglifejournal.com/blogs/blog/how-teach-problem-solving-strategies-kids-guide*

Bright Horizons (for young children): *www.brighthorizons.com/family-resources/developing-critical-thinking-skills-in-children*

Head Start Early Childhood Learning and Knowledge Center (a video webinar): *https://eclkc.ohs.acf.hhs.gov/teaching-practices/teacher-time-series/itsbig-problem-teaching-children-problem-solving-skills*

Heart—Mind Online: *https://heartmindonline.org/resources/5-step-problem-solving-foryoung-children*

Raising Children: *https://raisingchildren.net.au/grown-ups/looking-after-yourself/communication-conflict/problem-solving-for-parents*

Scholastic: *www.scholastic.com/teachers/articles/teaching-content/how-you-can-help-children-solve-problems*

Very Well Family: *www.verywellfamily.com/teach-kids-problem-solving-skills-1095015*

원칙 12. 사전에 대비하기: 집과 바깥에서 어려운 상황에 대한 계획

Childhood 101: *https://childhood101.com/parenting-styles-reactive-or-proactive*

Clear Expectations: *http://clear-expectations.net/being-a-proactive-parent*

Equinox Family Consulting: *https://equinoxfamilyconsulting.com/anxiety/proactiveor-reactive-which-would-you-rather-be*

The Family Room (Bright Horizons): *https://blogs.brighthorizons.com/familyroom/5-tips-for-positive-and-proactive-parenting*

MassPartnership.com: *www.masspartnership.com/pdf/ProactiveParenting.pdf*

Momables: *www.momables.com/becoming-a-proactive-parent-podcast*

Momtastic.com: *www.momtastic.com/parenting/701285-10-steps-becoming-proactive-parent-child-deserves*

Proactive Parenting: *https://proactiveparenting.net*

Racheous: *www.racheous.com/respectful-parenting/reactive-vs-proactive*

Scholarship Archives at Brigham Young University: *https://scholarsarchive.byu.edu/cgi/viewcontent.cgi?article=1415&context=marriageandfamilies*

결론: 모든 것을 하나로 통합하기

Catholic Exchange: *https://catholicexchange.com/five-ways-to-practice-forgiveness-2*

Dr. Wayne Dyer: *www.drwaynedyer.com/blog/how-to-forgive-someone-in-15-steps*

Forgiveness Practice (YouTube): *www.youtube.com/watch?v=I0UT7x8aX-A*

Greater Good in Action: *https://ggia.berkeley.edu/practice/nine_steps_to_forgiveness*

Huffington Post (Life Section): *www.huffpost.com/entry/forgivenesstips_n_3306557*

Jack Kornfield (Buddhist teachings): *https://jackkornfield.com/the-practice-of-forgiveness*

Journey (New Life Christian Church): *http://journey.newchurch.org/programs/practicing-forgiveness*

LifeHack.org: *www.lifehack.org/articles/communication/how-practice-forgiveness-and-happier.html*

Mindful: *www.mindful.org/practice-self-compassion-with-forgiveness*

Safety and Health: *www.safetyandhealthmagazine.com/articles/14670-all-about-you-practicing-forgiveness*

Scary Mommy: *www.scarymommy.com/why-parenting-my-son-with-adhd-is-like-hugging-a-butterfly*

Spirituality and Health: *https://spiritualityhealth.com/articles/2018/09/20/thepower-of-practicing-forgiveness*

Strongest Families Institute: *www.strongestfamilies.com*

Tips on Life and Love: *www.tipsonlifeandlove.com/self-help/how-to-practice-forgiveness*

Writing Cooperative: *https://writingcooperative.com/why-practice-forgivenessf1e-24905c00e*

색인

저자에 관하여

러셀 바클리 박사(Russell A. Barkley, PhD, ABPP, ABCN)는 버지니아 코먼웰스대학 의과대학 정신건강의학과 임상 교수입니다. 1970년대 이래로 바클리박사는 아동, 청소년 및 가족과 함께 일해왔고 『ADHD 책임지기』 등 전문가와 일반인 모두를 위한 여러 베스트셀러를 집필하였습니다. 미국 언론에 자주 인용되는 컨퍼런스 발표자이자 연사인 바클리 박사는 미국 소아과학회와 미국 심리학회로부터 여러 상을 수상했습니다. 그의 웹사이트는 www.russellbarkley.org 입니다.

역자에 관하여

역자 **김봉석**

서울대학교 의과대학을 졸업하고 서울대학교병원에서 정신건강의학과 전공의 및 소아청소년정신건강의학과 전임의 과정을 수료하였습니다. 국립서울정신병원에 잠시 일하였고 2001년부터 지금까지 인제대학교 상계백병원 정신건강의학과에서 근무하고 있습니다. 플로리다대학교 McKnight 뇌연구소에서 연수를 하였고 부모-자녀 상호작용치료의 공인치료사 및 수준 1 교육자입니다. 대한소아청소년정신의학회 총무이사, 기획이사, 보험이사 및 이사장 등을 역임하였고 현재 대한청소년정신의학회 이사장을 맡고 있습니다. 주의력결핍과잉행동장애의 진료, 연구에 매진하여 다수의 책을 번역하고 소아정신의학 및 청소년정신의학 교과서 편찬에 관여하였고 많은 논문을 출간하였습니다. 주의력결핍과잉행동장애 아동의 예후 연구의 일환으로 보호관찰 중의 청소년 연구를 진행하였습니다.